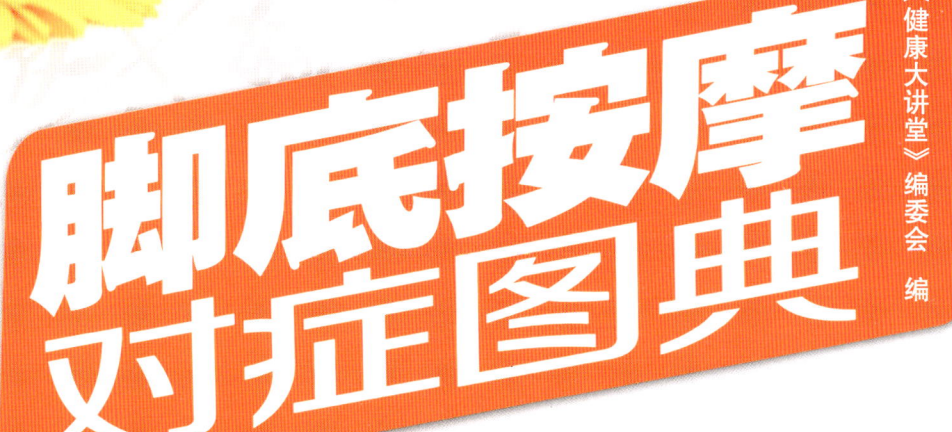

脚底按摩对症图典

《健康大讲堂》编委会 编

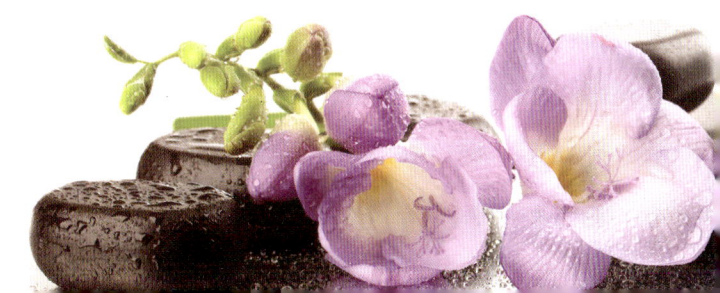

新疆人民出版总社
新疆人民卫生出版社

图书在版编目（CIP）数据

脚底按摩对症图典/《健康大讲堂》编委会编. —
乌鲁木齐:新疆人民卫生出版社,2014.7
（健康大讲堂）
ISBN 978-7-5372-5384-0

Ⅰ.①脚… Ⅱ.①健… Ⅲ.①足－按摩疗法（中医）
－图解 Ⅳ.①R244.1-49

中国版本图书馆CIP数据核字(2012)第292302号

脚底按摩对症图典
JIAODI ANMO DUIZHENG TUDIAN

主　　编	《健康大讲堂》编委会
出版发行	新疆人民出版总社 新疆人民卫生出版社
电　　话	汉文编辑部0991-2824446
地　　址	新疆乌鲁木齐市龙泉街196号
邮　　编	830001
责任编辑	李齐新
文字编辑	卓　灵
封面设计	闵智玺
发　　行	全国新华书店
印　　刷	深圳市雅佳图印刷有限公司
开　　本	711毫米×1016毫米　16开
印　　张	20
字　　数	250千字
版　　次	2014年7月第1版　2014年7月第1次印刷
书　　号	ISBN 978-7-5372-5384-0
定　　价	29.80元

【版权所有，请勿翻印、转载】

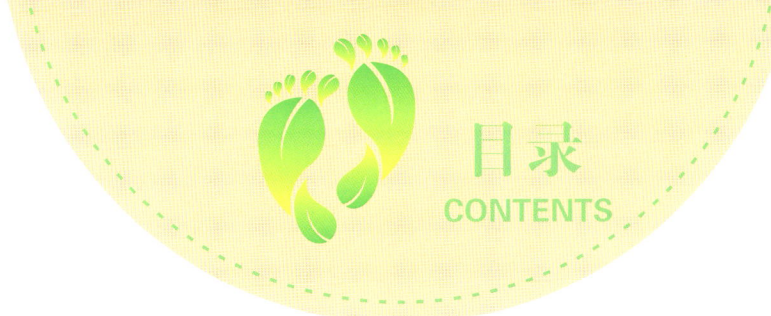

目录 CONTENTS

第一章 养生先养脚,健康管理从脚开始

1. 勤做脚底按摩的5大好处 012
2. 脚底按摩的6大基础手法 014
3. 泡泡脚,按摩效果会更好 016
4. 脚底按摩的注意事项 017
5. 不适宜进行脚底按摩的人群 018

第二章 详解50个脚底反射区和脚底穴位

额窦 020		耳 027	
大脑 020		头及颈淋巴结 027	
脑垂体 021		斜方肌 028	
小脑及脑干 021		肺及支气管 028	
三叉神经 022		心脏 029	
口腔及舌 022		肝脏 029	
鼻 023		胆囊 030	
颈项 023		胃 030	
颈椎 024		腹腔神经丛 031	
降压点 024		脾 031	
甲状旁腺 025		肾上腺 032	
甲状腺 025		肾 032	
食管 026		胰腺 033	
眼 026		输尿管 033	

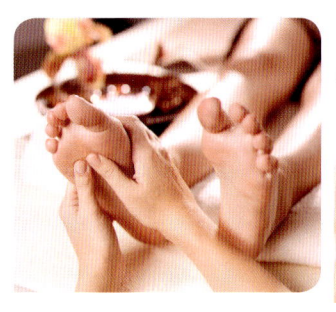
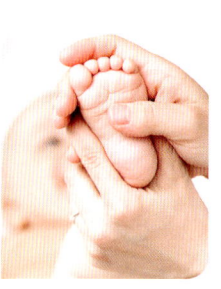
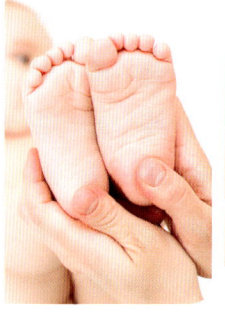
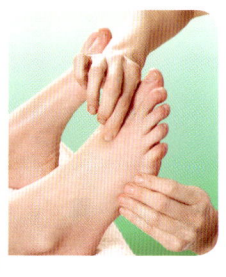

膀胱	034	失眠点	039
十二指肠	034	手（上肢）	040
小肠	035	坐骨神经	040
盲肠及阑尾	035	腋窝	041
回盲瓣	036	股部	041
升结肠	036	臀部	042
横结肠	037	内尾骨	042
降结肠	037	涌泉穴	043
乙状结肠及直肠	038	独阴穴	043
肛门	038	里内庭穴	044
生殖腺	039	气端穴	044

第三章 居家保健足疗方

调节情绪	046	祛除痘痘	054
保养心肺	047	丰胸通乳	055
补脾养胃	048	纤腰翘臀	056
疏肝解郁	049	除脂美腿	057
补肾强腰	050	祛除疲劳	058
排毒通便	051	养心安神	059
祛斑美颜	052	调经止带	060
祛除皱纹	053	益气养血	061

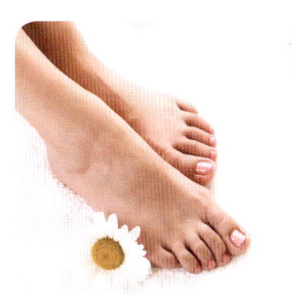
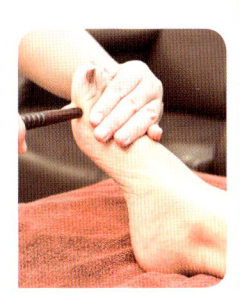
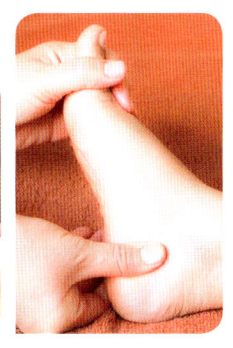
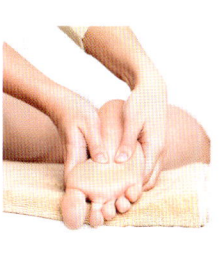

降压降糖 ………………… 062	气虚体质 ………………… 067
强身健体 ………………… 063	痰湿体质 ………………… 068
湿热体质 ………………… 064	血瘀体质 ………………… 069
阳虚体质 ………………… 065	气郁体质 ………………… 070
阴虚体质 ………………… 066	

第四章 呼吸系统疾病足疗方

感冒 ……………………… 072	哮喘 ……………………… 078
发热 ……………………… 073	胸闷 ……………………… 079
咳嗽 ……………………… 074	胸膜炎 …………………… 080
肺炎 ……………………… 075	肺气肿 …………………… 081
支气管炎 ………………… 076	空调病 …………………… 082
肺结核 …………………… 077	

第五章 五官科疾病足疗方

黑眼圈、眼袋 …………… 084	耳鸣、耳聋 ……………… 089
急性结膜炎 ……………… 085	牙痛 ……………………… 090
鼻炎 ……………………… 086	中耳炎 …………………… 091
鼻出血 …………………… 087	口腔溃疡 ………………… 092
斑秃 ……………………… 088	咽喉肿痛 ………………… 093

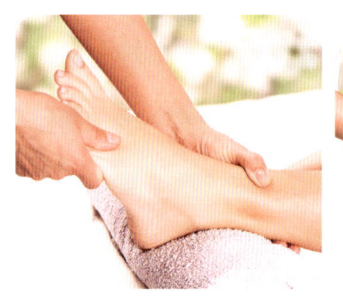
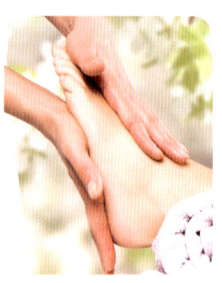
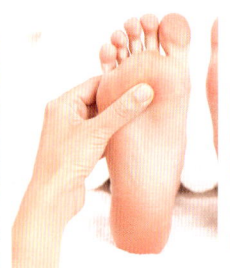
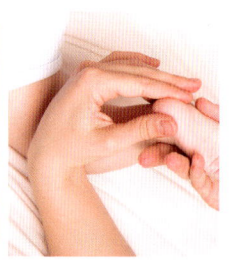

急性扁桃体炎 094
梅尼埃综合征 095
口臭 096

第六章 妇科疾病足疗方

更年期综合征 098
月经不调 099
痛经 100
闭经 101
阴道炎 102
尿道炎 103
白带增多 104
子宫肌瘤 105
盆腔炎 106
不孕症 107
乳腺增生 108
子宫脱垂 109
崩漏 110
急性乳腺炎 111
妊娠呕吐 112
产后腹痛 113
产后缺乳 114

第七章 男科疾病足疗方

前列腺炎 116
膀胱炎 117
泌尿结石 118
尿潴留 119
早泄 120
阳痿 121
遗精 122
阴囊潮湿 123
性冷淡 124
不育症 125
慢性肾炎 126

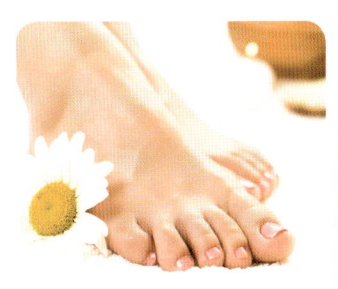
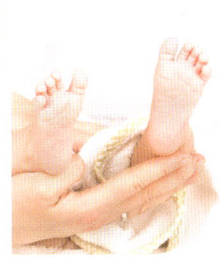
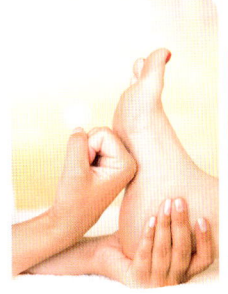
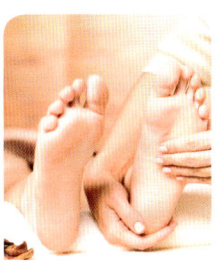

第八章 儿科疾病足疗方

小儿厌食 128
小儿遗尿 129
小儿落枕 130
小儿咳嗽 131
小儿发热 132
小儿口疮 133
小儿扁桃体炎 134
小儿夜啼 135
小儿哮喘 136
小儿惊风 137
小儿吐乳 138
小儿消化不良 139
小儿便秘 140
小儿腹泻 141
小儿盗汗 142
小儿失眠 143
小儿湿疹 144
小儿荨麻疹 145
小儿感冒 146
小儿流涎 147
小儿疝气 148
小儿贫血 149
小儿多动症 150
小儿疳积 151
小儿肥胖 152
小儿流行性腮腺炎 153
小儿百日咳 154

第九章 心脑血管疾病足疗方

头痛 156
偏头痛 157
高血压 158
低血压 159
冠心病 160
心律失常 161
风湿性心脏病 162
贫血 163

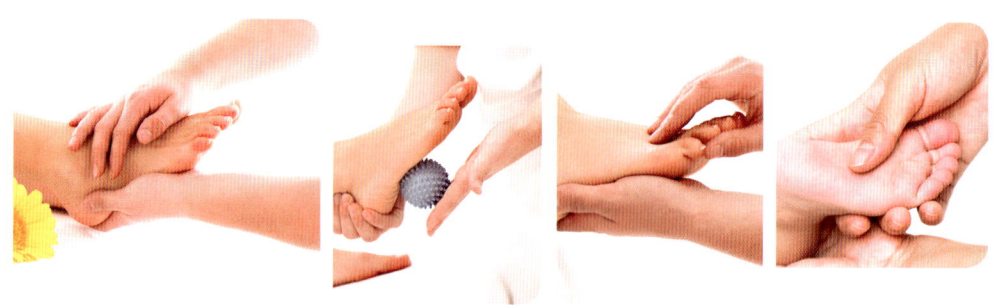

脑卒中后遗症..................164　　血栓闭塞性脉管炎..................166
高脂血症..................165

第十章 消化系统疾病足疗方

呕吐..................168
胃痛..................169
胃痉挛..................170
反流性食管炎..................171
消化不良..................172
打嗝..................173
消化性溃疡..................174
腹胀..................175
腹泻..................176
急性肠炎..................177
便秘..................178
痢疾..................179
急性阑尾炎..................180
痔疮..................181
肝炎..................182
脂肪肝..................183
肝硬化..................184

胆结石..................185
脱肛..................186
肠易激综合征..................187
胃下垂..................188
胆囊炎..................189
酒精肝..................190

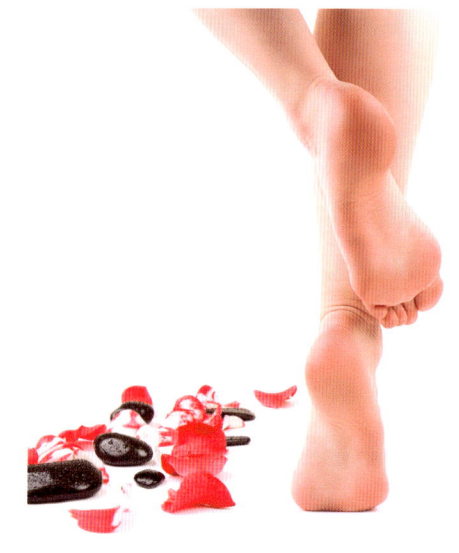

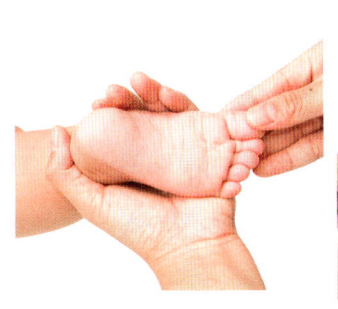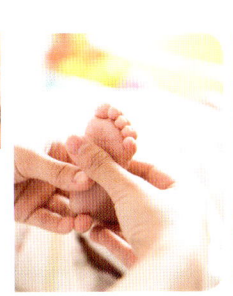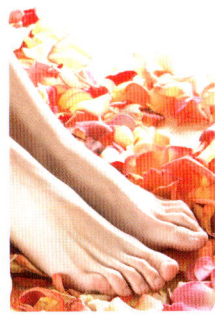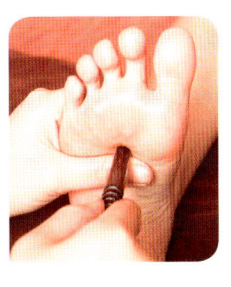

第十一章　精神和神经系统疾病足疗方

神经衰弱……192
眩晕……193
失眠……194
抑郁症……195
三叉神经痛……196
面神经麻痹……197
面肌痉挛……198
肋间神经痛……199
癫痫……200

第十二章　内分泌及循环系统疾病足疗方

糖尿病……202
甲亢……203
痛风……204
肥胖症……205
水肿……206
中暑……207
休克……208

第十三章　骨关节疼痛足疗方

颈椎病……210
落枕……211
肩周炎……212
膝关节炎……213
脚踝疼痛……214
小腿抽筋……215
急性腰扭伤……216
网球肘……217
鼠标手……218
坐骨神经痛……219
腱鞘炎……220

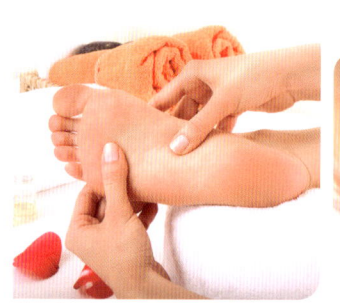
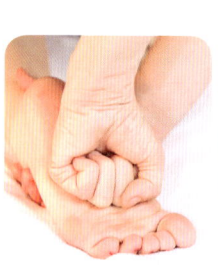
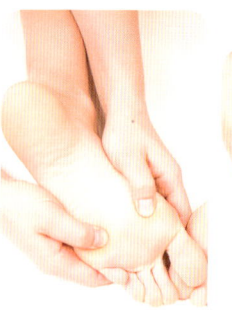
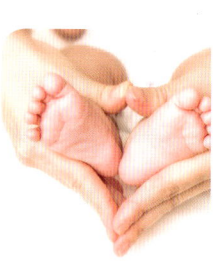

第十四章　皮肤病足疗方

皮肤瘙痒..................222	脂溢性皮炎..................227
白癜风....................223	酒糟鼻....................228
牛皮癣....................224	带状疱疹..................229
神经性皮炎................225	黄褐斑....................230
疔疮......................226	

第十四章　中老年疾病足疗方

动脉硬化..................232	青光眼....................237
心绞痛....................233	老年痴呆..................238
骨质增生..................234	类风湿性关节炎............239
精神障碍..................235	白内障....................240
老花眼....................236	

第一章

养生先养脚,健康管理从脚开始

"千里之行,始于足下",脚的重要性不言而喻。有学者就说,人的脚底如人的一面镜子,是健康、是生病,一看就清楚。因为脚底有很多反射区,而每个反射区与机体的每个器官都有一定联系,如果某个器官功能出现了异常,该反射区也会出现相应的变化。当然,这些变化是要经过仔细触摸、辨别才能最终定论,就如同疾病诊断中的鉴别诊断是一样的,要排除其他病因,方能最后确定是某种疾病。本章将向您详细介绍脚底按摩的基础知识,掌握了按摩知识,就能自学自用,让您把最理想的按摩医生带回家。

1. 勤做脚底按摩的5大好处

在古代，人们对脚的养生作用就有所重视，早在《黄帝内经》中就论述了足部保健的理论原则。千百年前，我们的祖先就知道使用足部按摩的方法来达到治病和保健的目的。有医学家就将足部视为树的根部，与其一样重要。大家可以想象，如果一颗树的根部不是很好，存在或腐烂，或吸收不到营养等影响其健康的因素，最终都会导致这颗树无生存之力、弱不禁风。正所谓"人之有脚，犹似树之有根，树枯根先竭，人老脚先衰"。所以，如果想健康长寿就必须好好爱护脚。而爱护脚的最佳方式当属脚底按摩。

我们强调脚底按摩有非常大的作用，而有些朋友则认为这是"无稽之谈"，那么，到底有没有作用呢？答案是肯定的。早在很久以前，我们的先人们就发现，脚上有70多个反射区，而脚底为数最多。中医认为，脚底反射区是人体整体的缩小版本，所以脚底暗含着人体的各种器官。而当人体脏腑或器官发生病理改变的时候，在脚底相对应的反射区按压就会有压痛感，我们称之为"病理反射区"，是一种疾病信号，提醒你某某器官受到了外来攻击需要治疗支援。如果你略懂脚底按摩的知识，此刻就是你"大显身手"的时候。

综上所述，脚底按摩到底有哪些实质性的作用呢？下面为大家列举它的五大作用。

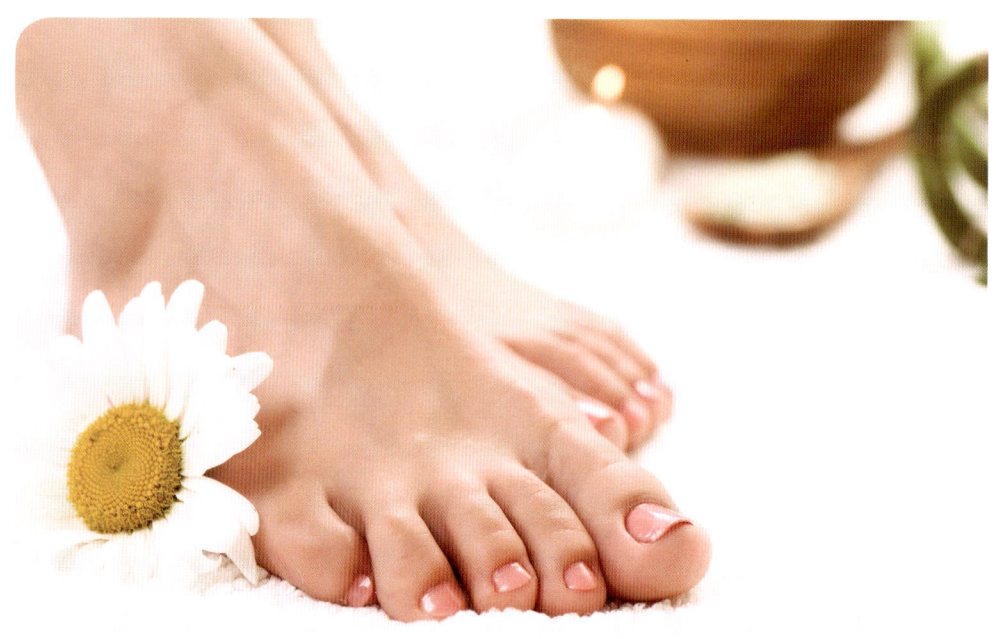

● 平衡阴阳

人体内的一切生命活动都离不开瞬息万变的阴阳变换。阴阳平衡预示着你身体健康，而当这种平衡被打破，偏向阴或阳时，都不是好的现象，严重的后果当然就是病危了。

脚底众多的反射区与人体的器官是紧密相连的，若机体的某一器官出现阴阳失衡，功能不协调，那么就可以在脚底的相应反射区进行按摩，通过刺激的传导过程，可以使失衡的器官重新达到平衡。

● 促进血液循环

脚部按摩可以促使滞留于此的血液重新流动起来，促进下肢的血液循环。更可贵的是，长期进行脚底的按摩，可以使有病理改变的微循环恢复正常，使毛细血管的数量增加，使相关脏器的功能得到改善，从而使疾病向更为有利的方向发展。

● 开启机体内部的调节机制

脚底反射区是足部神经的聚集点，也就是说人体的各个器官都能在脚底找到。因此，当机体的某些器官发生病理改变时，在脚底相应的反射区也会发生变化，如按压时会出现疼痛或有硬块等。此时，如果你懂得脚底按摩，按摩相应的反射区就会阻止这一病理变化的继续发生，可以将病理的恶性循环变成良性循环，使其向利于自身健康的方向

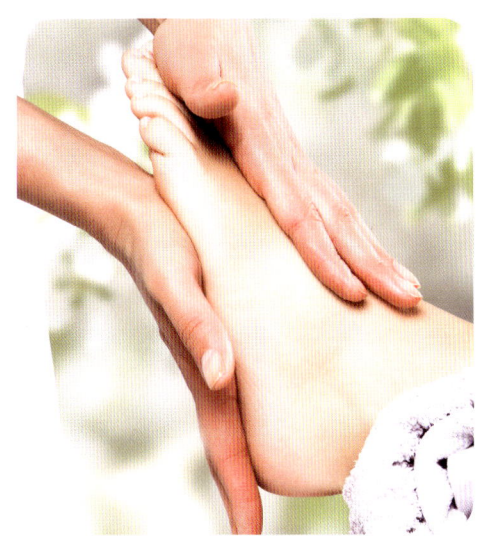

发展。其原理无外乎通过按摩的刺激作用，开启机体内部的调节机制，维护其正常功能。

● 调节免疫功能

中枢神经系统对免疫功能有着调节作用，这已经是大家公认的事实。而足部按摩则可以引起一系列的神经生理反应，使细胞免疫和体液免疫功能得以提高。如若长期进行脚底按摩则可以增强体质。

● 改善睡眠

在前面向大家介绍过，脚底有丰富的神经末梢和毛细血管，刺激脚部对神经和毛细血管有良好的温和作用。当这种刺激反射到大脑皮层，就能对大脑皮层起到抑制作用，使兴奋的交感神经向副交感神经转换，使人处于安静休息状态，从而改善睡眠。

2. 脚底按摩的6大基础手法

● 拇指指腹按压法或点按法

用一手的拇指指腹（或按摩棒）贴于施术部位施力，点按施术部位；或两拇指交叠，贴于施术部位按压。

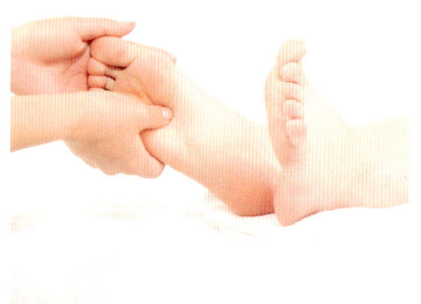

● 操作要领

拇指指腹垂直施力，力度以受术者能承受为宜，注意避免指甲划伤受术者皮肤。

● 单食指叩拳法

一手固定按摩部位，另一手除食指外，其余四指握拳，食指弯曲，拇指固定，以食指的近节指间关节为施力点，顶压施术部位。

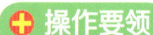

● 操作要领

操作时，叩击要有节奏感，不能忽快忽慢。以拇指指端内侧为支撑点，叩击力量不能过猛，以免造成关节扭伤。

● 刮压法

一手固定按摩部位，另一手拇指固定，食指弯曲呈镰刀状，用食指尺侧缘施力刮压施术部位；或者用刮痧板代替食指贴于施术部位刮压施术部位。

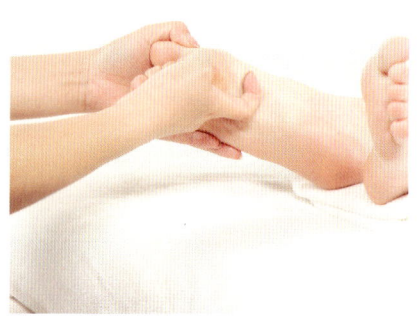

● 操作要领

食指尺侧始终贴于按摩部位皮肤，刮压方向保持水平，以免指甲伤害到皮肤；刮痧板贴于施术部位，刮压力度以受术者能承受为宜。

第一章 养生先养脚，健康管理从脚开始

● 双指夹压法

一手固定足部，另一手食指、中指弯曲呈钳状，夹住施术部位，对施术部位施力夹压并向外牵拉。

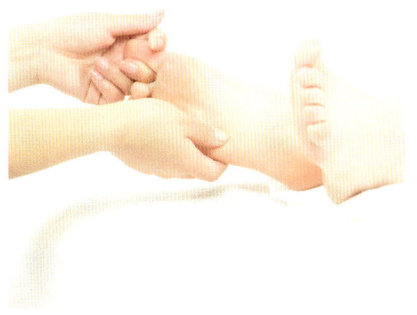

+ 操作要领

操作时注意夹压力量保持适中。

● 拇指指腹推压法

以一手拇指指腹贴于施术部位，施力推压；或者双手握住足部，用双手的拇指指腹同时施力推压按摩。

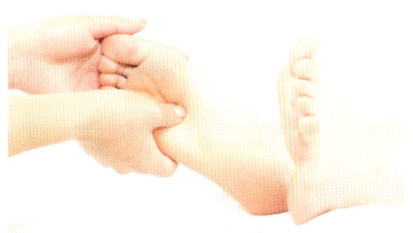

+ 操作要领

双手拇指要同时施力，力量保持均衡。

● 掐法

用单手拇指指甲着力，用力地掐压施术部位，或者用双手拇指同时着力，掐压施术部位。

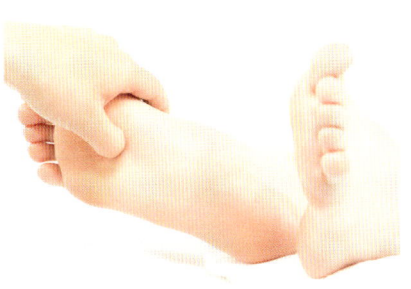

+ 操作要领

操作时拇指端置于施术部位后不要再移动，力量由轻至重，再由重至轻，力度以渗透皮肤组织为宜。

3. 泡泡脚，按摩效果会更好

足是人体重要的一个部位，它是人体经络足三阳和足三阴的起始部位，上面聚集有非常多的穴位，可想而知其作用非同一般，所以要好好爱护我们的脚。足素有人体"第二心脏"之称，因为足是人体位置最低，血液最为稀少的地方，如果它不能发挥等同心脏的作用，是完全不能将运行到下肢部位的血液运回心脏的。

就四肢末梢的循环而论，足部的血液循环相比其他部位要差一些，因为足部是离心脏最远的地方，这就难怪一到冬天，就有那么多人说自己的脚冷，不停地跺脚、哆嗦。其实，脚冷就是因为循环差，机体补充的能量没有及时或根本运送不到脚部所致。这就好比救灾物资堵在了路上，灾民们当然就只能忍饥挨饿了。另外，脚部也是人体产生垃圾的重灾区（主要是新陈代谢产生的废物和毒素），人体循环若不能及时将这些废物代谢出去，就容易在这里堆积，日积月累后果将不堪设想，所以脚部循环差的要想方设法得让其快速运行起来。

在这里，我们建议使用纯天然自然疗法——温水泡脚以达到养生的作用，它安全、简便易行，成本也较低，最令人不可思议的一点是无任何不良反应。同时我们不建议药物泡脚。因为泡脚时放些药物进去，说是为了增进疗效，实质是让你买药花钱。就具体事实而论，药物泡脚的疗效还未有定论，说好说坏的都有。而"泡脚能促

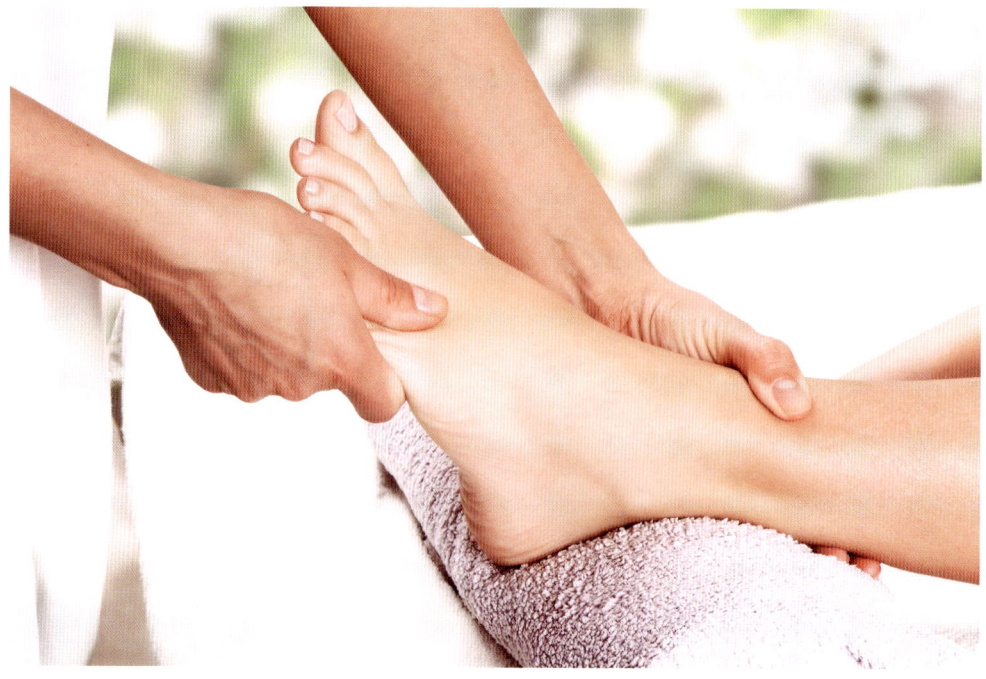

进血液循环"一说并不是空穴来风，如果你细心去观察，就会发现很多经验丰富的医生和学者都提倡多泡脚，特别是老年人，因为代谢变缓，循环较差，如果不借助外来力量促使血液循环，身体是很容易出现问题的。所以在民间流传这样一句话——"富人吃补药，穷人多泡脚"，一定程度上泡脚的功效可以和补药相提并论，实不为养生保健的首选。

泡脚之后，人体的血液循环会加快，如果此时实施按摩的话，刺激所产生的信息能通过神经传导，刺激机体组织的功能调节。如此，改善和恢复自身器官功能状态的效果将会大大增加。如果长期坚持会起到意想不到的效果。

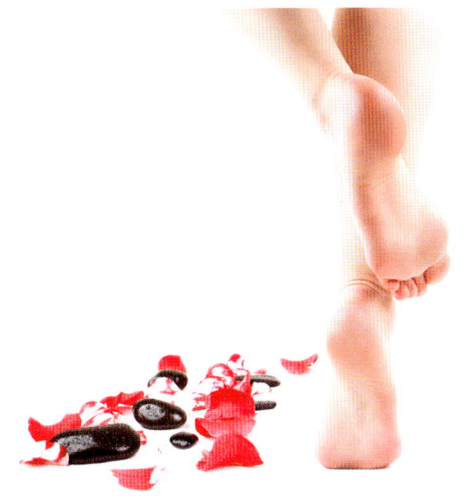

需要提醒大家的是，泡脚的水温和时间需要掌控。因为水温不同，时间长短不一，所起到的作用也略有不同。泡脚时的水温最好控制在42~45℃，浸泡时间以20~25分钟为宜。

4. 脚底按摩的注意事项

实施脚底按摩时需要注意以下几点：

①按摩前将双脚用热水浸泡15分钟，或用热毛巾擦洗可增加疗效。

②女性在月经期间和怀孕期间，一般应慎用足部按摩或禁用足部按摩。即使按摩也不要刺激性腺反射区。

③有出血倾向或有血液病的患者，在进行脚底按摩治疗的时候，可能导致局部组织内出血。

④进行脚底按摩的时候应避开骨骼突起处及皮下组织较少的反射区，以免挤伤骨膜，造成不必要的损伤。

⑤按摩后半小时内患者应饮用温开水300~500毫升，以促进代谢产物及时排出体外。儿童、老人、体弱多病者，可适当减少饮水量，以150~200毫升为宜。

⑥长期接受脚底按摩的患者，双脚常出现痛觉迟钝现象。若用盐水浸泡双脚半小时，可使痛觉敏感度增强，可以提高治疗效果。

⑦按摩室要空气新鲜，温度适宜，避免受风着凉。夏天按摩时不可用风扇吹双脚。

⑧按摩前，施术者和被施术者要洗净手和足，要剪短指（趾）甲，防止皮肤破损或交叉感染。

⑨按摩开始时，必须要先探查心脏反射区，并按轻、中、重3种手法力度进行。在了解心脏是否正常的情况下，再决定按摩力度及施术方案，以免发生意外。

⑩饭前半小时及饭后1小时内不宜进行足部按摩。因为饥饿易引发低血糖、虚脱；进食后按摩会刺激胃肠蠕动加快、加重胃肠负担，会引起胃肠功能紊乱。

⑪足部有外伤或感染时，可按摩对侧足部的相应部位。若因手法不当引起局部红肿或瘀血时，可涂抹一些红花油或樟脑酊等，待局部恢复正常后再进行按摩。

⑫施术者在进行脚底按摩时要找准足部反射区，按摩施力方向要正确，力度要适宜。

5. 不适宜进行脚底按摩的人群

脚底按摩虽好，但不是任何人都适宜进行按摩。临床经验表明，有以下情况者，不宜进行脚底按摩。

①吐血、呕血、便血、胃出血、子宫出血、内脏出血、脑出血等出血病患者不宜，因为脚底按摩能促进血液循环，按摩后可能会引起大范围的出血。

②妇女月经期及妊娠期间不宜进行足部按摩，否则会引起子宫出血，影响胎儿的健康。

③急性心肌梗死病情不稳定者和严重肾衰竭、心力衰竭，以及肝、肾、肺等慢性病患者不宜进行脚底按摩。

④局部皮肤感染、溃烂、急性传染病、肺结核活动期、性病、食物中毒等患者，不宜进行足部按摩。

⑤极度疲劳、饥饿、过饱或醉酒后均不宜进行足部按摩。

⑥下肢患有静脉炎或患有血栓者禁用足部按摩。

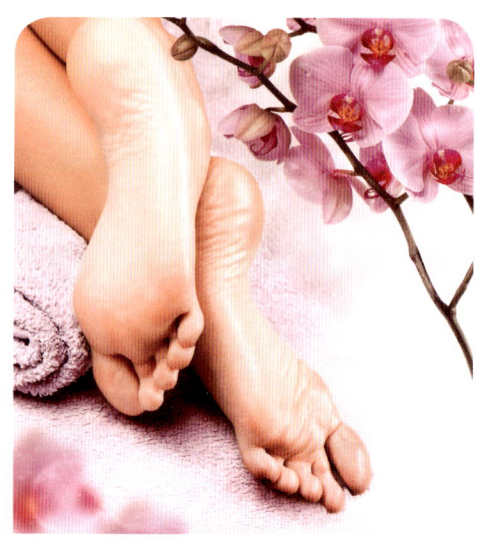

第二章

详解50个脚底反射区和脚底穴位

脚部反射区有73个,而脚底几乎就占了一大半。脚底按摩的前提是要准确地找到足部反射区的位置。本章我们将介绍脚底的50个反射区和穴位,具体包含这些反射区和穴位的精准定位及功效、主治等。知道了脚底反射区的位置,就能有效地实施按摩,就能促使机体的某些器官通过自身的调节使功能状况达到最佳状态。

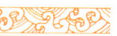

额窦

- **定位**：位于十个脚趾的趾端约1厘米范围内。右额窦反射区在左脚，左额窦反射区在右脚。
- **功效**：清热疏风，通络止痛。
- **主治**：前头痛、头顶痛、脑血管疾病（脑血栓、脑出血等）、鼻窦炎、头晕、失眠、神经衰弱以及眼、耳等疾病。

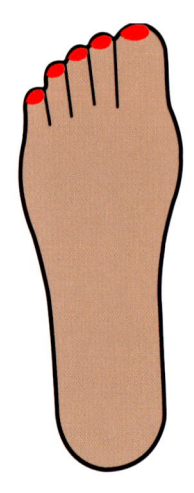

自我诊断

刮压此处若有气感（如酸、麻、胀、痛、热等感觉）出现，而且气感明显时，多见于患有感冒、头晕及神经衰弱等病症。

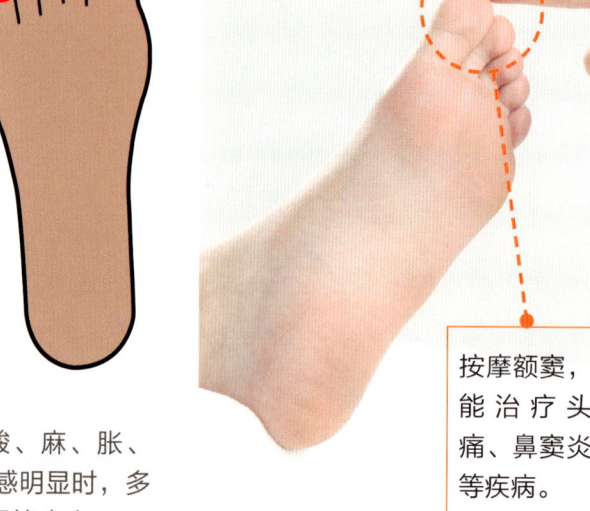

按摩额窦，能治疗头痛、鼻窦炎等疾病。

大脑

- **定位**：位于双脚拇趾趾腹全部。右半球大脑反射区在左脚上，左半部大脑反射区在右脚上。
- **功效**：平肝潜阳，清头明目，镇静安神，舒经通络。
- **主治**：头痛、头晕、失眠、高血压、脑血管病变、视觉受损、神经衰弱、帕金森氏综合征等。

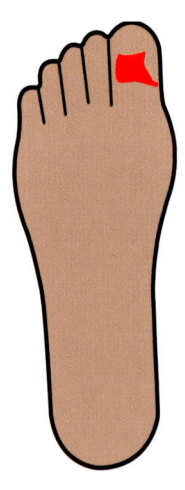

自我诊断

按摩此处若有气感，多见于患有感冒、失眠及高血压等病症；若遇到有颗粒感（有颗粒状小东西），多见于脑血管疾病。

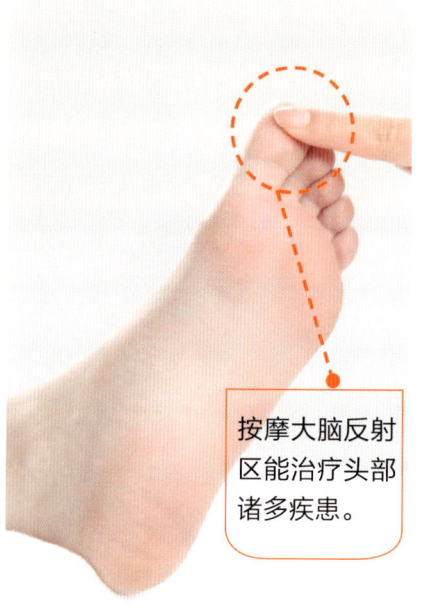

按摩大脑反射区能治疗头部诸多疾患。

脑垂体

- **定位**：位于双拇趾趾腹中央隆起部位，在脑反射区深处。
- **功效**：调节内分泌，平衡阴阳。
- **主治**：内分泌失调的疾患，如甲状腺、甲状旁腺、肾上腺、性腺、脾或胰腺功能失调等，小儿生长发育不良、遗尿、更年期综合征等疾病。

自我诊断

按摩此处若触摸到有颗粒状的小东西，表示身体的生长功能发生了变化；如果感觉此处有凹陷，表示可能会出现内分泌失调。

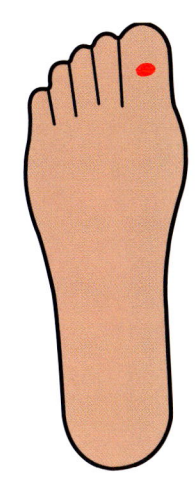
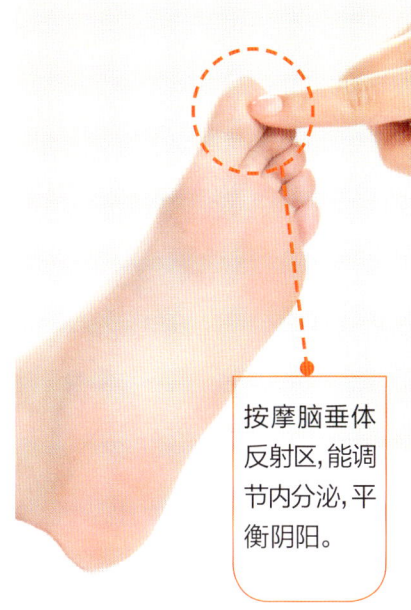

按摩脑垂体反射区，能调节内分泌，平衡阴阳。

小脑及脑干

- **定位**：位于双拇趾根部外侧靠近第二节趾骨处。右小脑及脑干反射区在左足，左小脑及脑干反射区在右足。
- **功效**：疏风清热，通络止痛。
- **主治**：头痛、头晕、失眠、记忆力减退、高血压及小脑萎缩引起的共济失调、帕金森氏综合征。

自我诊断

按摩此处若触摸到有颗粒状的小东西，常见于运动神经受损；若感觉有气感，多见于痴呆症早期，要急时检查和治疗。

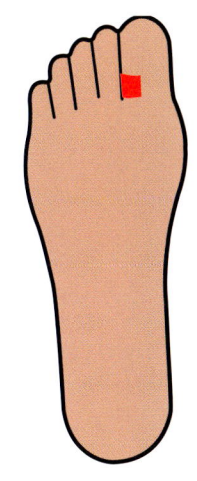
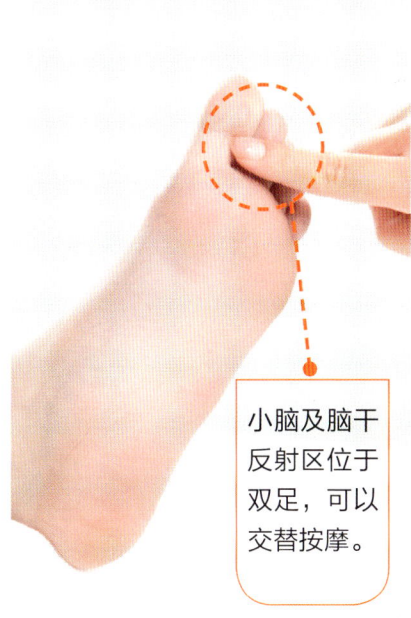

小脑及脑干反射区位于双足，可以交替按摩。

三叉神经

- **定位**：位于双足拇趾近第二趾的外侧约45度角，靠近第二趾间。右侧三叉神经反射区在左足，左侧三叉神经反射区在右足。
- **功效**：活血、通络、止痛。
- **主治**：偏头痛、眼眶痛、神经衰弱、牙痛、面神经麻痹及面颊、唇鼻之诱发的神经痛等。

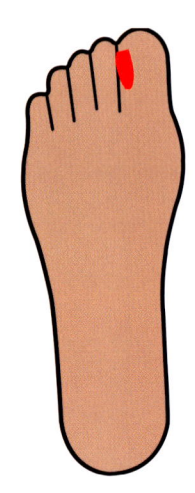

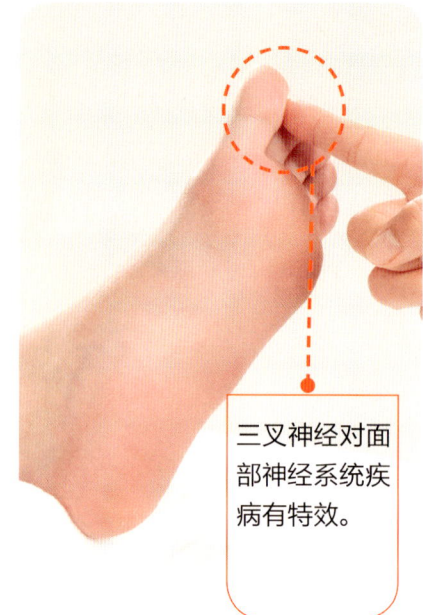

三叉神经对面部神经系统疾病有特效。

自我诊断

按摩此处若有明显的气感或触摸到颗粒状东西时，表示可能患有牙痛、偏头痛及感冒等病症。

口腔及舌

- **定位**：位于双足拇趾第一节底部内缘，靠在第一关节下方，在血压点反射区的内侧。
- **功效**：消炎止痛。
- **主治**：口腔疾病，如口腔溃疡等。

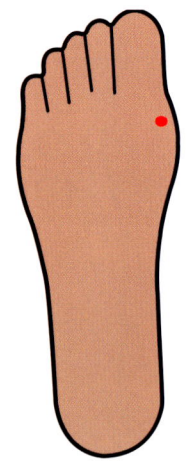

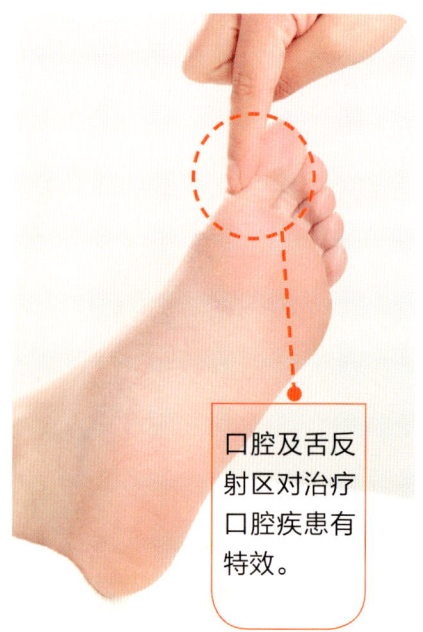

口腔及舌反射区对治疗口腔疾患有特效。

自我诊断

该处不作为疾病诊断，以治疗疾病为主。

鼻

- **定位**：位于双脚拇趾趾腹内侧延伸到拇趾趾甲的根部，第一趾间关节前。右鼻反射区在左脚上，左鼻反射区在右脚上。
- **功效**：通利鼻窍。
- **主治**：急、慢性鼻炎，过敏性鼻炎以及上呼吸道疾病。

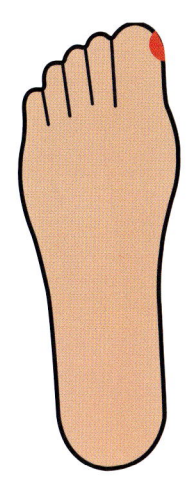

自我诊断

按摩此处若感觉有气感，多见于患有感冒、鼻炎等病症；若触摸到有颗粒状小东西，多见于患有慢性鼻炎等。

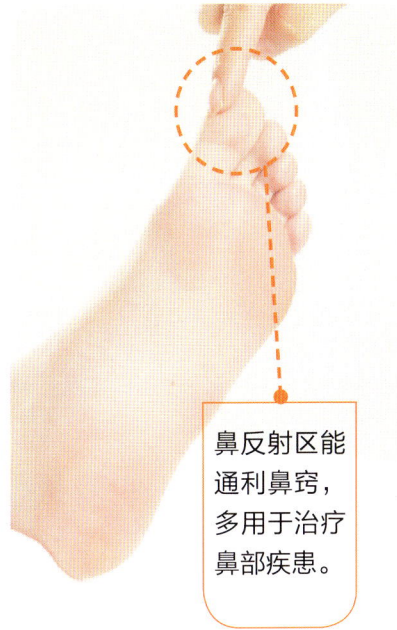

鼻反射区能通利鼻窍，多用于治疗鼻部疾患。

颈项

- **定位**：位于双足拇趾根部横纹处。左侧颈项反射区在右足，右侧颈项反射区在左足。
- **功效**：疏经通络，柔颈止痛。
- **主治**：颈部酸痛、颈部僵硬、颈部软组织损伤、高血压、落枕、头晕、头痛、颈椎病及消化道疾病。

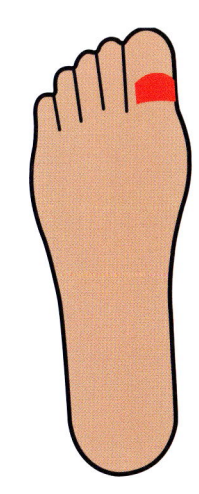

自我诊断

按摩此处若有气感，多见于落枕、椎管狭窄等病症；若有颗粒状物体，见于颈椎骨质增生，但也可因外伤或手术引起。

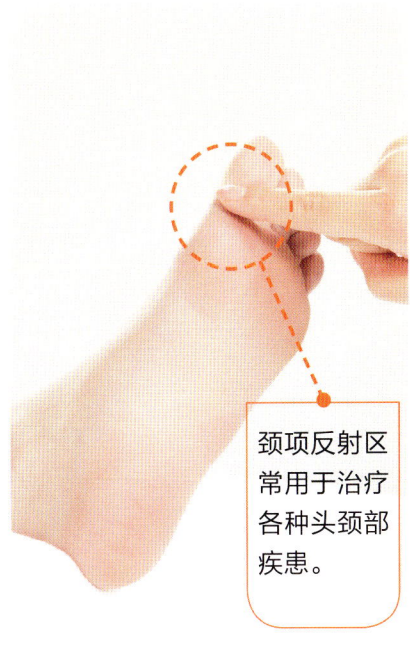

颈项反射区常用于治疗各种头颈部疾患。

颈椎

- **定位：** 位于双足拇趾根部内侧横纹尽头。
- **功效：** 舒筋活血、和脉。
- **主治：** 颈椎病、颈项僵硬或酸痛、落枕等疾患。

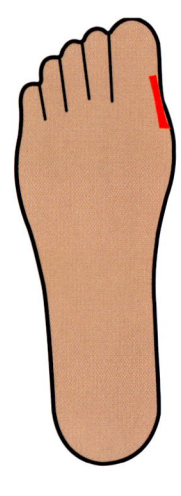

颈椎反射区能舒筋活血，常用于治疗颈部疾病。

自我诊断

此处多不作诊断，主要用于治疗疾病。但有时通过触摸有无颗粒状物体，可以辅助诊断有无颈椎骨质增生。

降压点

- **定位：** 位于双足颈项反射区的中部。
- **功效：** 调整血压、平衡阴阳。
- **主治：** 高血压、低血压。

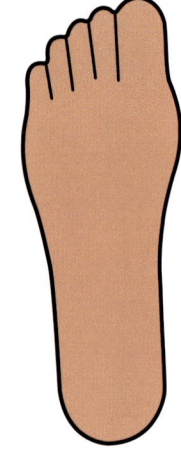
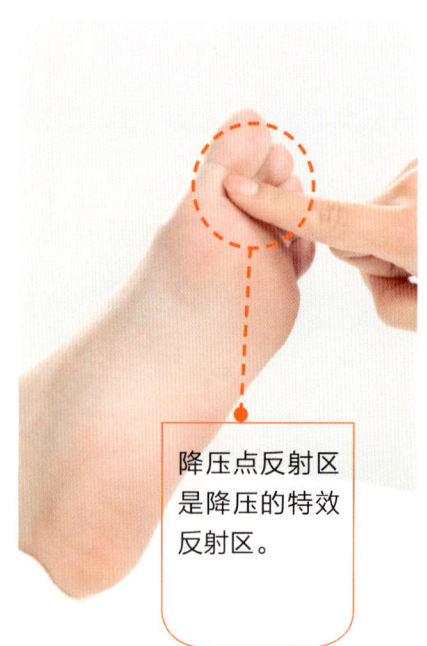

降压点反射区是降压的特效反射区。

自我诊断

此处不作为疾病诊断，主要用于治疗。

第二章 详解50个脚底反射区和脚底穴位

甲状旁腺

- **定位：** 位于双足第一跖趾关节内侧前方的凹陷处。
- **功效：** 补肾养肾，柔肝养筋。
- **主治：** 甲状旁腺功能亢进或低下、过敏症、佝偻病、低钙性肌肉痉挛、白内障、心悸、失眠、癫痫等疾患。

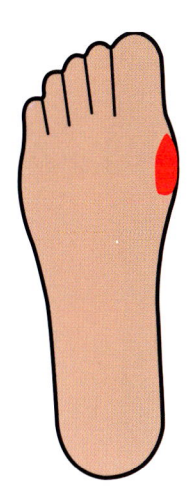

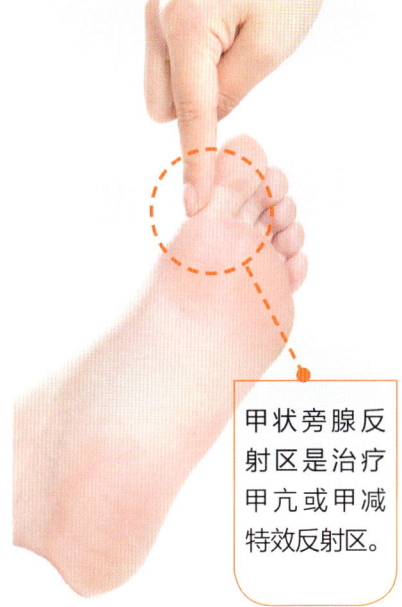

甲状旁腺反射区是治疗甲亢或甲减特效反射区。

自我诊断

按摩此处当触摸到颗粒状物时，表示机体钙磷代谢失调，常见于骨质增生及骨质疏松等病症。

甲状腺

- **定位：** 位于双足脚底第一跖骨与第二跖骨之间前半部，并转而横跨第一跖骨中部，呈"L"形带状区域。
- **功效：** 调节激素分泌，平衡阴阳。
- **主治：** 甲状腺本身的疾患（包括甲状腺功能亢进、甲状腺功能减退、甲状腺炎、甲状腺肿大等）、心脏病、肥胖症、月经不调等。

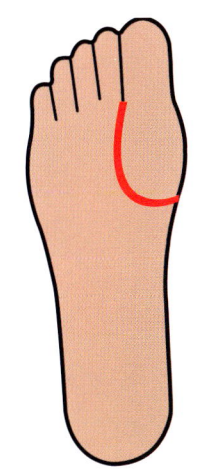

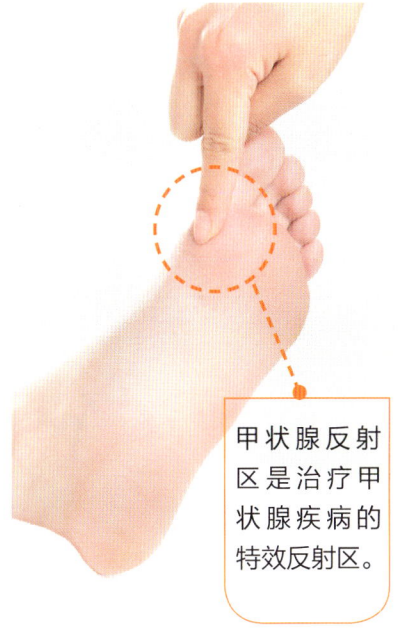

甲状腺反射区是治疗甲状腺疾病的特效反射区。

自我诊断

按摩此处若有明显气感，则多见于心律失常及心动过速、过缓等；若触摸到有颗粒状物存在，则多见于甲状腺功能低下或肥大等。

食管

- **定位**：位于双足脚底第一跖骨内与趾骨关节上下方，下接胃反射区。
- **功效**：消肿止痛，宽胸理气，止咳平喘。
- **主治**：食道肿瘤、食道炎症、"梅核气"、气管疾患等。

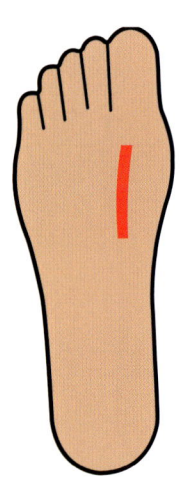

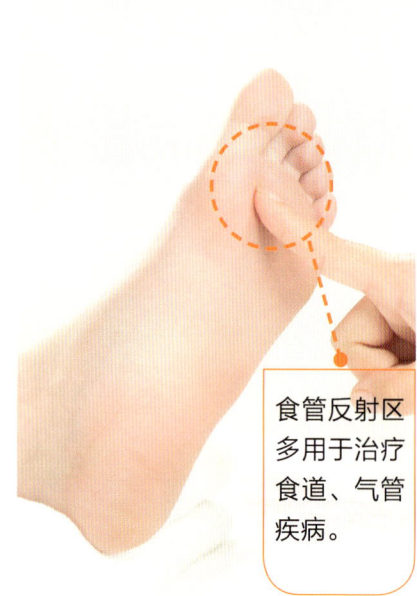

食管反射区多用于治疗食道、气管疾病。

自我诊断

此处一般不作为疾病诊断，主要以治疗为主。

眼

- **定位**：位于双足第二趾和三趾中部与根部，包括脚底和足背两处。左眼反射区在右足，右眼反射区在左足。
- **功效**：清肝，养肝，明目。
- **主治**：结膜炎、角膜炎、近视、老花眼、青光眼、白内障等眼疾和眼底的病变。

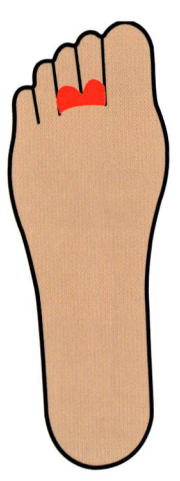

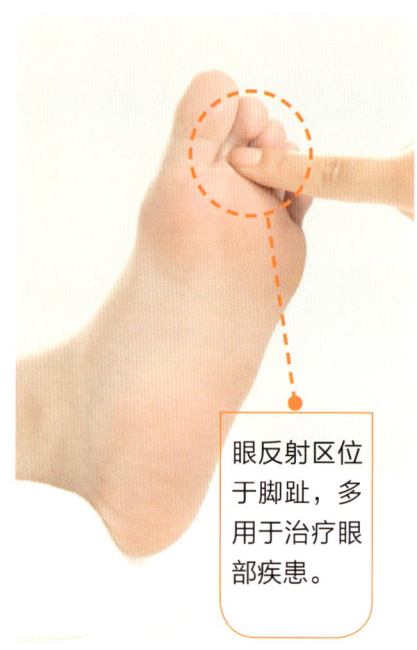

眼反射区位于脚趾，多用于治疗眼部疾患。

自我诊断

按摩此处若感觉有气感，表示眼功能有异常；若触摸时感觉有粗糙感，表示患有视力疲劳。

第二章 详解50个脚底反射区和脚底穴位

耳

- **定位**：位于双足第四趾与第五趾中部和根部，包括脚底和足背两处。左耳反射区在右足上，右耳反射区在左足上。
- **功效**：补肾，开窍，聪耳。
- **主治**：各种耳疾（如中耳炎、耳鸣、耳聋等）及鼻咽癌、眩晕症、晕车、晕船等。

自我诊断

按摩此处若感觉有气感，常见于感冒、耳鸣等；若触摸时有粗糙感，多见于耳鸣等；若触摸到颗粒状物，则见于中耳炎、耳外伤等。

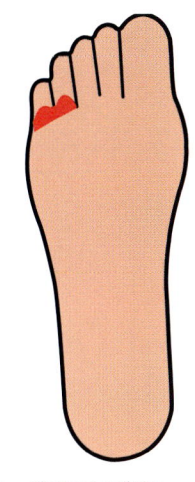
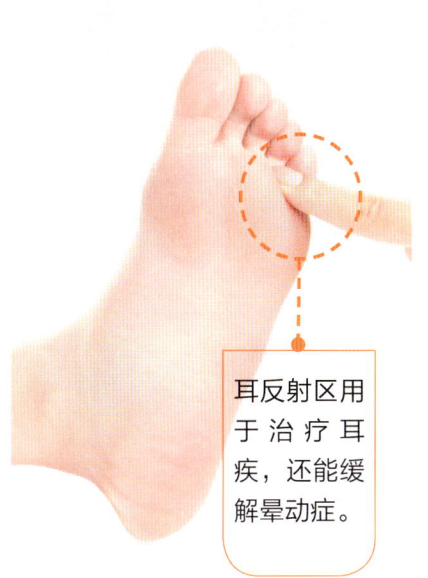

耳反射区用于治疗耳疾，还能缓解晕动症。

头及颈淋巴结

- **定位**：位于双足各趾间的趾骨根部呈"凹"字形，分布在脚底足背两处。
- **功效**：清利头目，增强免疫力。
- **主治**：头晕、头痛、咽喉肿痛等病症。

自我诊断

此处不作疾病诊断，多用于治疗。

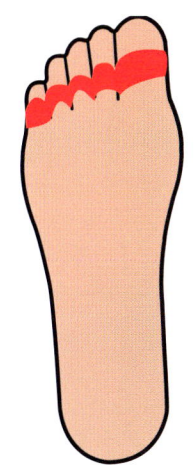
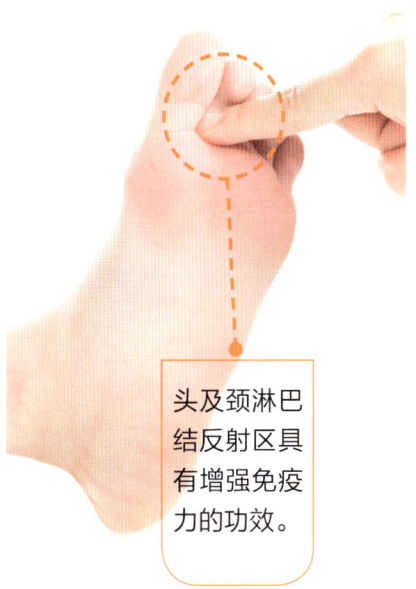

头及颈淋巴结反射区具有增强免疫力的功效。

027

斜方肌

- **定位**：位于双脚底眼、耳反射区的近心端，呈一横指宽的带状区。
- **功效**：舒筋通络，祛风除湿。
- **主治**：颈、肩、背疼痛，手无力，上肢麻木，落枕等疾患。

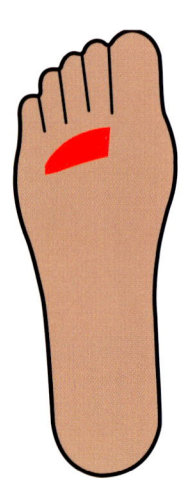

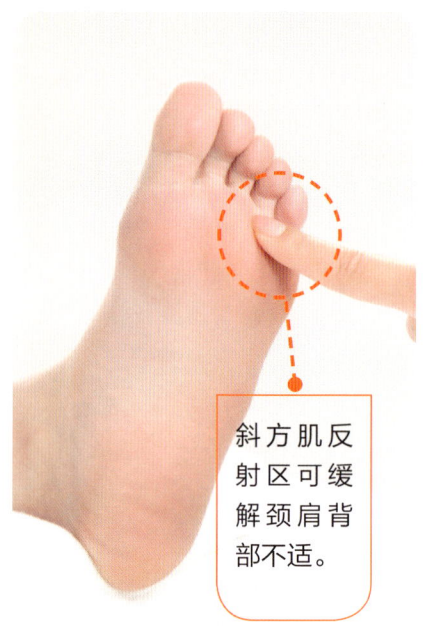

斜方肌反射区可缓解颈肩背部不适。

➕ 自我诊断

按摩此处若感觉有气感，多见于背部着凉或颈椎病；若触摸到有颗粒状物，则见于背部肌肉损伤。

肺及支气管

- **定位**：位于双足斜方肌反射区的近心端，自甲状腺反射区向外到肩反射区处约一横指宽的带状区。支气管敏感带自肺反射区中部向第三趾延伸。
- **功效**：补肺益气，清热解毒。
- **主治**：肺与支气管的病变、鼻病、皮肤病、胸闷、心脏病、便秘、腹泻等。

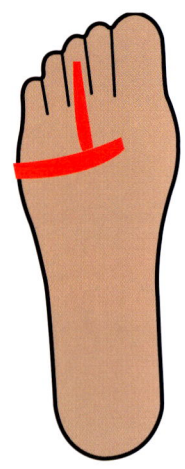

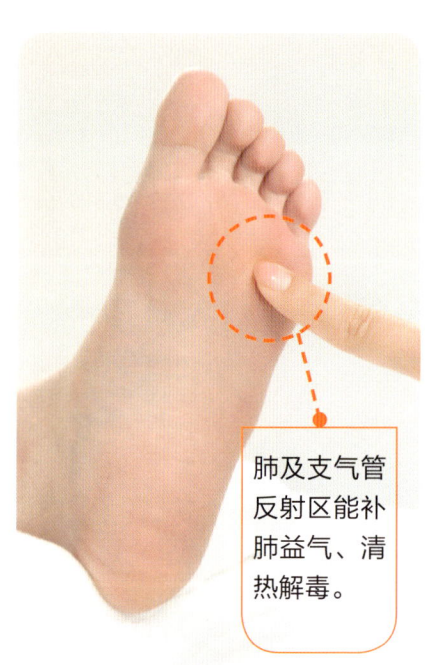

肺及支气管反射区能补肺益气、清热解毒。

➕ 自我诊断

按摩此处若仅感觉左脚有气感，多见于上呼吸道感染；若感觉左右脚均有气感，则说明肺部有不适，要及时检查并接受专业的治疗。

第二章 详解50个脚底反射区和脚底穴位

心脏

- **定位：** 位于左足脚底第四跖骨与第五跖骨前段之间，在肺反射区后方。
- **功效：** 补气，益气，生血。
- **主治：** 心脏疾病（如心绞痛、心律失常、急性心肌梗死和心衰恢复期）及高血压、失眠、盗汗、神经衰弱、肺部疾患等。

自我诊断

按摩此处若感觉有气感，多见于患有心动过速、过缓或心律不齐；若触摸到有颗粒状物，则多见于心脏病变。

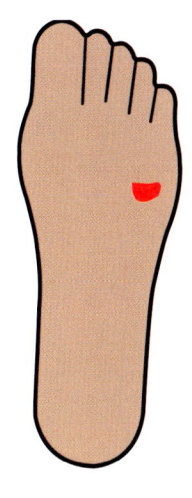
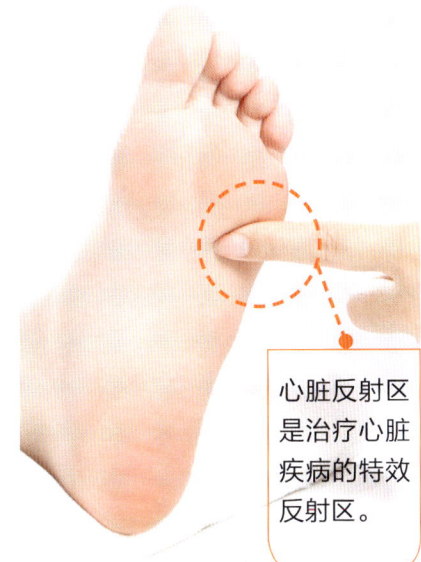

心脏反射区是治疗心脏疾病的特效反射区。

肝脏

- **定位：** 位于右足脚底第四跖骨与第五跖骨前段之间，在肺反射区的后方及足背上与该区域相对应的位置。
- **功效：** 疏肝利胆，清热解毒，补益肝血，平肝潜阳。
- **主治：** 肝脏疾患、血液方面的疾病、高脂血、扭伤、眼疾、眩晕、肾脏疾患以及厌食症等。

自我诊断

按摩此处若感觉有气感，多见于消化不良；若触摸到颗粒状物，则见于肝炎；若触摸到有硬块，则多见于肝囊肿和肝硬化。

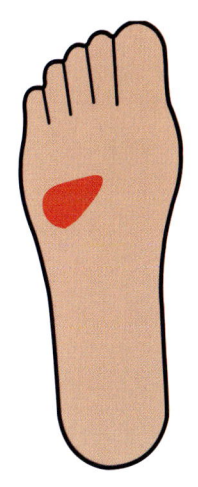
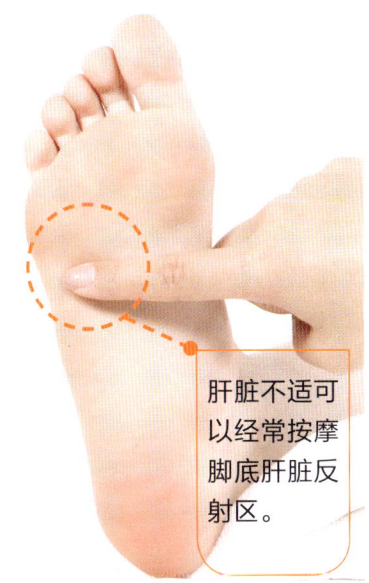

肝脏不适可以经常按摩脚底肝脏反射区。

029

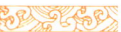

胆囊

- **定位**：位于右足脚底第三、四跖骨中段之间，在肝反射区的内下方。
- **功效**：清热化湿，利胆止痛。
- **主治**：胆囊疾患（如胆囊炎、胆石症）、肝脏疾患、失眠、惊恐不宁、肝胆湿热引起的皮肤病、痤疮以及消化不良、厌食症等。

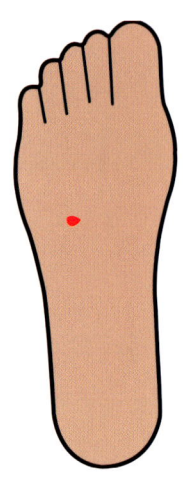

自我诊断

按摩此处若触摸到有颗粒状物，多见于胆囊炎等；若有条索样感觉，则多见于胆息肉。

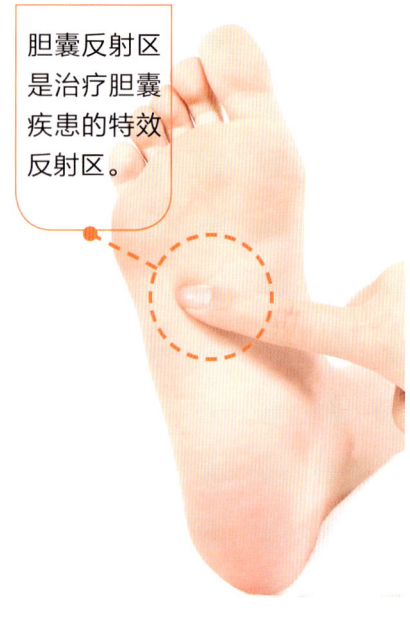

胆囊反射区是治疗胆囊疾患的特效反射区。

胃

- **定位**：位于双足脚底第一跖跖骨中部，甲状腺反射区下约一横指宽。
- **功效**：降逆和胃，养气止痛。
- **主治**：胃部疾患（如急慢性胃炎、胃溃疡、胃痉挛、胃胀气、胃下垂等）、消化不良、胰腺炎、糖尿病、胆囊疾患、消化不良等。

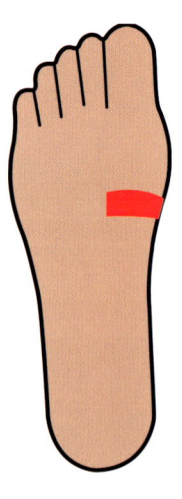

自我诊断

按摩此处若感觉有气感，多见于消化不良；若触摸到有颗粒状物，则见于胃炎或胃溃疡；若触摸到有硬块，则见于胃结石。

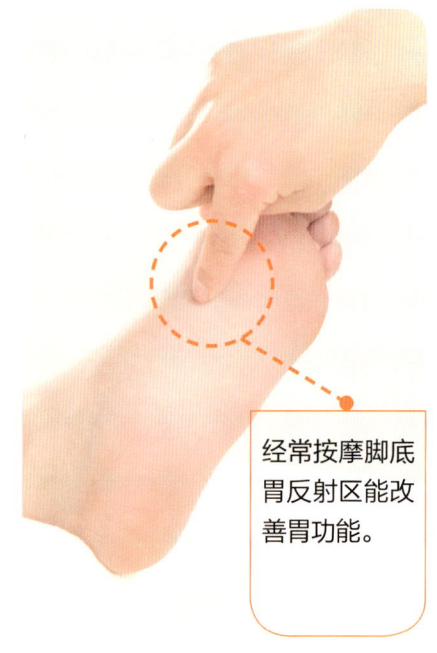

经常按摩脚底胃反射区能改善胃功能。

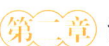 详解50个脚底反射区和脚底穴位

腹腔神经丛

- **定位**：位于双足脚底第二至四跖骨体处，分布在肾反射区周围的椭圆区域。
- **功效**：调理三焦，提高痛阈，止痛。
- **主治**：腰酸背痛、打嗝、胸闷、腹胀、胃痉挛等。

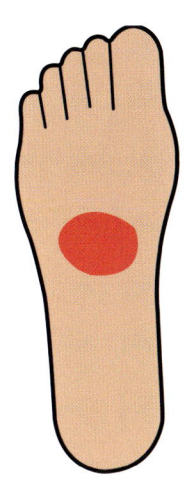

自我诊断

按摩此处若感觉有气感，说明可能患有神经性呕吐、消化不良等；若触摸到有颗粒状物，则可能患有肾脏疾患。

腹腔神经丛反射区既能调三焦，还能止痛。

脾

- **定位**：位于左足脚底第四、五跖骨之间，距心脏反射区下方约一横指处。
- **功效**：健脾化湿，统摄血液，增强机体免疫能力。
- **主治**：发热、炎症、贫血、高血压、肌肉酸痛、舌炎、唇炎、食欲不振、消化不良、皮肤病等。

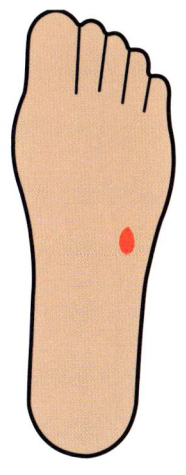
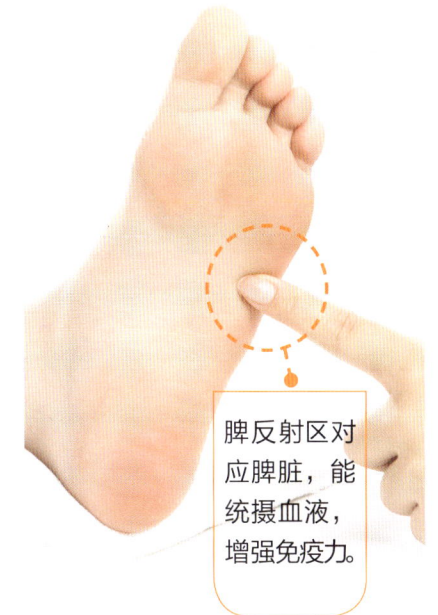

自我诊断

按摩此处若感觉比以往触摸到的颗粒状物多，则多见于严重消化不良、贫血等，但有时也可能是结肠方面的疾患。

脾反射区对应脾脏，能统摄血液，增强免疫力。

肾上腺

- ●定位：位于双足脚底部，第二、三跖骨体之间，距离跖骨头近心端一拇指宽处，肾反射区前端。
- ●功效：补肾填精，活血祛风，抗休克，抗过敏。
- ●主治：肾上腺功能亢进或低下、各种感染、炎症、各种过敏性疾病、哮喘、风湿病、心律不齐、昏厥、糖尿病、生殖系统疾病等。

自我诊断

该反射区一般不作为疾病诊断，主要用于治疗。

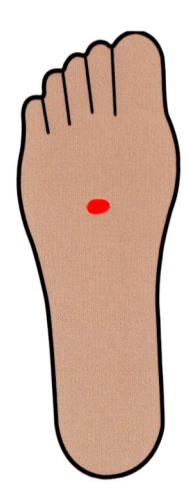

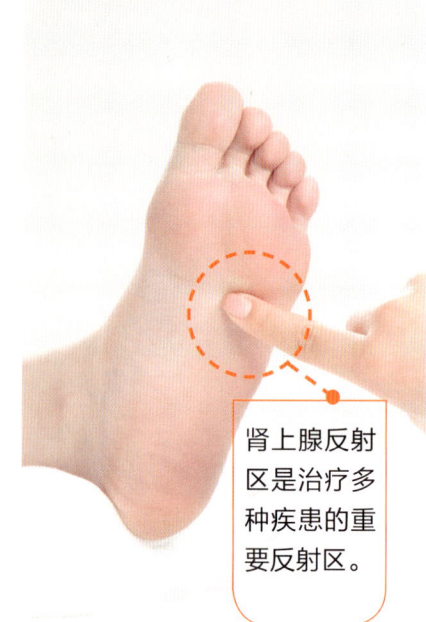

肾上腺反射区是治疗多种疾患的重要反射区。

肾

- ●定位：位于双足脚底部，第二跖骨与第三跖骨体之间，近跖骨底处，蜷足时中央凹陷处。
- ●功效：补肾填精，壮阳，温经通脉，醒神开窍，清热利湿，利便通淋。
- ●主治：肾脏疾病（如肾炎、肾结石等）、高血压、风湿病、关节炎、贫血、慢性支气管炎、耳鸣、眩晕。

自我诊断

按摩此处若感觉有气感，多见于肾虚以及尿频、尿急等病症；若触摸到有颗粒状物，则多见于肾炎以及肾结石等。

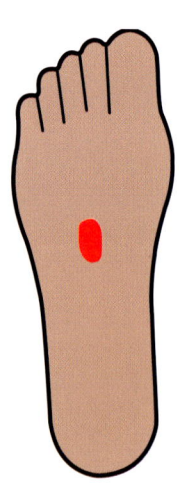

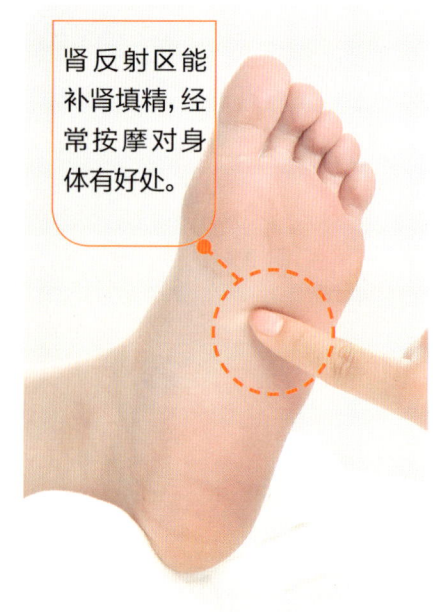

肾反射区能补肾填精，经常按摩对身体有好处。

第二章 详解50个脚底反射区和脚底穴位

胰腺

- **定位：** 位于双足脚底第一跖骨体中下段胃反射区与十二指肠反射区之间靠内侧。
- **功效：** 降糖清胰。
- **主治：** 胰腺本身的疾患（如胰腺炎、胰腺肿瘤等）、消化不良、厌食症和糖尿病。

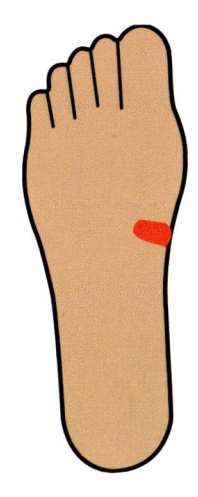

✚ 自我诊断

按摩此处若感觉有较大的硬块，说明胰脏功能有异常，多见于高血糖、脂肪代谢异常等。

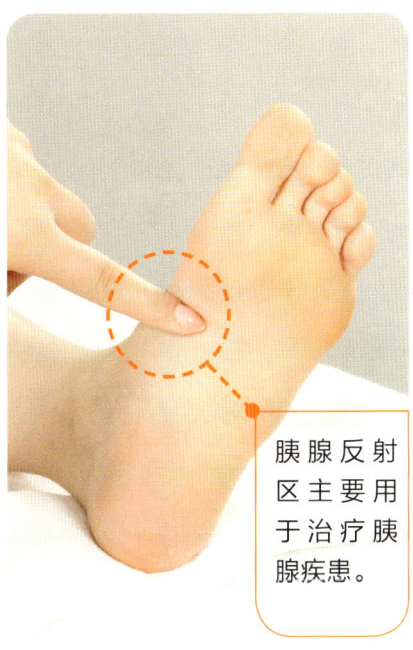

胰腺反射区主要用于治疗胰腺疾患。

输尿管

- **定位：** 位于双脚底自肾脏反射区斜向内后方至足舟状骨内下方，约3.3厘米长，呈弧形带状区域。
- **功效：** 清热利湿，通淋排石，泻火解毒。
- **主治：** 输尿管结石、尿道炎症、输尿管积水狭窄、排尿困难、泌尿系统感染、高血压、关节疾患等。

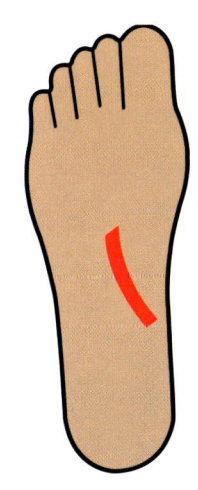

✚ 自我诊断

该反射区一般不作为疾病诊断，主要用于治疗。

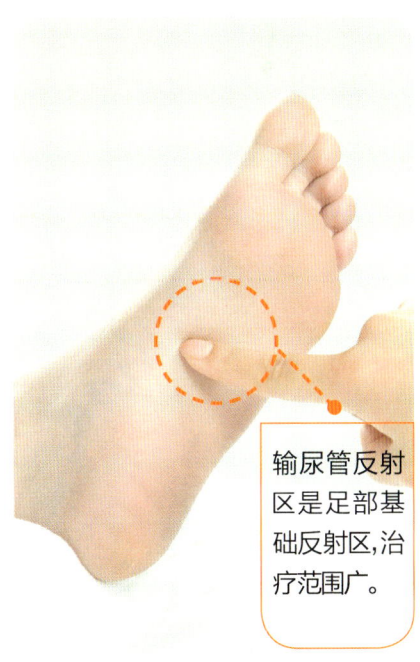

输尿管反射区是足部基础反射区，治疗范围广。

033

脚底按摩对症图典

膀胱

- **定位**：位于双足脚掌底面与脚掌内侧交界处，足跟前方。
- **功效**：清热泻火，通利小便，解毒。
- **主治**：肾、输尿管等炎症、膀胱结石、膀胱炎及其他泌尿系统疾患、高血压、过敏等。

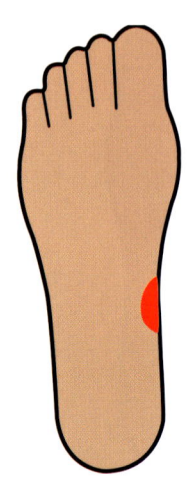

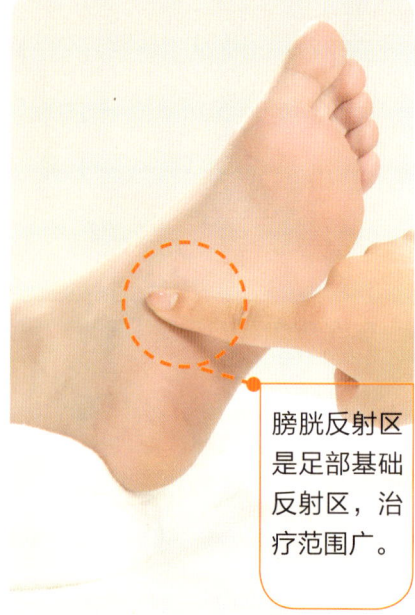

膀胱反射区是足部基础反射区，治疗范围广。

自我诊断

按摩此处若感觉有明显的痛感，则多见于肛裂或痔疮，但也有可能是膀胱疾患，需要作鉴别诊断。

十二指肠

- **定位**：位于双足脚底第一跖骨底处，胰腺反射区的后外方。
- **功效**：益气和胃，理气止痛。
- **主治**：十二指肠疾病（如十二指肠炎、十二指肠溃疡、十二指肠憩室等）、腹部饱胀、消化不良、厌食症等。

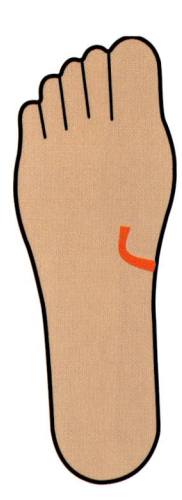

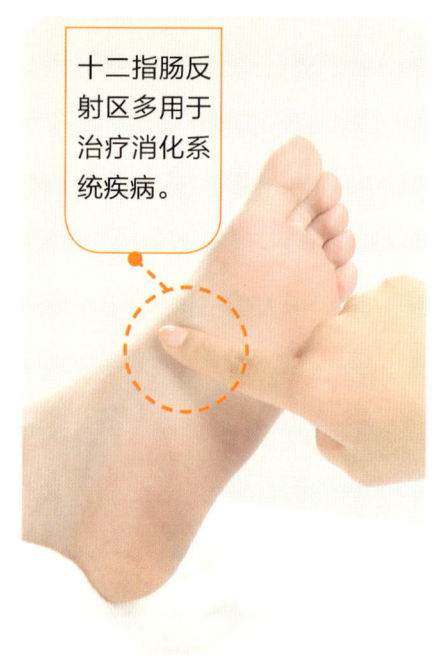

十二指肠反射区多用于治疗消化系统疾病。

自我诊断

该反射区一般不作为疾病诊断，主要用于治疗。

第二章 详解50个脚底反射区和脚底穴位

小肠

●**定位：** 位于双足脚底中部凹入区域，被升结肠、横结肠、降结肠、乙状结肠及直肠等反射区所包围。

●**功效：** 消食导滞，健脾行气。

●**主治：** 急慢性肠炎、腹泻、肠胃功能紊乱、消化不良、心律失常、失眠等疾患。

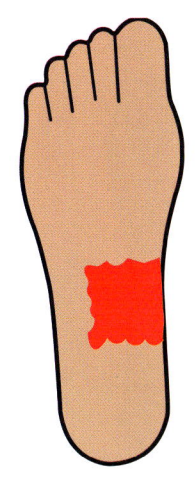

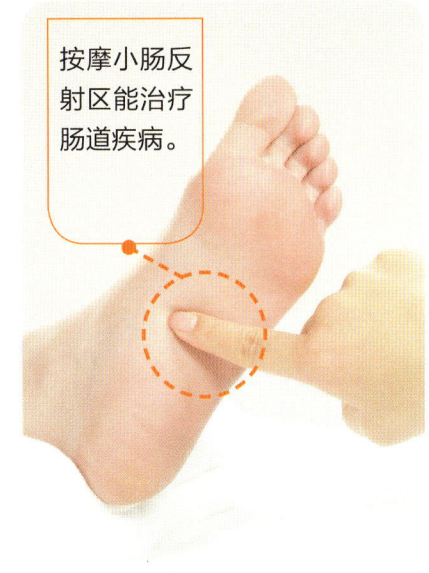

按摩小肠反射区能治疗肠道疾病。

➕ 自我诊断

按摩此处若感觉到有气感，则多见于腹胀及消化不良；若触摸到有颗粒状物，则说明曾患过伤寒症。

盲肠及阑尾

●**定位：** 位于右足脚底跟骨前缘靠近外侧，与小肠及升结肠反射区连接。

●**功效：** 抗炎。

●**主治：** 阑尾炎、下腹胀气、腹胀、腹痛、消化不良等疾患。

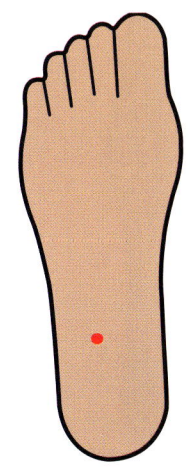

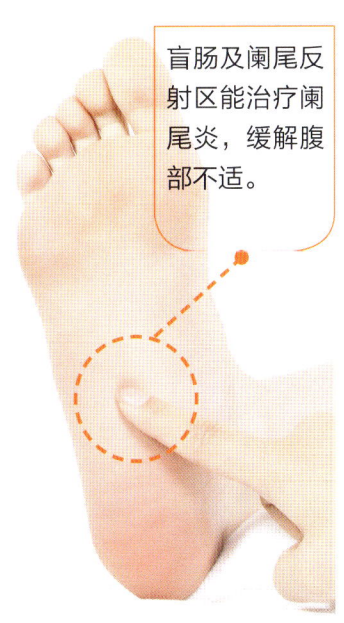

盲肠及阑尾反射区能治疗阑尾炎，缓解腹部不适。

➕ 自我诊断

按摩此处若感觉肌肉组织较为松软，说明可能经常腹泻；若肌肉组织较硬，则说明可能患有慢性阑尾炎。

回盲瓣

- **定位**：位于右足脚底跟骨前缘靠近外侧，在盲肠反射区上方。
- **功效**：导滞，通便，消食。
- **主治**：下腹胀气、消化不良、肠胃功能紊乱、回盲瓣功能失常。

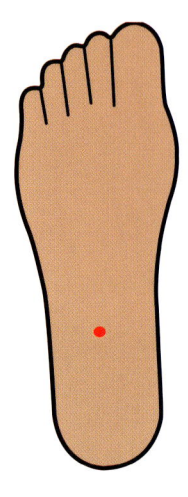

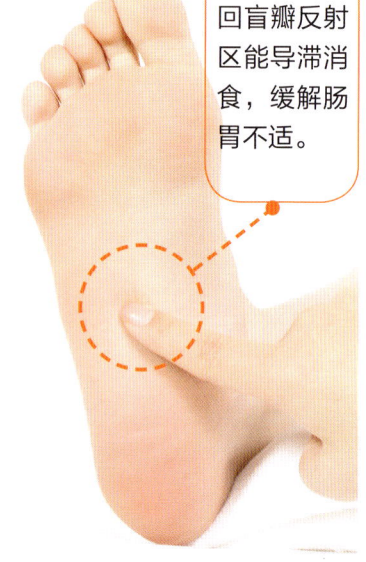

回盲瓣反射区能导滞消食，缓解肠胃不适。

自我诊断

按摩此处若感觉肌肉松软，说明可能有腹胀、腹痛；若肌肉较硬，则说明患有下腹痛。

升结肠

- **定位**：位于右足脚底，从跟骨前缘沿骰骨外侧至第五跖骨底部，在小肠反射区的外侧，与足外侧平行的带状区域。
- **功效**：行气，通便。
- **主治**：结肠炎、便秘、腹泻、便血、腹痛、结肠肿瘤等。

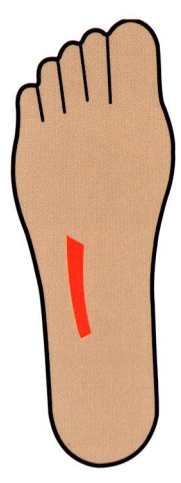

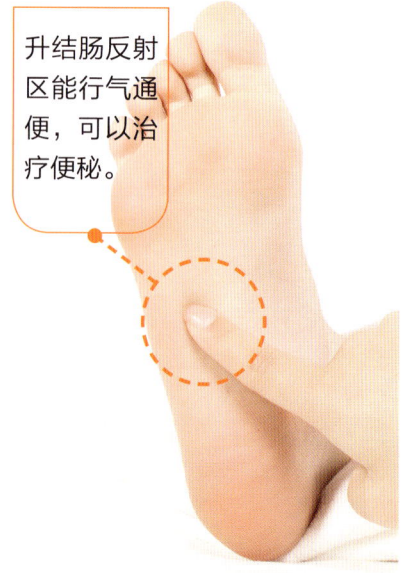

升结肠反射区能行气通便，可以治疗便秘。

自我诊断

按摩此处若触摸到有小而软的块状物，则见于小儿寄生虫症。

第二章 详解50个脚底反射区和脚底穴位

横结肠

- **定位**：位于双足脚底第一至五跖骨底部与第一至三楔骨、骰骨交界处，横越脚底中部的带状区。
- **功效**：导滞、通便、去泻。
- **主治**：便秘、腹泻、腹痛、结肠炎等。

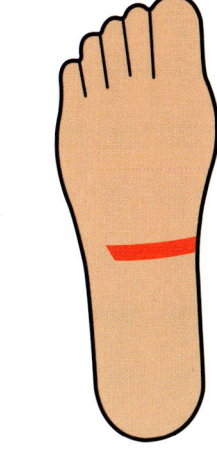

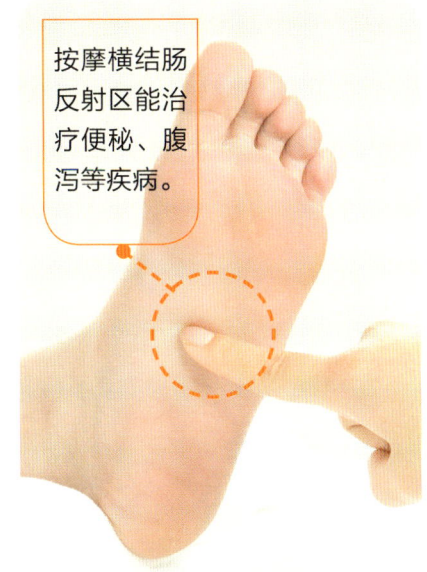

按摩横结肠反射区能治疗便秘、腹泻等疾病。

自我诊断

此处一般不会出现异常。

降结肠

- **定位**：位于左足脚底中部第五跖骨底沿骰骨外缘至跟骨前缘，与足外侧平行的带状区域。
- **功效**：导滞，通便止泻。
- **主治**：便秘、腹泻、腹痛、结肠炎。

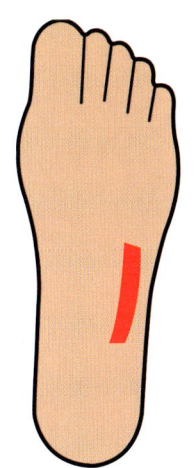

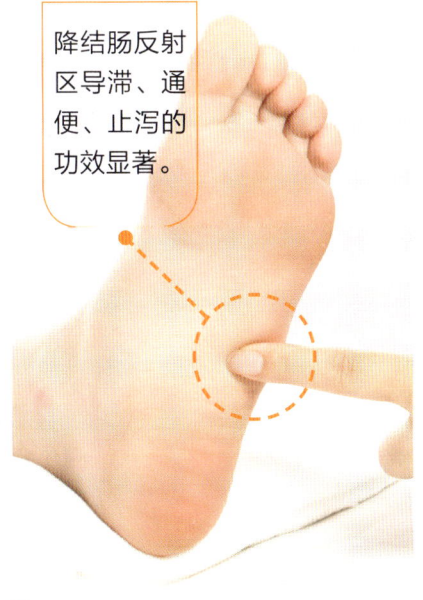

降结肠反射区导滞、通便、止泻的功效显著。

自我诊断

按摩此处若触摸到颗粒状物体，则多见于便秘、结肠炎等；若触摸到有块状物，则说明长期有便秘的情况。

乙状结肠及直肠

- **定位**：位于左足脚底跟骨前缘呈一横带状区域。
- **功效**：清热，补虚，通便，消炎，通血。
- **主治**：直肠炎、直肠癌、便秘、痔疮、乙状结肠炎、结肠炎等。

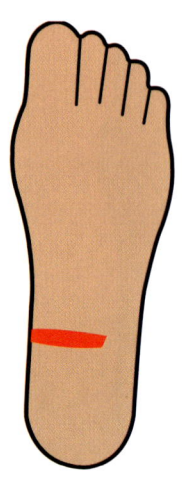

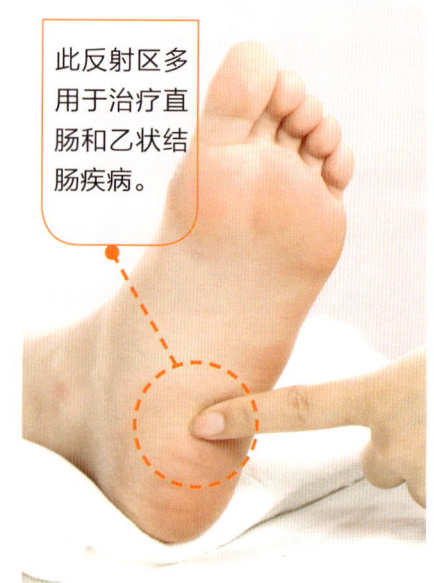

此反射区多用于治疗直肠和乙状结肠疾病。

自我诊断

按摩此处若触摸到有颗粒状物，则见于便秘、慢性痢疾及结肠炎；若触摸到有块状物，则说明有便秘的症状。

肛门

- **定位**：位于左足脚底跟骨前缘，乙状结肠及直肠反射区的末端。
- **功效**：宽肠，通便，止血，提肛，消痔，解毒。
- **主治**：痔疮、便秘、直肠癌、便秘、直肠炎、静脉曲张等。

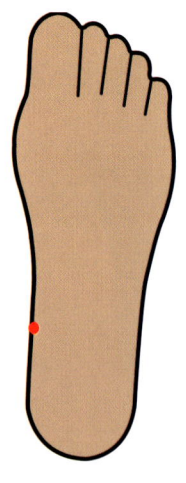

肛门反射区多用于治疗肠道疾病。

自我诊断

该处一般不作疾病诊断，主要用于治疗。

第二章 详解50个脚底反射区和脚底穴位

生殖腺

- **定位**：位于双足脚底跟骨中央处。
- **功效**：补肾益精。
- **主治**：男女性功能低下、男女不孕症、月经不调（月经量少、量多、经期紊乱、闭经、痛经等）、前列腺肥大、子宫肌瘤、卵巢囊肿、睾丸炎、更年期综合征等。

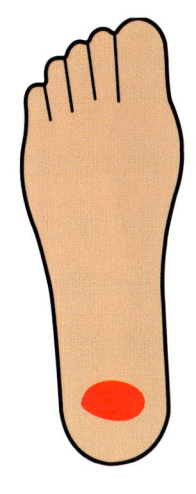

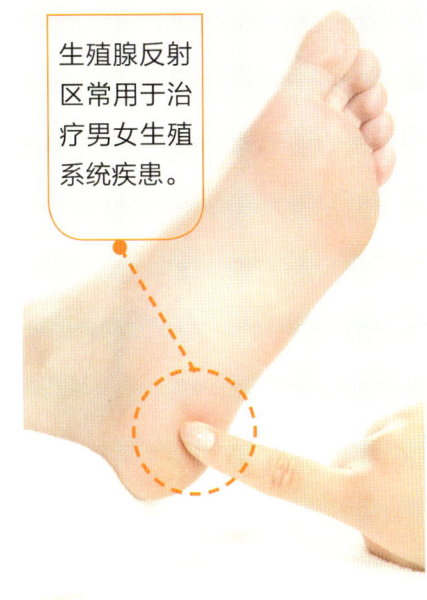

生殖腺反射区常用于治疗男女生殖系统疾患。

自我诊断

按摩此处若触摸到有大而固定的颗粒状物，一般是骨刺，中老年人易出现。

失眠点

- **定位**：位于双足脚底跟骨中央的前方，生殖腺反射区上方。
- **功效**：益肾、安神宁心。
- **主治**：失眠、神经官能症、神经衰弱、心脑血管疾病等。

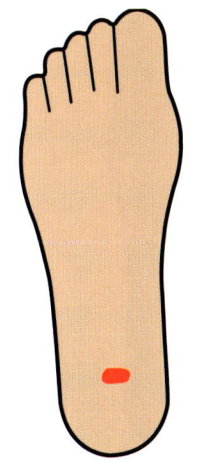

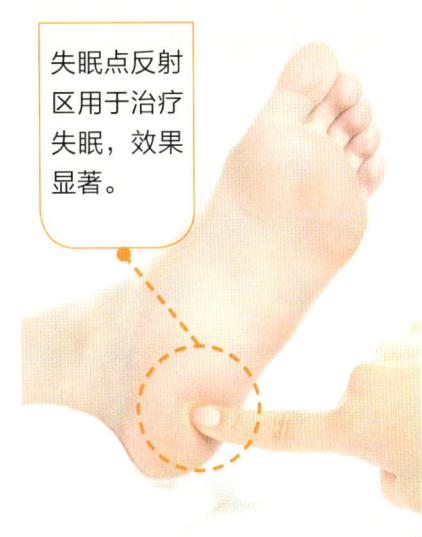

失眠点反射区用于治疗失眠，效果显著。

自我诊断

此处一般不作疾病诊断，主要用于治疗。

手（上肢）

- ●定位：位于双足脚底外缘腋窝反射区的下方，第五跖骨外侧的带状形区域。
- ●功效：通络止痛。
- ●主治：上肢无力、麻木，肩关节炎，肘关节软组织损伤等。

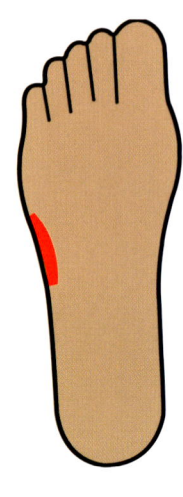
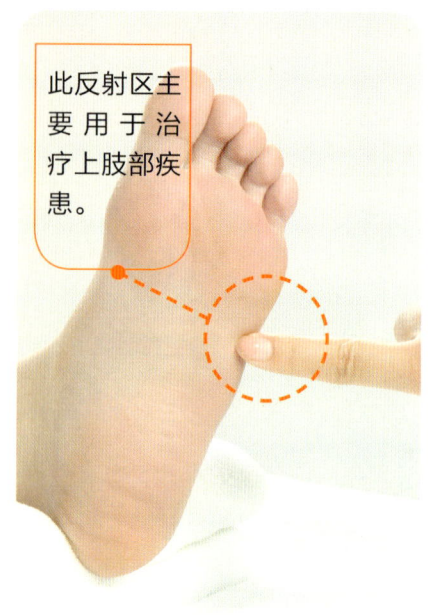

此反射区主要用于治疗上肢部疾患。

自我诊断

按摩此处若触摸到有颗粒状物，则见于颈肩综合征。

坐骨神经

- ●定位：位于双足底跟骨的内侧缘向后侧缘延伸而形成的半月形区域。
- ●功效：止痛利节。
- ●主治：坐骨神经痛、慢性腰腿痛、急性腰扭伤。

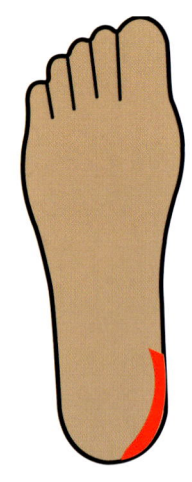
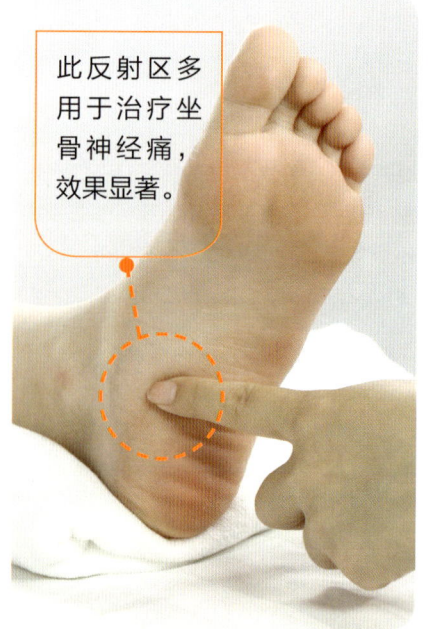

此反射区多用于治疗坐骨神经痛，效果显著。

自我诊断

按摩此处若触摸到有颗粒或块状物且在下1/2部位，则见于下肢循环障碍。

腋窝

- **定位**：位于双足脚底、足背肩关节反射区的下方，呈香蕉状，从足外缘斜向上行至第四跖骨与第五跖骨间隙远端。
- **功效**：活血通络、祛风除湿、止痛利节。
- **主治**：颈椎病、肩周炎、腋部淋巴结肿大、上肢酸麻疼痛等。

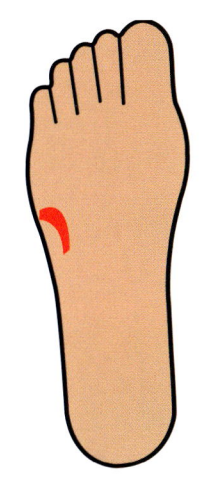

自我诊断

该处一般不作为疾病诊断，主要用于治疗。

腋窝反射区用于治疗颈肩和上肢部疾患。

股部

- **定位**：位于双足脚底外缘结节，后连臀部反射区，上接骰骨与第五跖骨连接处的带状区域。
- **功效**：舒筋通络、祛风除湿、止痛利节。
- **主治**：风湿疼痛、坐骨神经痛、股部疾病（如外伤、扭伤、疖肿等）、偏瘫等。

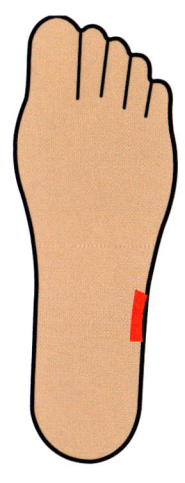
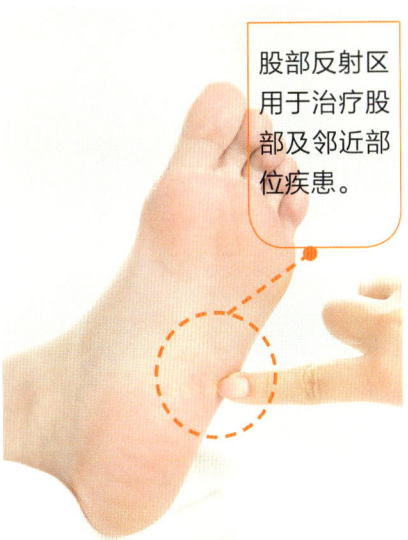

自我诊断

该处一般不作为疾病诊断，主要用于治疗。

股部反射区用于治疗股部及邻近部位疾患。

臀部

- **定位**：位于双足脚底跟骨结节外缘区域，连接股部反射区。
- **功效**：活血通络，止痛利节。
- **主治**：臀部疾患（如外伤、疖肿等）、坐骨神经痛、下肢无力等。

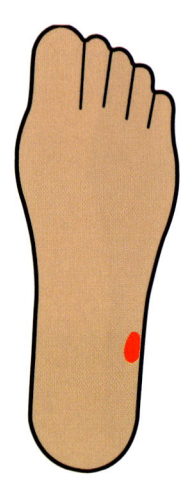

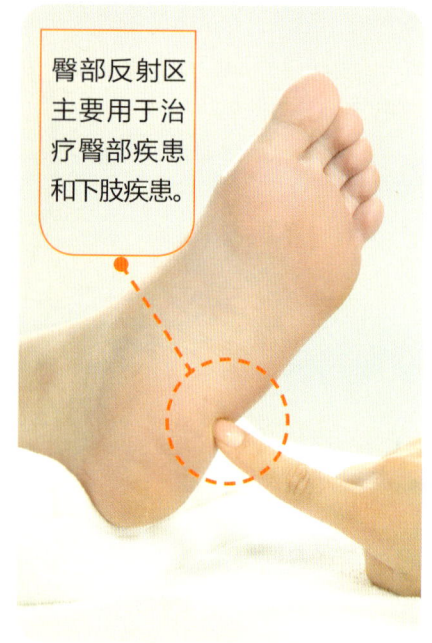

臀部反射区主要用于治疗臀部疾患和下肢疾患。

自我诊断

按摩此处若触摸到颗粒状物，则见于臀部软组织损伤及腰椎间盘突出等。

内尾骨

- **定位**：位于双足跟内侧，沿跟骨结节向后内侧呈"L"形区域。
- **功效**：活血，通络，止痛，消痔。
- **主治**：坐骨神经痛、尾骨受伤后遗症和生殖系统疾病。

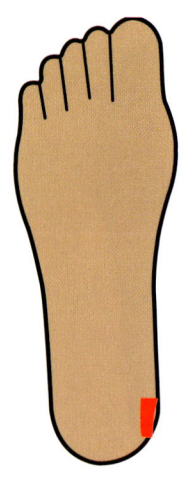

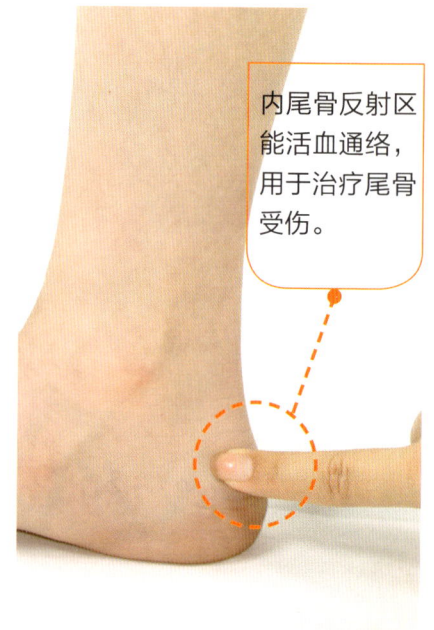

内尾骨反射区能活血通络，用于治疗尾骨受伤。

自我诊断

该处一般不作为疾病诊断，多用于预防保健。

涌泉穴

- **定位**：位于脚底部，在足前部凹陷处，第二、三趾趾缝纹头端与足跟连线的前1/3处。
- **功效**：祛寒，止呃逆，降压，滋阴降火。
- **主治**：寒性呕吐、高血压、脚部寒凉等病症。

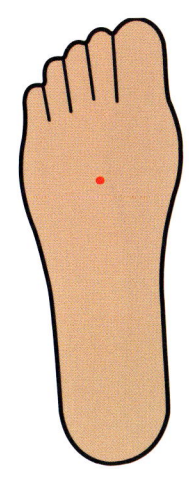

自我诊断

该处不作为疾病诊断，多用于预防保健。

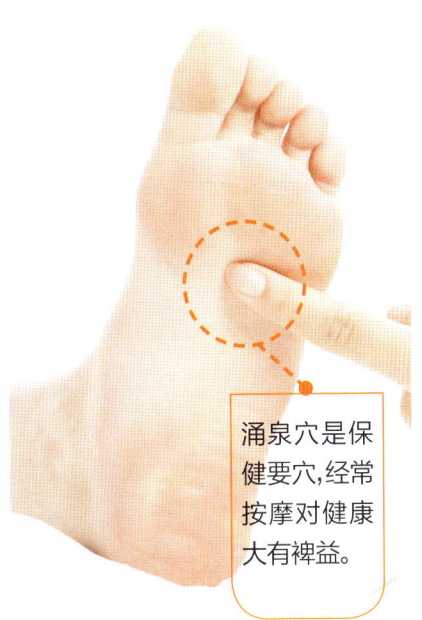

涌泉穴是保健要穴，经常按摩对健康大有裨益。

独阴穴

- **定位**：在足第二趾的跖侧远侧趾间关节的中点。
- **功效**：调理冲任，活血调经，理气止痛。
- **主治**：月经不调、阴痛、阴肿挺出、腹痛、呕吐、胃痛、胸肋痛等病症。

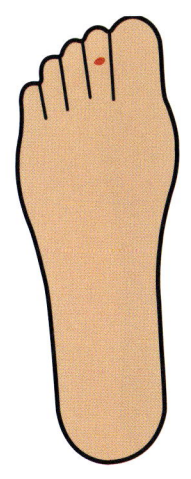

自我诊断

该处一般不作疾病诊断，主要用于预防保健。

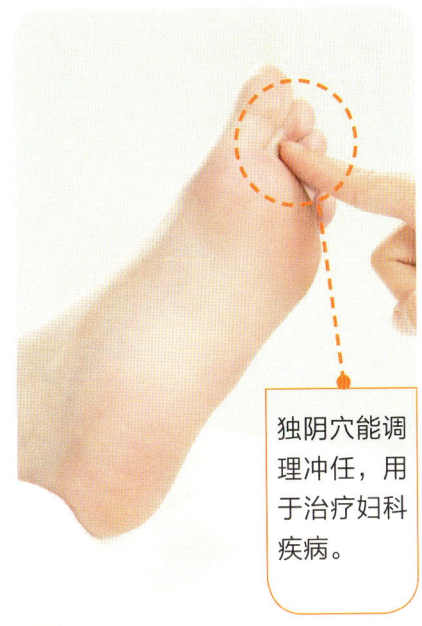

独阴穴能调理冲任，用于治疗妇科疾病。

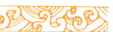

里内庭穴

- **定位：** 在脚底，第二、三跖趾关节前方凹陷中，与足背胃经内庭穴相对处。
- **功效：** 清胃泻火，理气止痛。
- **主治：** 五官科疾病（如牙痛、齿龈炎、扁桃体炎等）、胃痉挛、急慢性肠炎等。

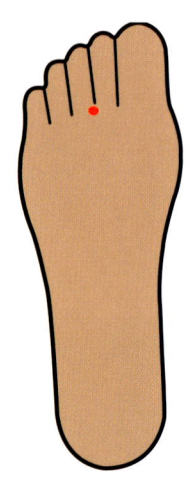

➕ 自我诊断

该处不作为疾病诊断，多作预防保健使用。

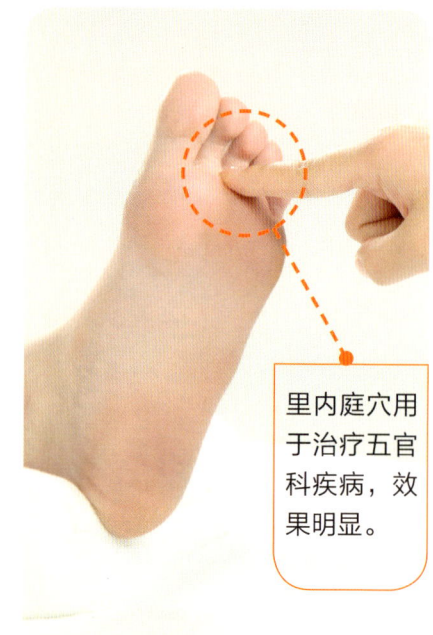

里内庭穴用于治疗五官科疾病，效果明显。

气端穴

- **定位：** 足十趾尖端，距趾甲游离缘0.1寸（指寸），左右共10穴。
- **功效：** 开窍苏厥，通络止痛。
- **主治：** 脑卒中急救、脑血管疾病（如脑出血）、脚气、足痛、麦粒肿等。

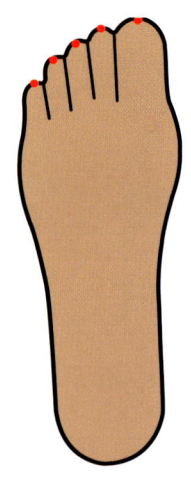

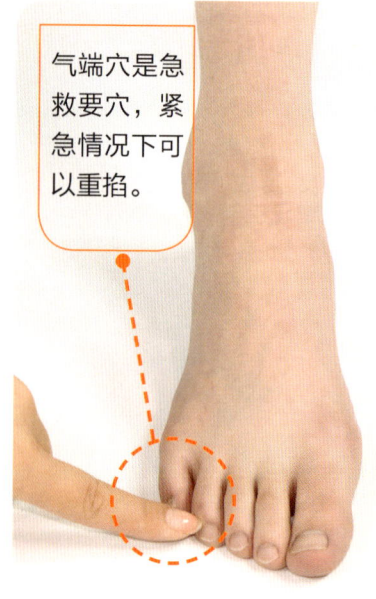

气端穴是急救要穴，紧急情况下可以重掐。

➕ 自我诊断

该处一般不作疾病诊断，多作预防保健使用。

第三章

居家保健足疗方

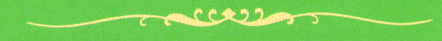

生活节奏加快，工作压力增大，导致很多人都处于亚健康状况，同时这些人也即将迈向"患病人群"之列——如果得不到适当的治疗的话。而问题就在于很多人都不知道自己即将生病，生了病后自己还糊里糊涂地反问自己怎么就病倒了。其实在生病之前身体会发出求救信号，只是你没注意，即使注意了也不知道预示着什么，至少当时不清楚。为了解决您的疑惑，本章将向大家介绍一些调理亚健康的方法——一些让你在业余时间通过揉揉脚就能恢复健康状态的神奇方法。

调节情绪
Tiaojie Qingxu

情志抑郁是一种以情绪低落为主的不良状态，常常伴有紧张、焦虑、悲观、活动能力减退、认知功能迟缓以及头痛、失眠、健忘等生理功能障碍。中医认为，抑郁主要因情志不畅，肝气郁结，肝失条达，导致五脏气机不和，人体气血失调，代谢紊乱所致。治疗应以疏肝理气、清肝泻火、养心安神为主。

🍵 脚底按摩处方

按摩足部的肝反射区（见下图）、肾反射区（见下图）、肾上腺反射区（见50页）、脾反射区（见下图）、肺及支气管反射区（见47页），可以调节情绪。

重点反射区

● 肝反射区

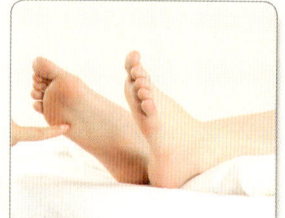

位于右足脚底第四跖骨与第五跖骨前段之间，在肺反射区的后方。

● 肾反射区

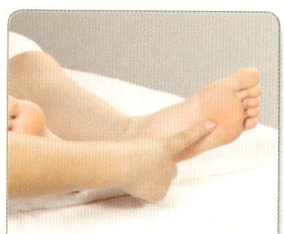

位于双足脚底部，第二跖骨与第三跖骨体之间，近跖骨底处，蜷足时中央凹陷处。

● 脾反射区

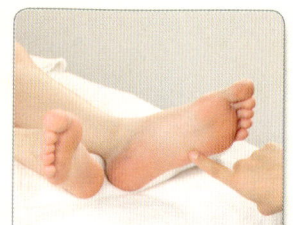

位于左足脚底第四、五跖骨之间，距心脏反射区下方约一横指处。

按摩操作方法

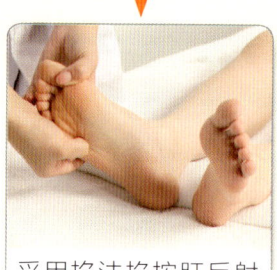

采用掐法掐按肝反射区2~5分钟，以局部酸痛为宜。

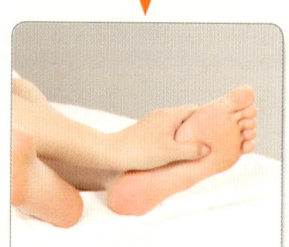

采用掐法掐按肾反射区2~5分钟，以局部酸痛为宜。

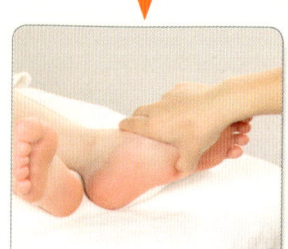

采用掐法掐按脾反射区2~5分钟，以局部酸痛为宜。

保养心肺

Baoyang Xinfei

心脏和肺腑是人体的重要器官，前者负责为血液循环提供动力，后者主呼吸。心肺功能失调者主要表现为心动过快或过缓，并且伴有胸闷、心悸、气短等症状。平时要注意锻炼和加强心肺功能，以免累及其他脏腑功能。

脚底按摩处方

按摩足部的肺及支气管反射区（见下图）、心反射区（见下图）、涌泉穴（见下图）可以保养心肺。

重点反射区

● 肺及支气管反射区

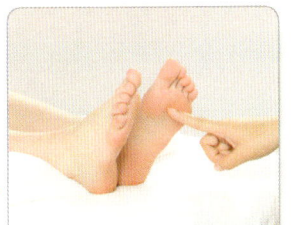

位于双足斜方肌反射区的近心端，自甲状腺反射区向外到肩反射区处的带状区。

● 心反射区

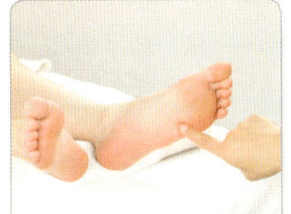

位于左足脚底第四跖骨与第五跖骨前段之间，在肺反射区后方。

● 涌泉穴

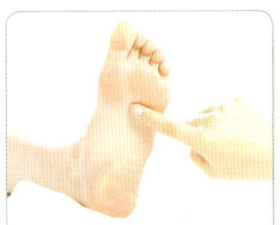

在脚底部，约当脚底二、三趾趾缝纹头端与足跟连线的前1/3与后2/3交点上。

按摩操作方法

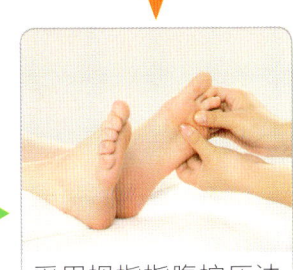

采用拇指指腹按压法按压肺及支气管反射区2~5分钟，以局部酸痛为宜。

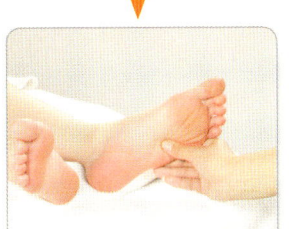

采用拇指指腹按压法按压心反射区2~5分钟，以局部酸痛为宜。

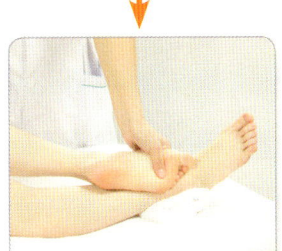

采用拇指指腹按压法按压涌泉穴2~5分钟，以出现酸痛感为宜。

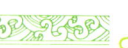

脚底按摩对症图典

补脾养胃
Bupi Yangwei

脾胃为后天之本，后天的东西保养好了才会身体健康。而现在的人们却很少爱惜自己的脾胃，其根本原因与自身的生活方式不无关系，如经常应酬喝酒、经常吃便当，喜爱冰冷饮食等等，都会导致脾胃虚弱。那么，什么是脾胃虚弱呢？它泛指脾气虚、脾阳虚、脾不统血、胃阳虚、胃阴虚及脾胃虚寒等中医征候。

🥣 脚底按摩处方

按摩足部的胃反射区（见下图）、胰腺反射区（见下图）、十二指肠反射区（见128页）、脾反射区（见下图），可以补脾养胃。

重点反射区

● 胃反射区

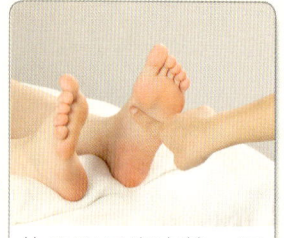

位于双足脚底第一跖骨中部，甲状腺反射区下约一横指宽。

● 胰腺反射区

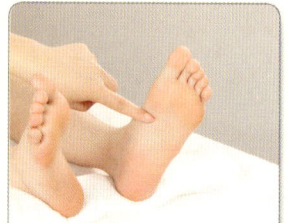

位于双足脚底第一跖骨体中下段胃反射区与十二指肠反射区之间靠内侧。

● 脾反射区

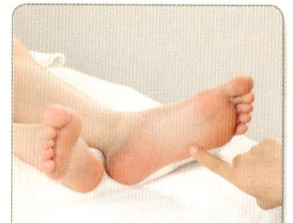

位于左足脚底第四、五跖骨之间，距心脏反射区下方约一横指处。

按摩操作方法

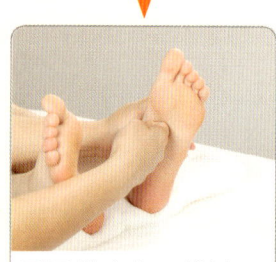

采用单食指叩拳法顶压胃反射区2~5分钟，以局部酸痛为宜。

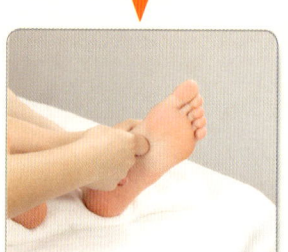

采用单食指叩拳法顶压胰腺反射区2~5分钟，以局部酸痛为宜。

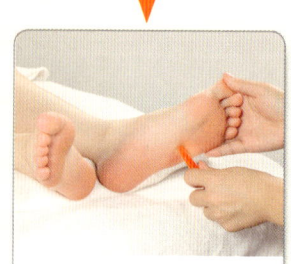

用按摩棒点按脾反射区2~5分钟，以局部酸痛为宜。

疏肝解郁

Shugan Jieyu

肝有疏泄的功能，喜升发舒畅，如因恼怒伤肝，或因其他原因影响气机升发和疏泄，就会引起肝郁的病症。其表现主要有两胁胀满或窜痛，胸闷不舒，且胁痛常随情绪变化而增减。平时要注意调整情绪和心理，使体内之气能够正常宣泄。按摩足部相应的反射区或穴位，可以起到疏肝解郁的作用。

脚底按摩处方

按摩足部肝反射区（见下图）、胆囊反射区（见下图）、腹腔神经丛反射区（见下图），可以疏肝解郁。

重点反射区

● 肝反射区

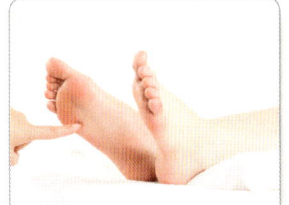

位于右足脚底第四跖骨与第五跖骨前段之间，在肺反射区的后方。

● 胆囊反射区

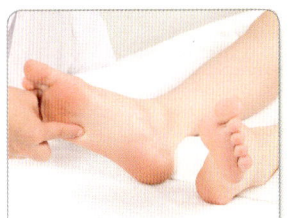

位于右足脚底第三、四跖骨中段之间，在肝反射区的内下方。

● 腹腔神经丛反射区

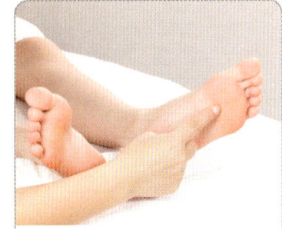

位于双足脚底第二至四跖骨体处，分布在肾反射区周围的椭圆区域。

按摩操作方法

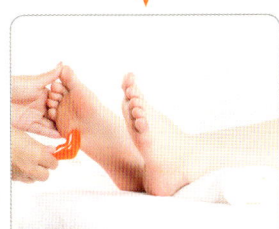

采用刮压法刮压肝反射区2~5分钟，以局部酸痛为宜。

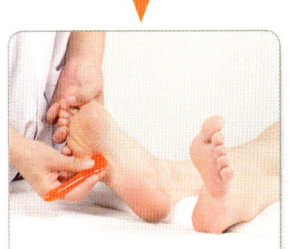

采用刮压法刮压胆囊反射区2~5分钟，以局部酸痛为宜。

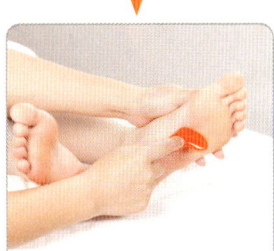

采用刮压法刮压腹腔神经丛反射区2~5分钟，以局部酸痛为宜。

补肾强腰
Bushen Qiangyao

肾是人体重要的器官，它属于泌尿系统的一部分，负责过滤血液中的杂质、维持体液和电解质的平衡。中医认为肾藏先天之精，主生殖，为人体生命之本源。经常进行手耳足按摩可以补肾纳气。此外，腰为肾之府，常做腰部按摩，可防治因肾亏所致的腰肌劳损、腰酸背痛等症。

🔰 脚底按摩处方

按摩足部的肾反射区（见下图）、肾上腺反射区（见下图）、输尿管反射区（见51页）、膀胱反射区（见94页）、涌泉穴（见下图），可以补肾强腰。

重点反射区

● 肾反射区

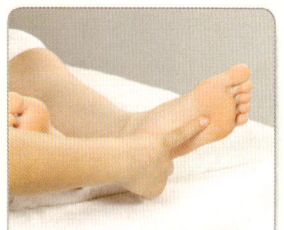

位于双足脚底部，第二跖骨与第三跖骨体之间，近跖骨底处，蜷足时中央凹陷处。

● 肾上腺反射区

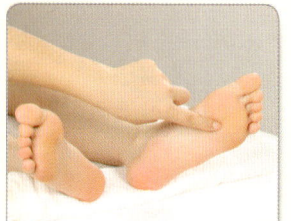

位于双足脚底部，第二、三跖骨体之间，距离跖骨头近心端一拇指宽处。

● 涌泉穴

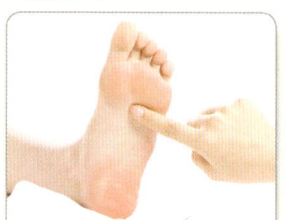

在足部脚底二、三趾趾缝纹头端与足跟连线的前三分之一与后三分之二交点上。

按摩操作方法

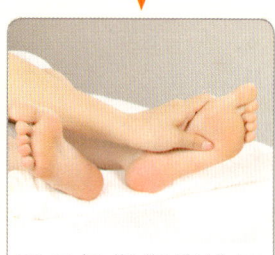

采用拇指指腹推压法推压肾反射区2～5分钟，以局部酸痛为宜。

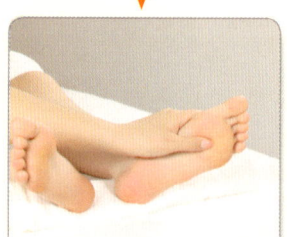

采用拇指指腹推压法推压肾上腺反射区2～5分钟，以局部酸痛为宜。

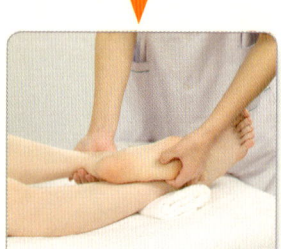

采用掐法掐按涌泉穴2～5分钟，以出现酸痛感为宜。

第三章 居家保健足疗方

排毒通便
Paidu Tongbian

人体每天都会产生代谢废物，如果不能及时排除，其毒素就会日积月累，越来越多，容易造成皮肤变暗、长斑等，可以使一个净白的少女变成一个满脸长斑的丑女，所以要想保持美丽肤色，就要保持肠胃畅通，及时排便。按摩足部，可以加快血液循环，能够在短时间内加强体内排毒燃脂的养生功效。

🛀 脚底按摩处方

按摩足部的脑垂体反射区（见下图）、肾上腺反射区（见下图）、输尿管反射区（见下图）、膀胱反射区（见94页），可以排毒通便。

重点反射区

● 脑垂体反射区
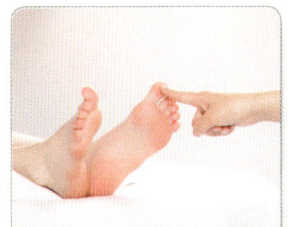
位于双拇趾趾腹中央隆起部位，在脑反射区深处。

● 肾上腺反射区
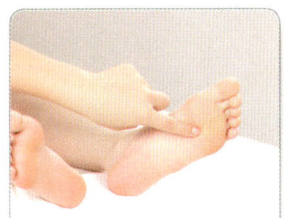
位于双足脚底，第二、三跖骨体之间，距离跖骨头近心端一拇指宽处。

● 输尿管反射区
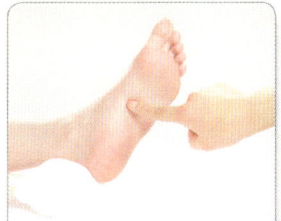
位于双脚底自肾脏反射区斜向内后方至足舟状骨内下方，呈弧形带状区域。

按摩操作方法

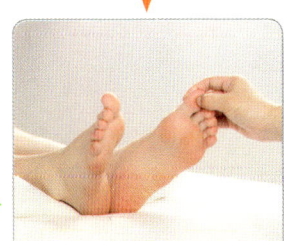
采用掐法掐按脑垂体反射区2～5分钟，以局部酸痛为宜。

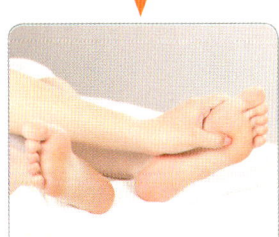
采用掐法掐按肾上腺反射区2～5分钟，以局部酸痛为宜。

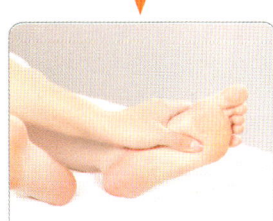
采用拇指指腹推压法推压输尿管反射区2～5分钟，以局部酸痛为宜。

祛斑美颜
Quban Meiyan

由于工作压力大，经常熬夜，饮食无规律，加上环境干燥，紫外线照射强烈，致使肌肤水油平衡失调、新陈代谢能力下降，很多女性朋友的皮肤出现难看的色斑。如果长时间得不到保养改善，就会出现干裂粗糙的现象。这无疑是爱美女性所不能容忍的，而每天坚持足部按摩便能很好地解决这一问题。

🍀 脚底按摩处方

按摩足部的脑垂体反射区、脾反射区、肾上腺反射区、输尿管反射区（见51页）、膀胱反射区（见94页），可以祛斑养颜。

重点反射区

●脑垂体反射区

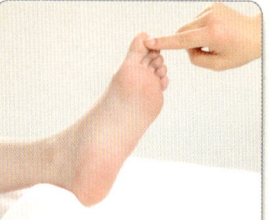

位于双拇趾趾腹中央隆起部位，在脑反射区深处。

●脾反射区

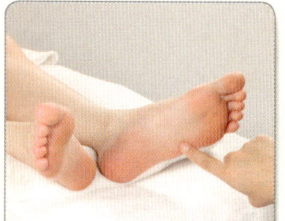

位于左足脚底第四、五跖骨之间，距心脏反射区下方约一横指处。

●肾上腺反射区

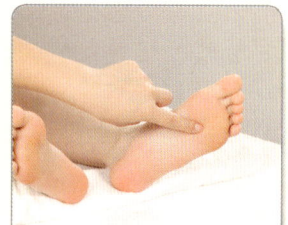

位于双足脚底部，第二、三跖骨体之间，距离跖骨头近心端一拇指宽处。

按摩操作方法

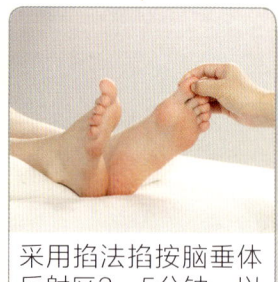

采用掐法掐按脑垂体反射区2~5分钟，以局部酸痛为宜。

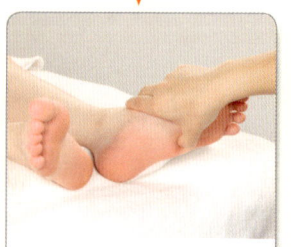

采用掐法掐按脾反射区2~5分钟，以局部酸痛为宜。

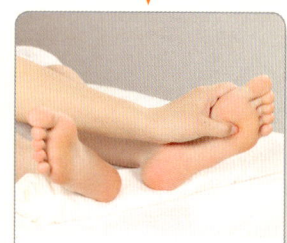

采用掐法掐按肾上腺反射区2~5分钟，以局部酸痛为宜。

祛除皱纹
Quchu Zhouwen

皱纹是皮肤受到外界环境影响，形成游离自由基，自由基破坏正常细胞膜组织内的胶原蛋白、活性物质，氧化细胞而形成的小细纹、皱纹。补充胶原蛋白不仅可以祛除皱纹，还能达到美白保湿、祛斑等功效。坚持按摩足部相应的反射区和穴位同样能起到祛除皱纹的作用。

🌿 脚底按摩处方

按摩足部的大脑反射区、脑垂体反射区、肾反射区、肾上腺反射区（见52页）、甲状腺反射区（见78页），可以祛除皱纹。

重点反射区

● 大脑反射区

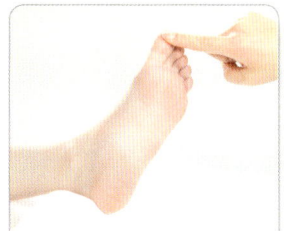

位于双脚拇趾趾腹全部。

● 脑垂体反射区

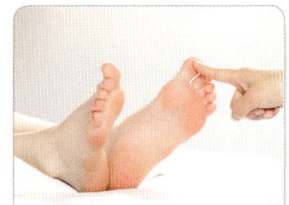

位于双拇趾趾腹中央隆起部位，在脑反射区深处。

● 肾反射区

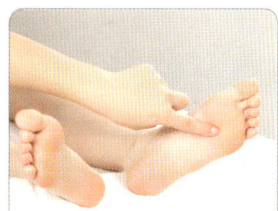

位于双足脚底部，第二跖骨与第三跖骨体之间，近跖骨底处，蜷足时中央凹陷处。

按摩操作方法

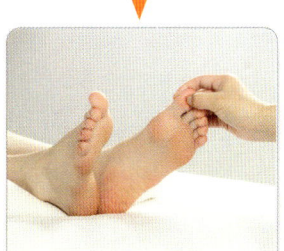

采用拇指指腹按压法按压大脑反射区2~5分钟，以局部酸痛为宜。

采用掐法掐按脑垂体反射区2~5分钟，以局部酸痛为宜。

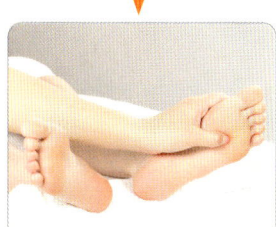

采用掐法掐按肾反射区2~5分钟，以局部酸痛为宜。

Quchu Doudou
祛除痘痘

人们常说的"痘痘",又被称为痤疮、粉刺,是由于毛囊及皮脂腺阻塞、发炎所引发的一种皮肤病。对待痘痘,要同对待所有的肌肤问题一样,找到适合有效的方法,有耐心,并持之以恒,才能够在根源上将这些"面子"问题根除。

脚底按摩处方

按摩足部的脑垂体反射区(见下图)、胃反射区(见下图)、小肠反射区(见下图),可以祛除痘痘。

● 脑垂体反射区

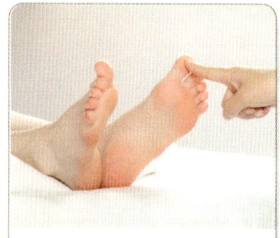

● 胃反射区

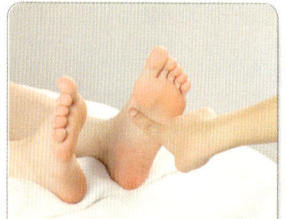

● 小肠反射区

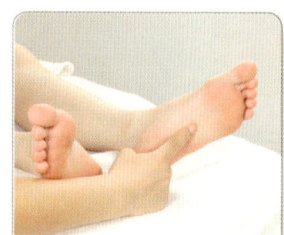

重点反射区

- 位于双拇趾趾腹中央隆起部位,在脑反射区深处。
- 位于双足脚底第一跖跖骨中部,甲状腺反射区下约一横指宽。
- 位于双足脚底中部凹入区域,被升结肠、横结肠、降结肠等反射区所包围。

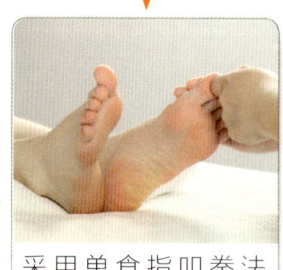
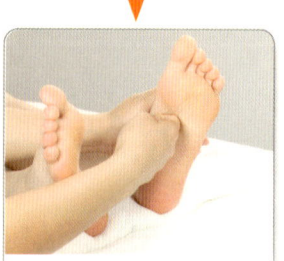
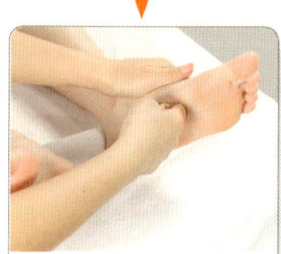

按摩操作方法

- 采用单食指叩拳法顶压脑垂体反射区2~5分钟,以局部酸痛为宜。
- 采用单食指叩拳法顶压胃反射区2~5分钟,以局部酸痛为宜。
- 采用单食指叩拳法顶压小肠反射区2~5分钟,以局部酸痛为宜。

第三章 居家保健足疗方

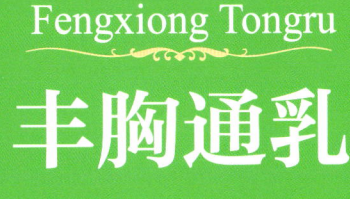

丰胸通乳
Fengxiong Tongru

迷人的胸部是美丽女性的重要指标，这能极大地增添女性的魅力与自信，所以拥有健康迷人的胸部是每个女性最心仪的事情。然而随着年龄的增长，胸部不可避免地会出现下垂、萎缩等问题。如今丰胸的方法各种各样，其中不少对身体有不利影响。而借助足部按摩疗法，就能轻轻松松拥有美丽的胸部。

脚底按摩处方

按摩足部的肾反射区（见下图）、肝反射区（见下图）、脾反射区（见下图）及胃反射区（见54页），可以丰胸通乳。

重点反射区

● 肾反射区
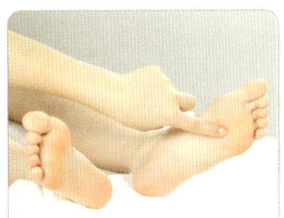
位于双足脚底部，第二跖骨与第三跖骨体之间，近跖骨底处，蜷足时中央凹陷处。

● 肝反射区
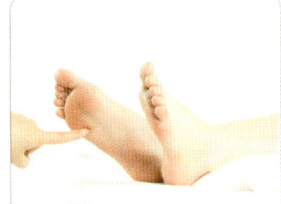
位于右足脚底第四跖骨与第五跖骨前段之间，在肺反射区的后方。

● 脾反射区
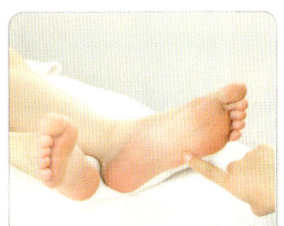
位于左足脚底第四、五跖骨之间，距心脏反射区下方约一横指处。

按摩操作方法

采用单食指扣拳法顶压肾反射区2~5分钟，以局部酸痛为宜。

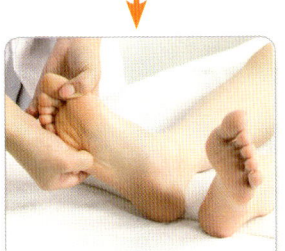
采用掐法掐按肝反射区2~5分钟，以局部酸痛为宜。

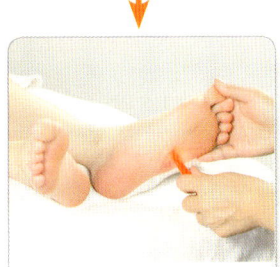
用按摩棒点按脾反射区2~5分钟，以局部酸痛为宜。

纤腰翘臀
Xianyao Qiaotun

有曲线的身材和性感的翘臀，能够极大地增加女性的自信心。平时经常按摩足部，按摩腰部和臀部肌肉，刺激这些部位上相应的反射区和穴位，可以疏经活络，让腰部、腿部和美臀线条感凸显，成功实现塑身翘臀的目的。

🍀 脚底按摩处方

按摩足部的肾上腺反射区（见下图）和小肠反射区（见下图），能有效地改善腰粗的现象，增加女人性感指数。

重点反射区

● 肾上腺反射区

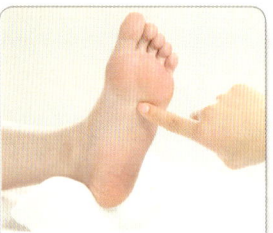

位于双足脚底部，第二、三跖骨体之间，距离跖骨头近心端一拇指宽处。

● 小肠反射区

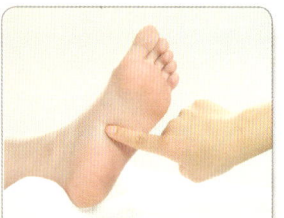

位于双足脚底中部凹入区域，被升结肠、横结肠、降结肠等反射区所包围。

按摩操作方法

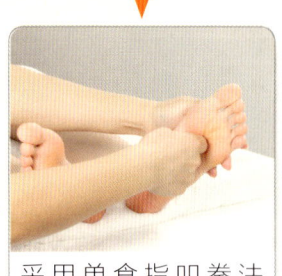

采用单食指叩拳法顶压肾上腺反射区2～5分钟，以局部酸痛为宜。

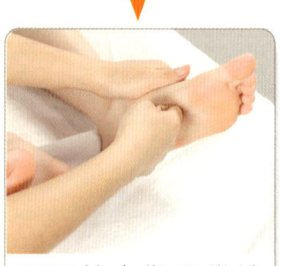

采用单食指叩拳法顶压小肠反射区2～5分钟，以局部酸痛为宜。

健康提示

女人身材要想变得完美，必须要坚持运动。在饮食上也要注意。具体来说需要注意以下几点：

① 平时要多做运动，尽量做一些能拉伸腿部的运动，比如骑自行车、爬楼梯、练瑜伽等，长期坚持效果尤为明显。

② 多食用一些能利水的蔬菜水果，比如可以多食用香蕉、苹果、木瓜、芹菜、番茄等。

第三章 居家保健足疗方

除脂美腿
Chuzhi Meitui

美不美，看大腿。拥有好看的腿型，能给女性增添不少美的视觉感受。大多数女性朋友，由于每天都忙着上班，饮食不合理，而且缺乏体育锻炼，容易使脂肪在大腿堆积，从而导致各种难看的腿型。平时经常揉一揉足部的反射区能帮助你塑造完美的腿型。

🔰 脚底按摩处方

按摩足部的胃反射区（见下图）、肾反射区（见下图）及输尿管反射区（见下图）能有效地改善"大象腿"。

重点反射区

● 胃反射区
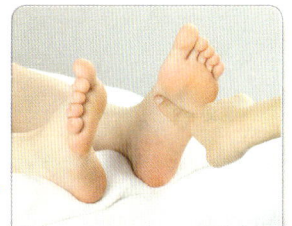
位于双足脚底第一跖跖骨中部，甲状腺反射区下约一横指宽。

● 肾反射区
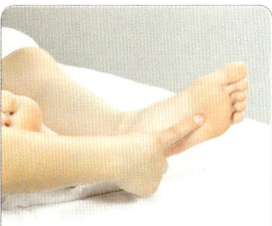
位于双足脚底部，第二跖骨与第三跖骨体之间，近跖骨底处，蜷足时中央凹陷处。

● 输尿管反射区
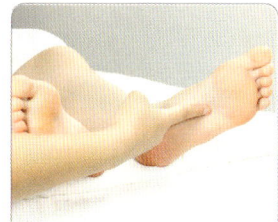
位于双脚底自肾脏反射区斜向内后方至足舟状骨内下方，呈弧形带状区域。

按摩操作方法

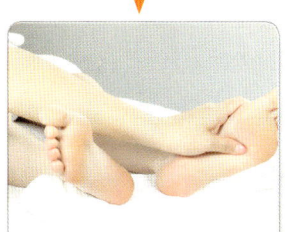
采用拇指指腹推压法推压胃反射区2～5分钟，以局部酸痛为宜。

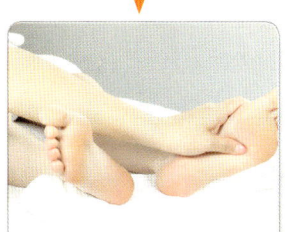
采用拇指指腹推压法推压肾反射区2～5分钟，以局部酸痛为宜。

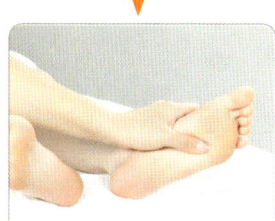
采用拇指指腹推压法推压输尿管反射区2～5分钟，以局部酸痛为宜。

祛除疲劳
Quchu Pilao

疲劳可以由多种疾病引起,而多由精神方面因素引起。主要表现为手脚软弱无力,无精打采,感觉到全身不适,对周围的事物没有兴趣。长期毫无原因地感觉疲劳乏力,将会导致性功能减退、心情压抑。

脚底按摩处方

按摩足部的肝反射区(见本页)、肾反射区、肾上腺反射区、甲状腺反射区(见78页)及脾反射区(见55页)能有效地缓解疲劳现象。

重点反射区

● 肝反射区

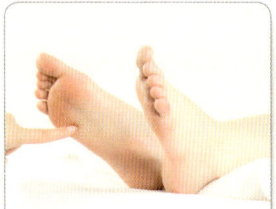

位于右足脚底第四跖骨与第五跖骨前段之间,在肺反射区的后方。

● 肾反射区

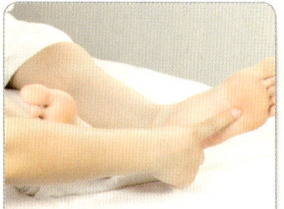

位于双足脚底部,第二跖骨与第三跖骨体之间,近跖骨底处,蜷足时中央凹陷处。

● 肾上腺反射区

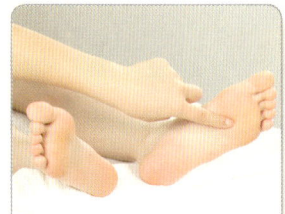

位于双足脚底部,第二、三跖骨体之间,距离跖骨头近心端一拇指宽处。

按摩操作方法

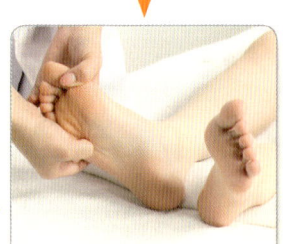

采用掐法掐按肝反射区2~5分钟,以局部酸痛为宜。

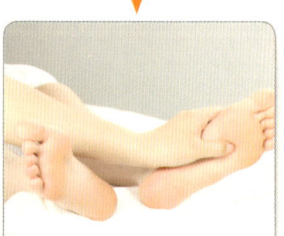

采用掐法掐按肾反射区2~5分钟,以局部酸痛为宜。

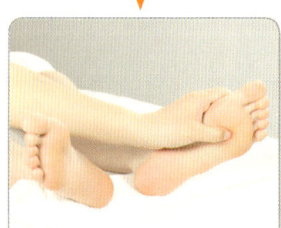

采用掐法掐按肾上腺反射区2~5分钟,以局部酸痛为宜。

养心安神 Yangxin Anshen

心烦意乱，睡眠浅表，稍有动静就会惊醒，是焦虑性失眠症的常见症状，也是亚健康的表现。焦虑、睡眠质量差以及精神恍惚等都与人的心态有着密切的联系，对工作和生活都会产生很严重的影响。而刺激人体某些穴位可以疏解心烦气闷，有助于睡眠，能达到安神的效果，也可以辅助保障自己的身体健康。

🦶 脚底按摩处方

按摩足部的心反射区（见下图）、肝反射区（见下图）、肾反射区（见下图）及涌泉穴（见50页）能有效地改善心神不安的现象。

重点反射区

● 心反射区

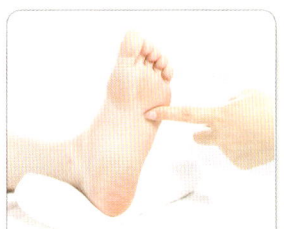

位于左足脚底第四跖骨与第五跖骨前段之间，在肺反射区后方。

● 肝反射区

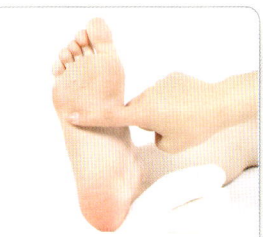

位于右足脚底第四、五跖骨前段之间，在肺反射区的后方及足背上与该区相对应处。

● 肾反射区

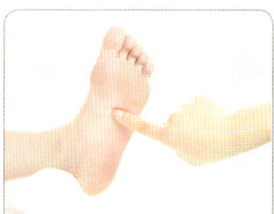

位于双足脚底部，第二跖骨与第三跖骨体之间，近跖骨底处，蜷足时中央凹陷处。

按摩操作方法

采用拇指指腹按压法按压心反射区2～5分钟，以局部酸痛为宜。

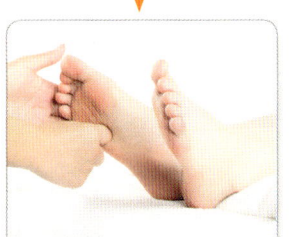

采用单食指叩拳法压刮肝反射区2～5分钟，以局部酸痛为宜。

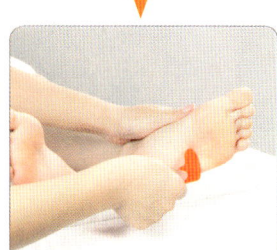

采用刮压法刮压肾反射区2～5分钟，以局部酸痛为宜。

调经止带

Tiaojing Zhidai

每个月有那么几天,都是女性颇为烦恼的日子。有规律、无疼痛地度过了还算好,如果碰到不按规律"办事"的时候,的确够女性朋友们烦的。尤其是当出现月经不调,白带增多,有异味等症状时,女性朋友应及时到医院检查身体。多刺激人体某些穴位可以行气活血,改善女性痛经、带下病等病症。

🥣 脚底按摩处方

按摩足部的肾上腺反射区(见58页)、脑垂体反射区(见54页)、肝反射区(见下图)、肾反射区(见下图)、脾反射区(见本页)能有效地改善女人月事不畅。

重点反射区

● 肝反射区

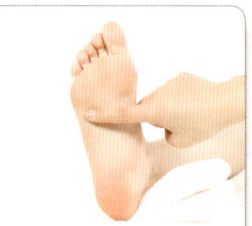

位于右足脚底第四跖骨与第五跖骨前段之间,在肺反射区的后方。

● 肾反射区

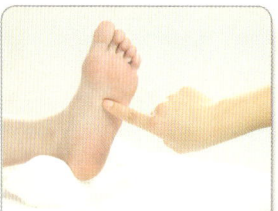

位于双足脚底部,第二跖骨与第三跖骨体之间,近跖骨底处,蜷足时中央凹陷处。

● 脾反射区

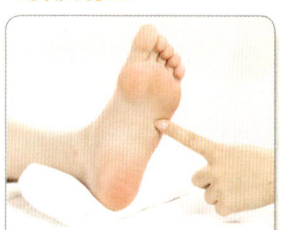

位于左足脚底第四、五跖骨之间,距心脏反射区下方约一横指处。

按摩操作方法

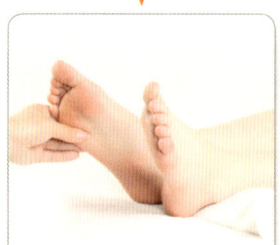

采用拇指指腹按压法按压肝反射区2~5分钟,以局部酸痛为宜。

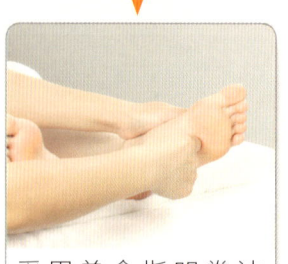

采用单食指叩拳法顶压肾反射区2~5分钟,以局部酸痛为宜。

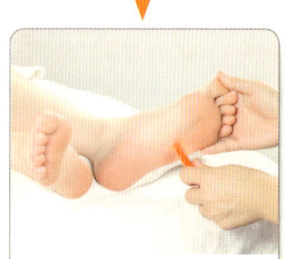

用按摩棒点按脾反射区2~5分钟,以局部酸痛为宜。

益气养血 Yiqi Yangxue

气血对人体最重要的作用就是滋养。气血充足，则人面色红润，肌肤饱满丰盈，毛发润滑有光泽，精神饱满，感觉灵敏。若气血不足皮肤容易粗糙、发暗、发黄、长斑等。研究表明：刺激人体某些穴位可以疏导经络，利于机体内气血的运行，可以互相辅助脏腑的功能，达到益气养血的效果。

脚底按摩处方

按摩足部的脾反射区、胃反射区、肝反射区、肾反射区（见60页）及涌泉穴（见50页）能有效地改善气血虚弱或气血不畅的现象。

重点反射区

● 脾反射区
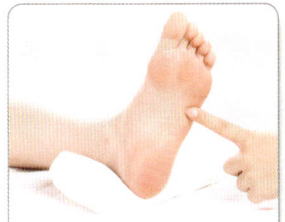
位于左足脚底第四、五跖骨之间，距心脏反射区下方约一横指处。

● 胃反射区
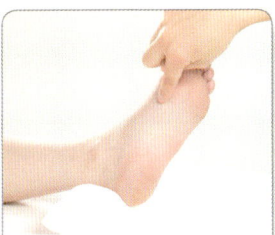
位于双足脚底第一跖骨中部，甲状腺反射区下约一横指宽。

● 肝反射区
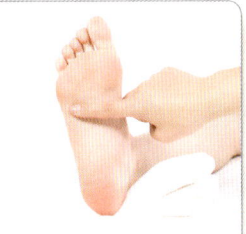
位于右足脚底第四跖骨与第五跖骨前段之间，在肺反射区的后方。

按摩操作方法

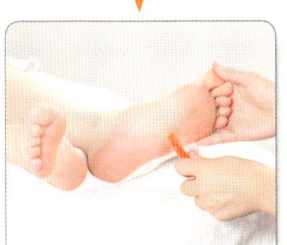
采用按摩棒点按脾反射区2~5分钟，以局部酸痛为宜。

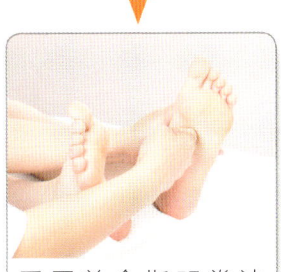
采用单食指叩拳法顶压胃反射区2~5分钟，以局部酸痛为宜。

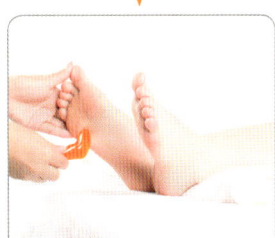
采用刮压法刮压肝反射区2~5分钟，以局部酸痛为宜。

Jiangya Jiangtang 降压降糖

被称为"富贵病"的高血压、高血糖，已如"旧时王谢堂前燕"，"飞入寻常百姓家"，它们俨然已是人类致命的"头号杀手"，在中国的十大死亡原因中，与高血压、高血糖相关的死亡人数占总死亡人数的27%。多刺激人体某些穴位，可以调节经气、改善机体生理功能，使代谢系统恢复正常运作。

脚底按摩处方

按摩足部的腹腔神经丛反射区、肝反射区（见61页）、肾反射区、输尿管反射区及膀胱反射区（见94页）能有效地改善高血压、高血糖的现象。

重点反射区

●腹腔神经丛反射区

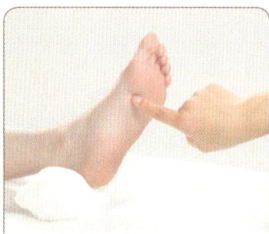

位于双足脚底第二至四跖骨体处，分布在肾反射区周围的椭圆区域。

●肾反射区

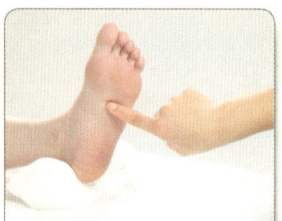

位于双足脚底，第二跖骨与第三跖骨体之前，近跖骨底处，卷足时中央凹陷处。

●输尿管反射区

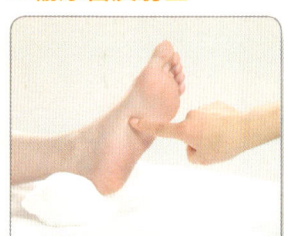

位于双脚底自肾脏反射区斜向内后方至足舟状骨内下方，呈弧形带状区域。

按摩操作方法

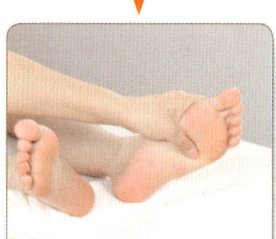

采用拇指指腹按压法按压腹腔神经丛反射区2～5分钟，以局部酸痛为宜。

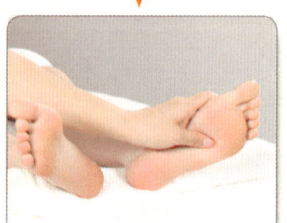

采用拇指指腹推压法推压肾反射区2～5分钟，以局部酸痛为宜。

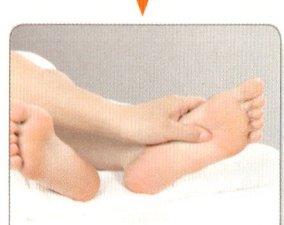

采用拇指指腹按压法按压输尿管反射区2～5分钟，以局部酸痛为宜。

强身健体

Qiangshen Jianti

人一旦过了60岁就感觉身体不中用了，人的免疫功能开始衰减，这时机体就会出现或多或少的问题。人吃五谷杂粮，没有不生病的，而疾病和损伤的确是影响健康和长寿的重要因素。研究表明：刺激人体某些穴位则可以调和脏腑，使气血宣通畅达，有效预防和治疗各种疾病，达到强身健体的效果。

脚底按摩处方

按摩足部的脾反射区、胃反射区、肾反射区及肝反射区（见61页）能增强机体免疫力。

重点反射区

● 脾反射区

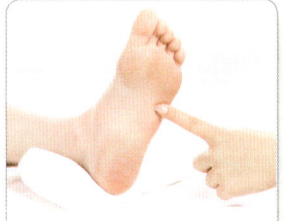

位于左足脚底第四、五跖骨之间，距心脏反射区下方约一横指处。

● 胃反射区

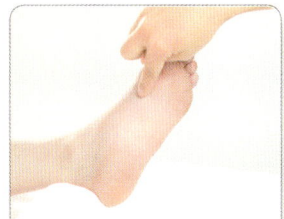

位于双足脚底第一跖骨中部，甲状腺反射区下约一横指宽。

● 肾反射区

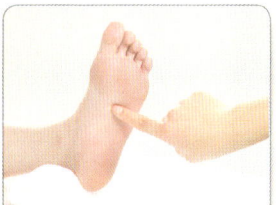

位于双足脚底部，第二跖骨与第三跖骨体之间，近跖骨底处，蜷足时中央凹陷处。

按摩操作方法

采用拇指指腹按压法按压脾反射区2~5分钟，以局部酸痛为宜。

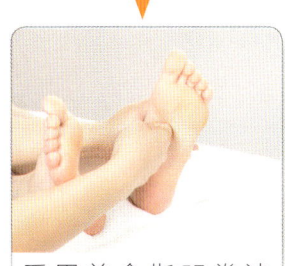

采用单食指叩拳法顶压胃反射区2~5分钟，以局部酸痛为宜。

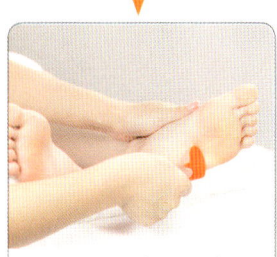

采用刮压法刮压肾反射区2~5分钟，以局部酸痛为宜。

湿热体质

Shire Tizhi

湿热的一般表现为：肢体沉重，发热多在午后明显，并不因出汗而减轻。通常所说的湿热多指湿热深入脏腑，特别是脾胃的湿热，可见脘闷腹满，恶心厌食，便溏稀，尿短赤，舌质偏红，苔黄腻，脉濡数。湿热体质者性情急躁、容易发怒，不能忍受湿热环境，易患黄疸、火热症、痈疮和疖肿等病症。

🌿 脚底按摩处方

按摩足部的脾反射区、胃反射区（见66页）、肝反射区（见66页）、心反射区（见69页）、输尿管反射区及膀胱反射区能有效地改善湿热体质。

重点反射区

● 脾反射区

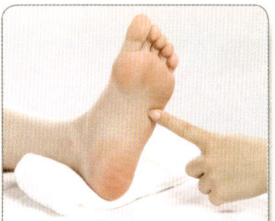

位于左足脚底第四、五跖骨之间，距心脏反射区下方约一横指处。

● 输尿管反射区

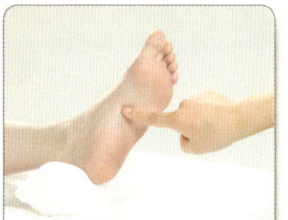

位于双脚底自肾脏反射区斜向内后方至足舟状骨内下方，呈弧形带状区域。

● 膀胱反射区

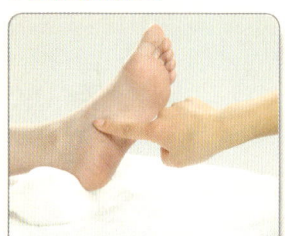

位于双足脚掌底面与脚掌内侧交界处，足跟前方。

按摩操作方法

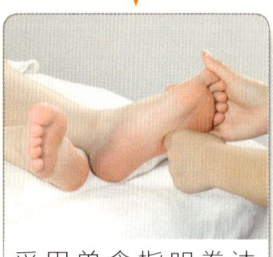

采用单食指叩拳法顶压脾反射区2~5分钟，以局部酸痛为宜。

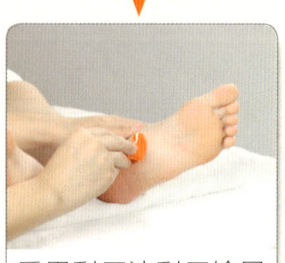

采用刮压法刮压输尿管反射区2~5分钟，以局部酸痛为宜。

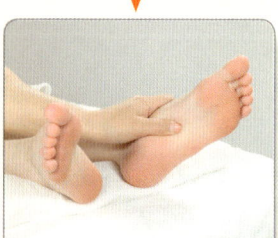

采用拇指指腹按压法按压膀胱反射区2~5分钟，以局部酸痛为宜。

第三章 居家保健足疗方

阳虚体质 Yangxu Tizhi

阳虚体质会经常腹泻，最明显的是早上五六点钟拉稀便。这是因为，阳虚者没有火力，水谷转化不彻底，就会经常拉肚子，最严重的是吃进去的食物不经消化就拉出来。阳虚体质还常见头发稀疏，黑眼圈，口唇发暗，舌体胖大娇嫩，脉象沉细。

🍀 脚底按摩处方

按摩足部的肾反射区、心反射区（见59页）、脾反射区及涌泉穴能改善阳虚体质。

重点反射区

● 肾反射区

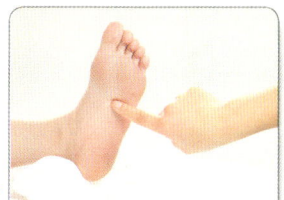

位于双足脚底部，第二跖骨与第三跖骨体之间，近跖骨底处，蜷足时中央凹陷处。

● 脾反射区

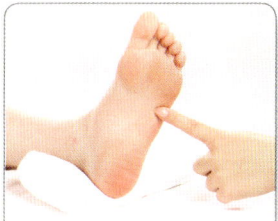

位于左足脚底第四、五跖骨之间，距心脏反射区下方约一横指处。

● 涌泉穴

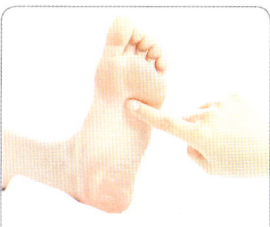

在脚底二、三趾趾缝纹头端与足跟连线的前三分之一与后三分之二交点上。

按摩操作方法

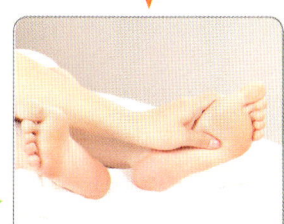

采用拇指指腹推压法推压肾反射区2~5分钟，以局部酸痛为宜。

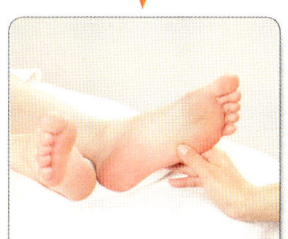

采用掐法掐按脾反射区2~5分钟，以局部酸痛为宜。

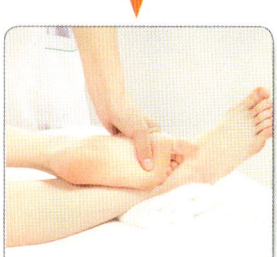

采用拇指指腹按压法按压涌泉穴2~5分钟，以出现酸痛感为宜。

阴虚体质

Yinxu Tizhi

阴虚体质，实质是身体阴液不足。阴虚内热反映为胃火旺，能吃能喝，却怎么也不会胖，虽然看起来瘦瘦的，但是形体往往紧凑精悍，肌肉松弛。阴虚的人还会"五心烦热"，即手心、脚心、胸中发热，但是体温正常。

脚底按摩处方

按摩足部的脾反射区、肝反射区及胃反射区能有效地改善阴虚体质。

重点反射区

● 脾反射区

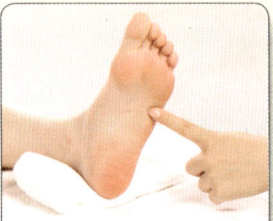

位于左足脚底第四、五跖骨之间，距心脏反射区下方约一横指处。

● 肝反射区

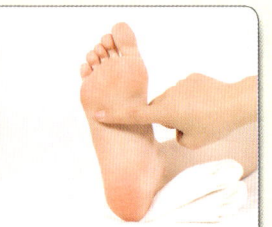

位于右足脚底第四跖骨与第五跖骨前段之间，在肺反射区的后方。

● 胃反射区

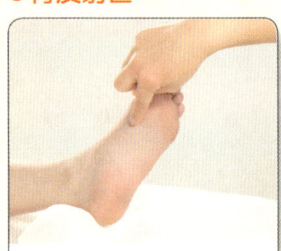

位于双足脚底第一跖骨中部，甲状腺反射区下约一横指宽。

按摩操作方法

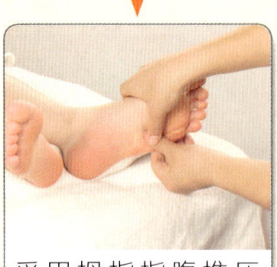

采用拇指指腹推压法推压脾反射区2~5分钟，以局部酸痛为宜。

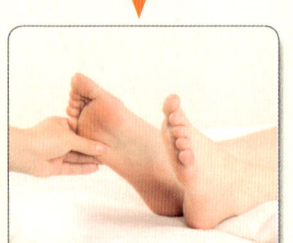

采用拇指指腹按压法按压肝反射区2~5分钟，以局部酸痛为宜。

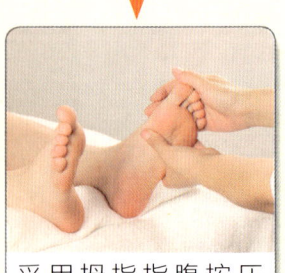

采用拇指指腹按压法按压胃反射区2~5分钟，以局部酸痛为宜。

第三章 居家保健足疗方

气虚体质
Qixu Tizhi

气虚体质的人对环境的适应能力差，遇到气候变化，季节转换很容易感冒。冬天怕冷，夏天怕热。脾气虚主要表现为胃口不好，饭量小，经常腹胀，大便困难，每次一点点。也有胃强脾弱的情况，表现为食欲很好，食速很快；再有就是脾虚难化，表现为饭后腹胀明显，容易疲乏无力。

🌱 脚底按摩处方

按摩足部的肝反射区、肾反射区、脾反射区及胃反射区（见66页）能有效地改善气虚体质。

重点反射区

●肝反射区　　　　　●肾反射区　　　　　●脾反射区

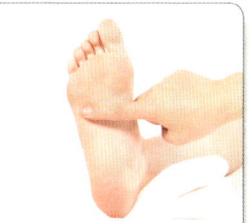 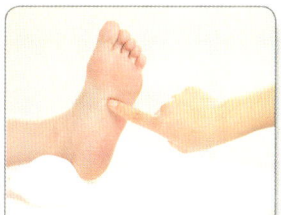 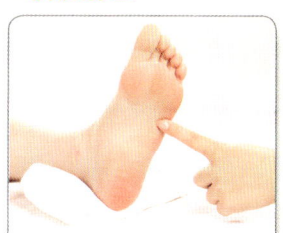

肝反射区	肾反射区	脾反射区
位于右足脚底第四跖骨与第五跖骨前段之间，在肺反射区的后方。	位于双足脚底部，第二跖骨与第三跖骨体之间，近跖骨底处，蜷足时中央凹陷处。	位于左足脚底第四、五跖骨之间，距心脏反射区下方约一横指处。

按摩操作方法

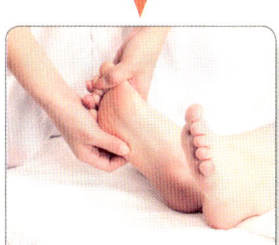 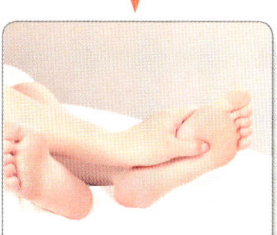 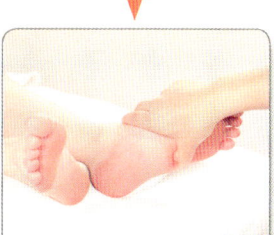

采用拇指指腹推压法推压肝反射区2~5分钟，以局部酸痛为宜。	采用掐法掐按肾反射区2~5分钟，以局部酸痛为宜。	采用掐法掐按脾反射区2~5分钟，以局部酸痛为宜。

痰湿体质

Tanshi Tizhi

痰湿体质的人多数容易发胖，而且不喜欢喝水，舌体胖大，舌苔偏厚，女性常见的还有经迟、经少、闭经。形体动作、情绪反应、说话速度显得缓慢迟钝，似乎连眨眼都比别人慢。经常胸闷、头昏脑涨、头重、嗜睡，身体沉重，惰性较大。

脚底按摩处方

按摩足部的脾反射区、胃反射区、脑垂体反射区及甲状腺反射区（见78页）能有效地改善痰湿体质。

重点反射区

●脾反射区

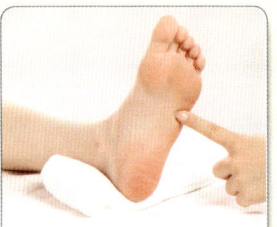

位于左足脚底第四、五跖骨之间，距心脏反射区下方约一横指处。

●胃反射区

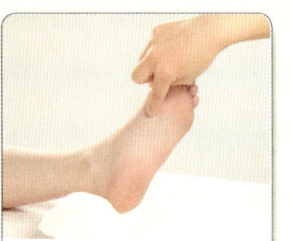

位于双足脚底第一跖骨中部，甲状腺反射区下约一横指宽。

●脑垂体反射区

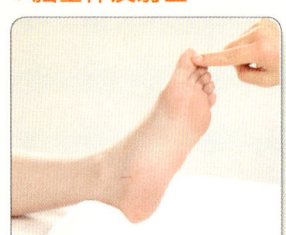

位于双拇趾趾腹中央隆起部位，在脑反射区深处。

按摩操作方法

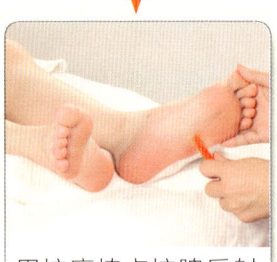

用按摩棒点按脾反射区2~5分钟，以局部酸痛为宜。

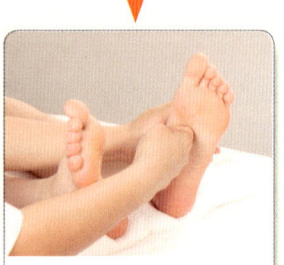

采用单食指叩拳法顶压胃反射区2~5分钟，以局部酸痛为宜。

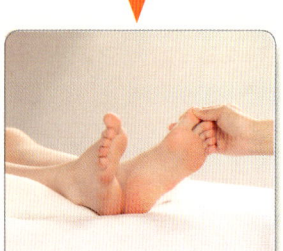

采用拇指指腹按压法按压脑垂体反射区2~5分钟，以局部酸痛为宜。

血瘀体质

Xueyu Tizhi

血瘀体质就是全身性的血液流畅不通，多见形体消瘦，皮肤干燥。血瘀体质者很难见到白白净净、清清爽爽的面容，经常表情抑郁、呆板、面部肌肉不灵活，容易健忘，记忆力下降。而且因为肝气不舒展，还经常心烦易怒。血瘀体质是由于长期七情不调、伤筋动骨、久病不愈而造成的。

脚底按摩处方

按摩足部的肝反射区、肾反射区、心反射区及肾上腺反射区（见58页）能有效地改善血瘀体质。

重点反射区

● 肝反射区

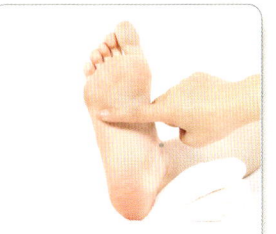

位于右足脚底第四跖骨与第五跖骨前段之间，在肺反射区的后方。

● 肾反射区

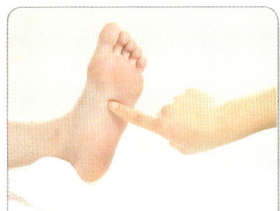

位于双足脚底部，第二跖骨与第三跖骨体之间，近跖骨底处，蜷足时中央凹陷处。

● 心反射区

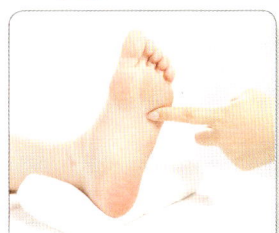

位于左足脚底第四跖骨与第五跖骨前段之间，在肺反射区后方。

按摩操作方法

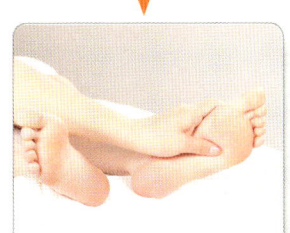

采用拇指指腹按压法按压肝反射区2~5分钟，以局部酸痛为宜。

采用拇指指腹推压法推压肾反射区2~5分钟，以局部酸痛为宜。

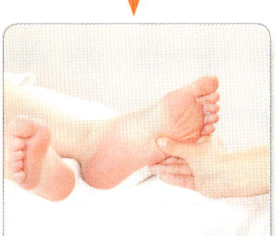

采用拇指指腹推压法推压心反射区2~5分钟，以局部酸痛为宜。

气郁体质

Qiyu Tizhi

人体的气，除与先天禀赋、后天环境以及饮食营养相关以外，还与肾、脾、胃、肺的生理功能密切相关。中医认为，气郁多由忧郁烦闷、心情不舒畅所致。气郁体质者平素性情急躁易怒，或忧郁寡欢，一旦生病则胸胁胀痛，胃脘胀痛，泛吐酸水，呃逆嗳气，体内之气逆行，头晕目眩。

脚底按摩处方

按摩足部的肝反射区、心反射区、脾反射区及胃反射区（见68页）能有效地改善气郁体质。

重点反射区

● 肝反射区

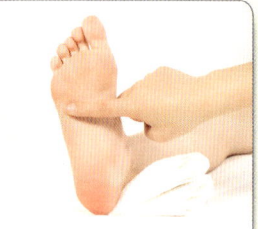

位于右足脚底第四跖骨与第五跖骨前段之间，在肺反射区的后方。

● 心反射区

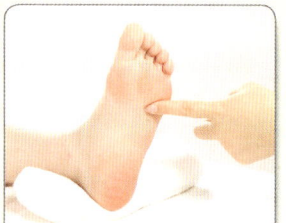

位于左足脚底第四跖骨与第五跖骨前段之间，在肺反射区后方。

● 脾反射区

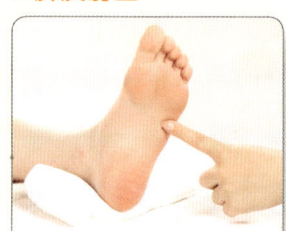

位于左足脚底第四、五跖骨之间，距心脏反射区下方约一横指处。

按摩操作方法

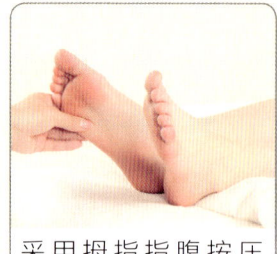

采用拇指指腹按压法按压肝反射区2~5分钟，以局部酸痛为宜。

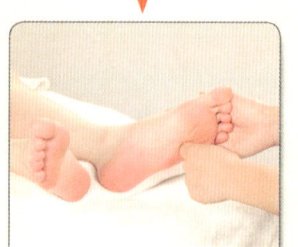

采用单食指叩拳法顶压心反射区2~5分钟，以局部酸痛为宜。

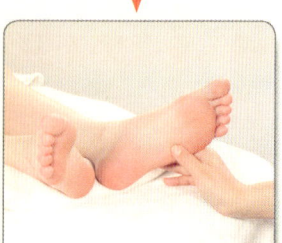

采用拇指指腹按压法按压脾反射区2~5分钟，以局部酸痛为宜。

第四章

呼吸系统疾病足疗方

当前环境问题日益严重，雾霾成了导致呼吸系统疾病频发的主要原因。人们经常会出现咳嗽、咳痰症状，大家普遍认为闹腾几天就会自愈，因为看起来似乎不是什么病，也不怎么在意，但这样的症状严重起来却相当麻烦，将让你无法忍受。本章将向您介绍一些有关呼吸系统方面的常见病的按摩方法，让您不用等，手到病自除，很快缓解不适症。

感冒 Ganmao

感冒，是一种常见的呼吸道疾病，多发于初冬季节，春季、夏季也可发生，主要表现为头身疼痛、鼻塞流涕、咳嗽、打喷嚏等症状。人体受凉、过度疲劳，致使机体或呼吸道局部抵御能力下降，病毒、细菌则由外界侵入并迅速繁殖，从而引发感冒。中医把感冒分为风寒感冒、风热感冒、暑湿感冒和流行感冒。

●脚底按摩处方

按摩足部的支气管反射区、鼻反射区、肾上腺反射区、额窦反射区（见82页）、输尿管反射区（见74页）及膀胱反射区（见94页）能改善感冒。

重点反射区

●肺及支气管反射区

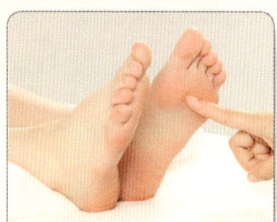

位于双足斜方肌反射区的近心端，自甲状腺反射区向外到肩反射区处约一横指。

●鼻反射区

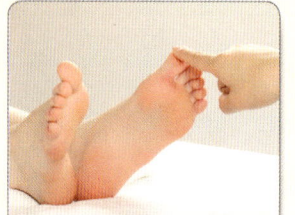

位于双脚拇趾趾腹内侧延伸到拇趾趾甲的根部，第一趾间关节前。

●肾上腺反射区

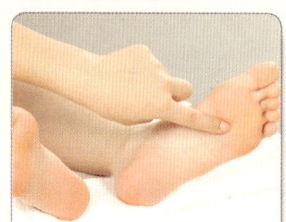

位于双足脚底，第二、三跖骨体之间，距离跖骨头近心端一拇指宽处。

按摩操作方法

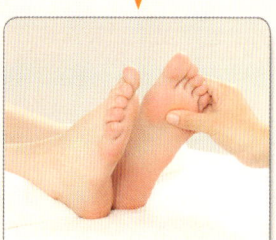

采用掐法掐按肺及支气管反射区2～5分钟，以局部酸痛为宜。

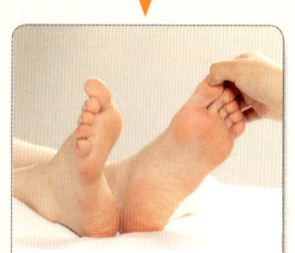

采用掐法掐按鼻反射区2～5分钟，以局部酸痛为宜。

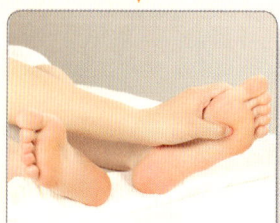

采用掐法掐按肾上腺反射区2～5分钟，以局部酸痛为宜。

第四章 呼吸系统疾病足疗方

发热
Fare

发热是指体温高出正常标准。中医认为，发热分外感发热和内伤发热。外感发热见于感冒、伤寒、瘟疫等病证。内伤发热有阴虚发热、阳虚发热、血虚发热、气虚发热等。西医认为常见的发热激活物有来自体外的外致热原，如细菌、病毒、真菌、疟原虫等。因此感冒、炎症、癌症等均可引起发热。

● 脚底按摩处方

按摩足部的脑垂体反射区和大脑反射区能有效地改善发热症状。

重点反射区

● 脑垂体反射区

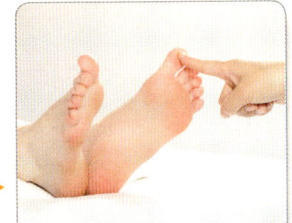

位于双拇趾趾腹中央隆起部位，在脑反射区深处。

● 大脑反射区

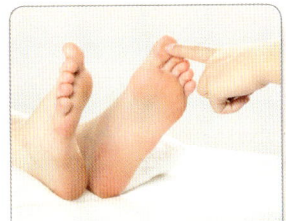

位于双脚拇趾趾腹全部。

按摩操作方法

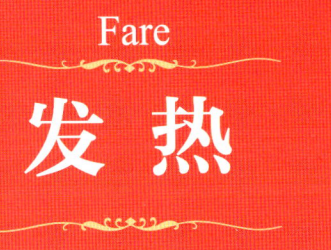

采用拇指指腹按压法按压脑垂体反射区2~5分钟，以局部酸痛为宜。

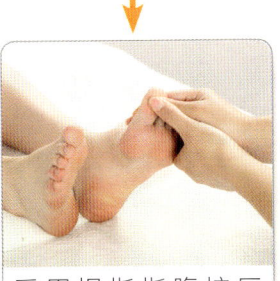

采用拇指指腹按压法按压大脑反射区2~5分钟，以局部酸痛为宜。

健康提示

① 减少衣服被褥，要注意多饮水。

② 体温超过38.5℃时必须口服退烧药。服药半小时内要多饮温热水，服药1小时后开始物理降温。

③ 既往有高热惊厥病史患者，体温超过38℃即需口服退烧药。如再次发生抽搐，立即到附近医院就诊。

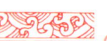

咳嗽 Kesou

咳嗽是一种呼吸道常见的突发性症状。中医认为，咳嗽多因外感六淫，脏腑内伤，累及肺所致。咳嗽可分为外感咳嗽和内伤咳嗽两类。外感咳嗽主要表现为痰多稀薄、鼻塞、流涕、舌苔白，或无痰、鼻燥、咽干、舌苔黄。内伤咳嗽多由痰湿、肝火以及肺虚所致，主要表现为胸闷、苔腻，或面红、胁痛等。

●脚底按摩处方

按摩足部的鼻反射区、肺及支气管反射区及输尿管反射区能有效地改善咳嗽。

重点反射区

●鼻反射区

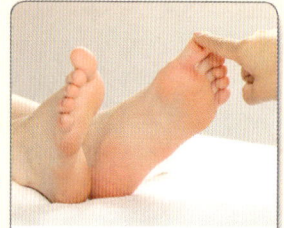

位于双脚拇趾趾腹内侧延伸到拇趾趾甲的根部，第一趾间关节前。

●肺及支气管反射区

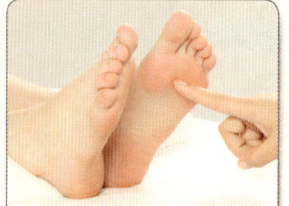

位于双足斜方肌反射区的近心端，自甲状腺反射区向外到肩反射区处约一横指宽。

●输尿管反射区

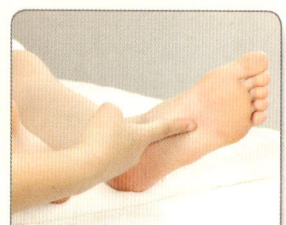

位于双脚底自肾脏反射区斜向内后方至足舟状骨内下方，呈弧形带状区域。

按摩操作方法

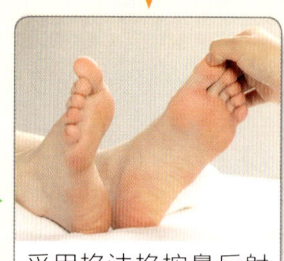

采用掐法掐按鼻反射区2～5分钟，以局部酸痛为宜。

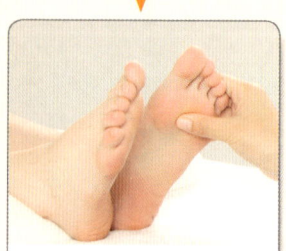

采用掐法掐按肺及支气管反射区2～5分钟，以局部酸痛为宜。

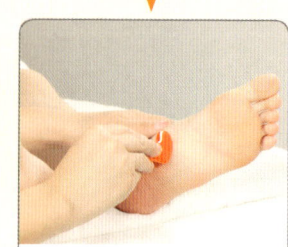

采用刮压法刮压输尿管反射区2～5分钟，以局部酸痛为宜。

第四章 呼吸系统疾病足疗方

肺炎 Feiyan

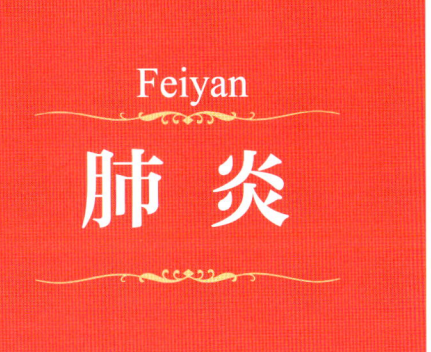

肺炎是指终末气道、肺泡和肺间质等组织病变所发生的炎症。主要临床表现为寒战、高热、咳嗽、咳痰，深呼吸和咳嗽时，有少量痰或大量的痰，部分患者可伴胸痛或呼吸困难，病情严重者可并发肺水肿、败血症、感染性休克、支气管扩张等疾病。本病起病急，自然病程是7~10天。

●脚底按摩处方

按摩足部的肺及支气管反射区、鼻反射区及肾上腺反射区能有效地改善肺炎。

重点反射区

●肺及支气管反射区

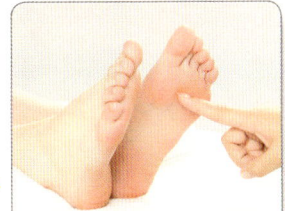

位于双足斜方肌反射区的近心端，自甲状腺反射区向外到肩反射区处约一横指宽。

●鼻反射区

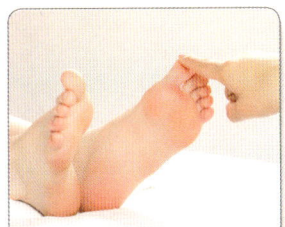

位于双脚拇趾趾腹内侧延伸到拇趾趾甲的根部，第一趾间关节前。

●肾上腺反射区

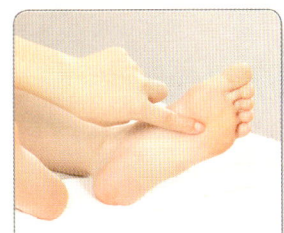

位于双足脚底部，第二、三跖骨体之间，距离跖骨头近心端一拇指宽处。

按摩操作方法

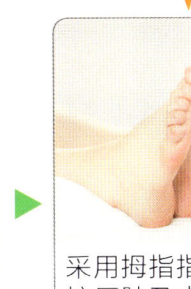

采用拇指指腹按压法按压肺及支气管反射区2~5分钟，以局部酸痛为宜。

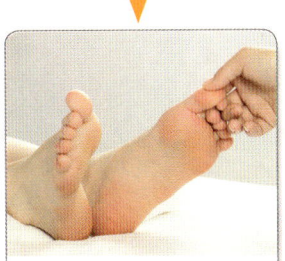

采用拇指指腹按压法按压鼻反射区2~5分钟，以局部酸痛为宜。

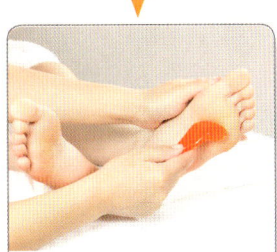

采用刮压法刮压肾上腺反射区2~5分钟，以局部酸痛为宜。

支气管炎

Zhiqiguanyan

支气管炎是指气管、支气管黏膜及其周围组织的慢性非特异性炎症,临床上以长期咳嗽、咳痰、喘息以及反复呼吸道感染为特征。部分患者起病之前先有急性上呼吸道感染,如急性咽喉炎、感冒等。当合并呼吸道感染时,细支气管黏膜充血水肿,痰液阻塞及支气管管腔狭窄,可产生气喘(喘息)的症状。

●脚底按摩处方

按摩足部的肺及支气管反射区、肾上腺反射区可有效地改善支气管炎。

重点反射区

●肺及支气管反射区

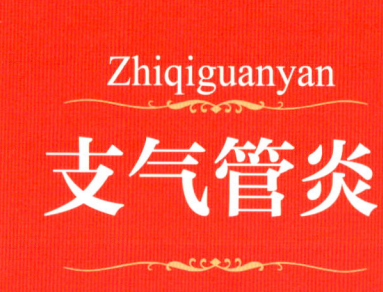

位于双足斜方肌反射区的近心端,自甲状腺反射区向外到肩反射区处约一横指宽。

●肾上腺反射区

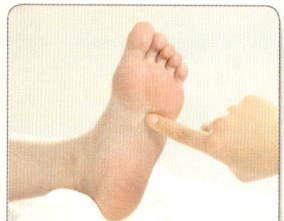

位于双足脚底部,第二、三跖骨体之间,距离跖骨头近心端一拇指宽处。

按摩操作方法

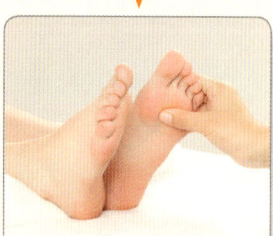

采用拇指指腹按压法按压肺及支气管反射区2~5分钟,以局部酸痛为宜。

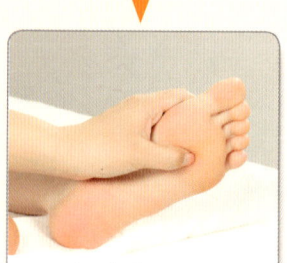

采用拇指指腹按压法按压肾上腺反射区2~5分钟,以局部酸痛为宜。

健康提示

要想避免病情进一步恶化,支气管炎患者需要注意以下几点:

① 日常生活中避免去人多的地方。

② 多食新鲜蔬菜和豆制品。

③ 适量选食一些能滋补脾和肺的食物,如可以多食莲子、栗子、芡实、刀豆、黑豆、核桃、银耳、枇杷、梨、麦芽糖以及狗肉、羊肉、羊肺、猪肺等。

第四章 呼吸系统疾病足疗方

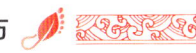

肺结核
Feijiehe

结核病是由结核分枝杆菌引起的肺部慢性感染性疾病，以肺部结核感染最为常见。其主要临床特征为低热（午后为著）、咳嗽、咳痰、胸痛、咯血、四肢乏力及不同程度胸闷或呼吸困难，女性月经失调等症状。排菌者为其重要的传染源。在临床上本病多呈慢性过程，是全国十大死亡病因之一。

● 脚底按摩处方

按摩足部的肺及支气管反射区、肝反射区、肾上腺反射区、肾反射区（见81页）、脾反射区（见85页）可有效改善肺结核。

重点反射区

● 肺及支气管反射区

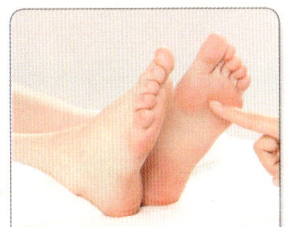

位于双足斜方肌反射区的近心端，自甲状腺反射区向外到肩反射区处约一横指宽。

● 肝反射区

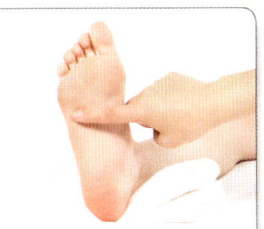

位于右足脚底第四跖骨与第五跖骨前段之间，在肺反射区的后方。

● 肾上腺反射区

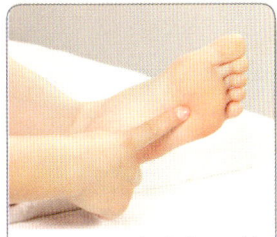

位于双足脚底部，第二、三跖骨体之间，距离跖骨头近心端一拇指宽处。

按摩操作方法

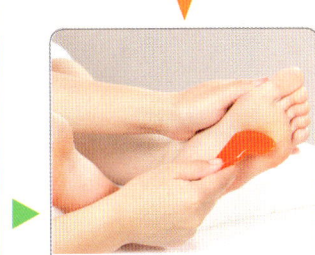

采用刮压法刮压肺及支气管反射区2~5分钟，以局部酸痛为宜。

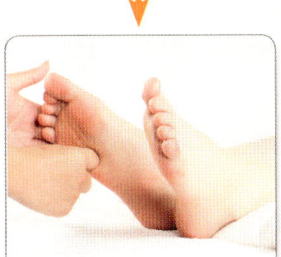

采用单食指叩拳法顶压肝反射区2~5分钟，以局部酸痛为宜。

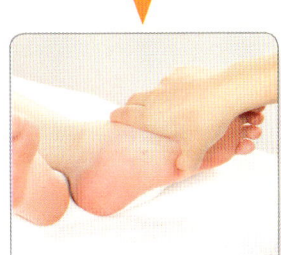

采用掐法掐按肾上腺反射区2~5分钟，以局部酸痛为宜。

哮喘

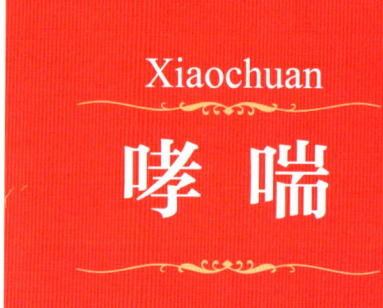

哮喘是一种慢性呼吸道疾病，其主要表现包括喘息、呼吸困难、咳嗽、咳痰、胸闷、胸痛等。典型表现为发作性伴有哮鸣音的呼气性呼吸困难，病情严重患者表现为干咳或咯大量白色泡沫痰。中医学认为，当人体外感风寒、情志不畅，导致痰气交阻，气道不畅时，引起肺气升降不利而最终引发哮喘。

●脚底按摩处方

按摩肺及支气管反射区、肾上腺反射区、甲状旁腺反射区（见87页）、甲状腺反射区、脾反射区（见85页）、胃反射区（见95页）可改善哮喘。

重点反射区

●肺及支气管反射区

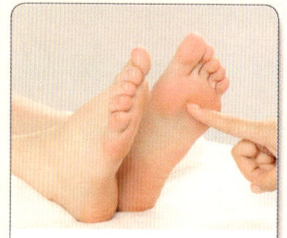

位于双足斜方肌反射区的近心端，自甲状腺反射区向外到肩反射区处约一横指宽。

●肾上腺反射区

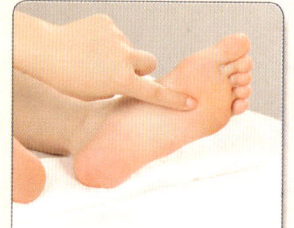

位于双足脚底部，第二、三跖骨体之间，距离跖骨头近心端一拇指宽处。

●甲状腺反射区

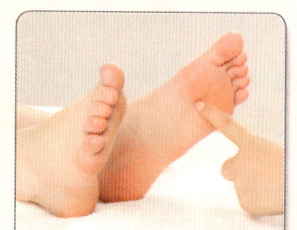

位于双足脚底第一与第二跖骨之间前半部，并横跨第一跖骨中部，呈"L"形。

按摩操作方法

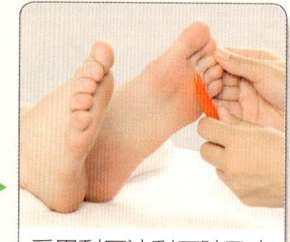

采用刮压法刮压肺及支气管反射区2～5分钟，以局部酸痛为宜。

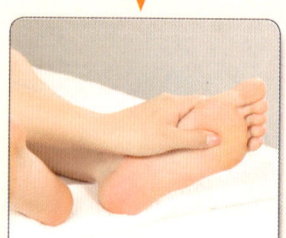

采用拇指指腹按压法按压肾上腺反射区2～5分钟，以局部酸痛为宜。

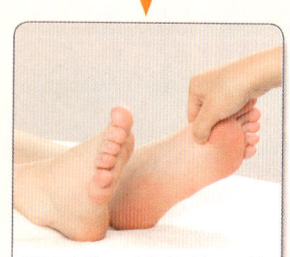

采用掐压法掐按甲状腺反射区2～5分钟，以局部酸痛为宜。

第四章 呼吸系统疾病足疗方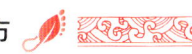

胸闷
Xiongmen

胸闷是一种自觉胸部闷胀及呼吸不畅的感觉，轻者可由心脏、肺的功能失去调节引起，但无明显的器质性病变；重者则为心肺二脏的疾患引起。无器质性病变的胸闷，经过短时间的休息、思想放松、调节情绪，到室外呼吸新鲜空气，或者按摩手耳足相关反射区和穴位，很快就能恢复正常。

● 脚底按摩处方

按摩足部的心反射区、肝反射区可有效地改善胸闷。

重点反射区

● 心反射区

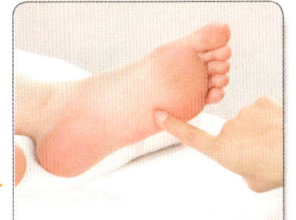

位于左足脚底第四跖骨与第五跖骨前段之间，在肺反射区后方。

● 肝反射区

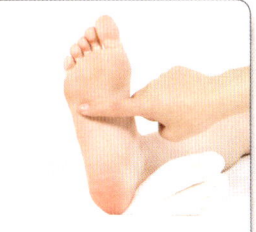

位于右足脚底第四跖骨与第五跖骨前段之间，在肺反射区的后方。

按摩操作方法

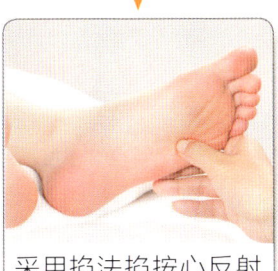

采用掐法掐按心反射区2~5分钟，以局部酸痛为宜。

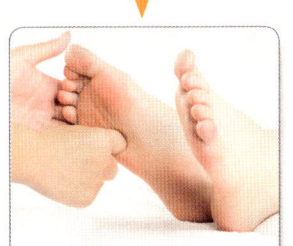

采用单食指叩拳法顶压肝反射区2~5分钟，以局部酸痛为宜。

健康提示

胸闷只是一种症状，很多疾病都可导致胸闷的发生，比如冠心病、心情不愉快等，而严重的当然得数肺癌了。而肺癌导致胸闷的发生一般是在晚期。所以当患者出现胸闷的情况后，不要忽视，最好是去医院检查，以免延误治疗。

胸膜炎 Xiongmoyan

胸膜炎又称"肋膜炎",主要临床表现为胸痛、咳嗽、胸闷、气急,甚则呼吸困难,感染性胸膜炎或胸腔积液继发感染时,可有恶寒、发热。胸膜炎由不同病因所致,伴有各疾病的临床表现。胸痛伴有剧烈咳嗽可实施热湿敷缓解疼痛。伴咯血时可用冷湿敷。

●脚底按摩处方

按摩足部的肺及支气管反射区和腹腔神经丛反射区能有效地改善胸膜炎症状。

重点反射区

●肺及支气管反射区

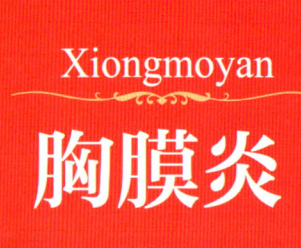

位于双足斜方肌反射区的近心端,自甲状腺反射区向外到肩反射区处约一横指宽。

●腹腔神经丛反射区

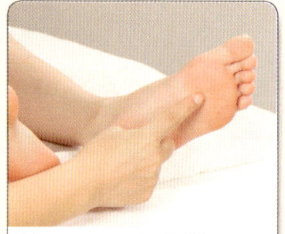

位于双足脚底第二至四跖骨体处,分布在肾反射区周围的椭圆区域。

按摩操作方法

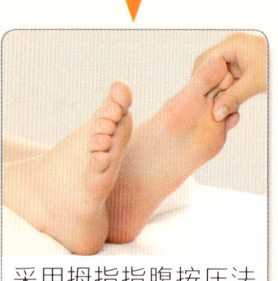

采用拇指指腹按压法按压肺及支气管反射区2~5分钟,以局部酸痛为宜。

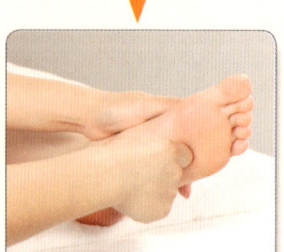

采用单食指叩拳法顶压腹腔神经丛反射区2~5分钟,以局部酸痛为宜。

健康提示

胸膜炎的患者要及时上医院治疗,以免耽误病情,而足部按摩只是一种辅助治疗,不要对此有过多的依赖。表面胸膜炎痊愈的标志有:

①胸膜炎的相关症状消失,比如胸部疼痛、呼吸困难等不见了。

②胸水全部吸收。

③血沉正常。

④胸部X线检查无明显胸膜肥厚。

综合有以上结果者可判断患者痊愈。

第四章 呼吸系统疾病足疗方

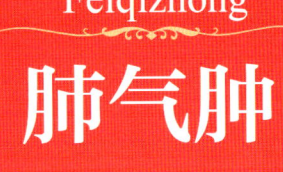

肺气肿
Feiqizhong

肺气肿是指肺部终末细支气管的气道过度膨胀、充气、肺容量增大、破坏气道壁的病理状态。主要临床表现为乏力、胸闷、呼吸急促、体重下降、上腹胀满等，部分患者可伴有咳嗽、咳痰等症状。吸烟、细菌感染、粉尘、刺激性气体等因素等均可引起终末细支气管的阻塞，引发炎症导致肺气肿。

● 脚底按摩处方

按摩足部的肺及支气管反射区、肾反射区和心反射区能有效地改善肺气肿。

重点反射区

● 肺及支气管反射区

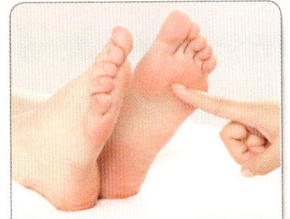

位于双足斜方肌反射区的近心端，自甲状腺反射区向外到肩反射区处约一横指宽。

● 肾反射区

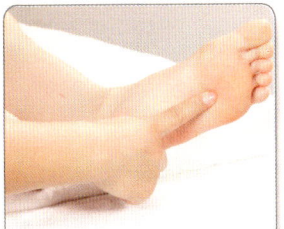

位于双足脚底部，第二跖骨与第三跖骨体之间，近跖骨底处，蜷足时中央凹陷处。

● 心脏反射区

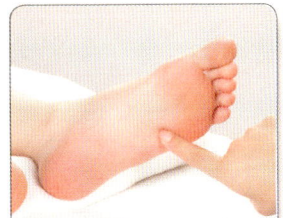

位于左足脚底第四跖骨与第五跖骨前段之间，在肺反射区后方。

按摩操作方法

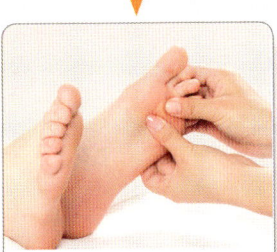

采用拇指指腹推压法推压肺及支气管反射区2~5分钟，以局部酸痛为宜。

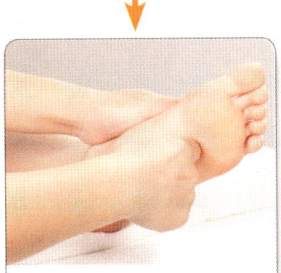

采用单食指叩拳法顶压肾反射区2~5分钟，以局部酸痛为宜。

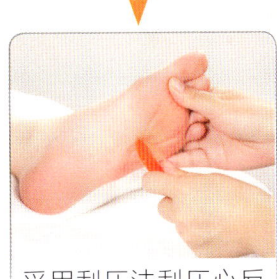

采用刮压法刮压心反射区2~5分钟，以局部酸痛为宜。

空调病

Kongtiaobing

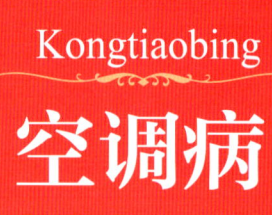

空调病又称"空调综合征",指长时间在空调环境下工作学习的人,因空气不流通、环境不佳,出现鼻塞、头昏、打喷嚏、乏力、记忆力减退等症状,一般表现为疲乏无力、四肢肌肉关节酸痛、头痛、腰痛,严重者可引起口眼歪斜。老人、儿童的身体抵抗力低下,空调冷气最容易攻破他们的呼吸道防线。

●脚底按摩处方

按摩足部的额窦反射区、鼻反射区、头及淋巴结反射区能有效地改善空调病引起的症状。

重点反射区

●额窦反射区

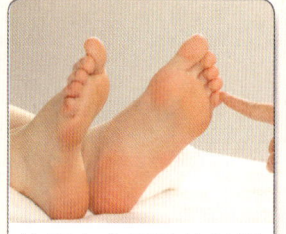

位于十个脚趾的趾端约1厘米范围内。

●鼻反射区

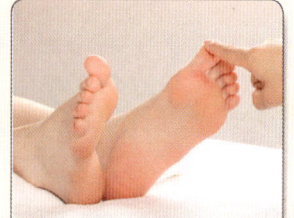

位于双脚拇趾趾腹内侧延伸到拇趾趾甲的根部,第一趾间关节前。

●头及颈淋巴结反射区

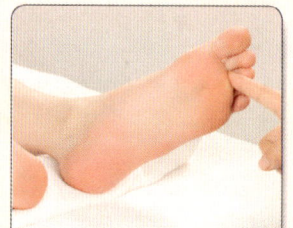

位于双足各趾间的趾骨根部呈"凹"字形,分布在脚底、足背两处。

按摩操作方法

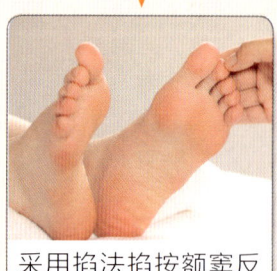

采用掐法掐按额窦反射区2~5分钟,以局部酸痛为宜。

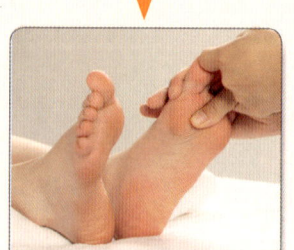

采用单食指叩拳法顶压鼻反射区2~5分钟,以局部酸痛为宜。

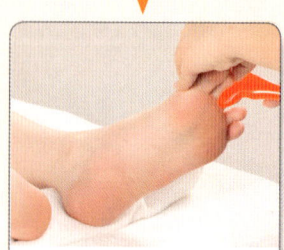

采用刮压法刮压头及颈淋巴结反射区2~5分钟,以局部酸痛为宜。

第五章

五官科疾病足疗方

眼鼻口耳的疾病一般不容易治愈,总是迁延不愈发展为慢性病,非常让人头痛。其实这些病并不是人们想象的那样难治,问题终究有解决的办法,只要你遵照医生的指导,养成规范、合理的生活习惯,再学会一些按摩保健的方法,这些"纸老虎"也就不攻自破。本章将向您介绍一些五官科常见病的按摩方法,让您轻松体验摆脱疾病所带来的不适其实可以这样简单。

黑眼圈、眼袋
Heiyanquan Yandai

黑眼圈是由于经常熬夜，睡眠不足，情绪激动，眼部过度疲劳，静脉血管血流速度过于缓慢，导致二氧化碳及代谢废物积累过多，造成眼部色素沉着所致。眼袋，是指下眼睑浮肿。眼袋的形成有诸多因素，长期睡眠不佳，睡前饮水过多等因素均可引起，而且随着年龄的增长愈加明显。

🌿 脚底按摩处方

按摩足部的大脑反射区、三叉神经反射区及脑垂体反射区能有效地改善黑眼圈和眼袋。

重点反射区

● 大脑反射区

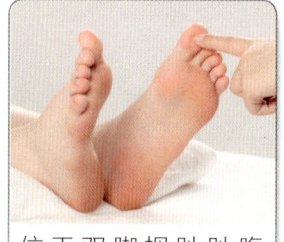

位于双脚拇趾趾腹全部。

● 三叉神经反射区

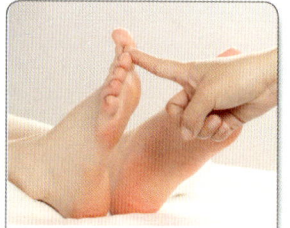

位于双足拇趾近第二趾的外侧约45度角。

● 脑垂体反射区

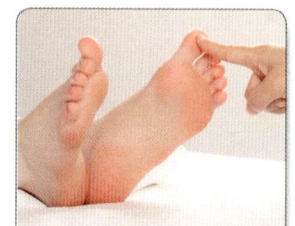

位于双拇趾趾腹中央隆起部位，在脑反射区深处。

按摩操作方法

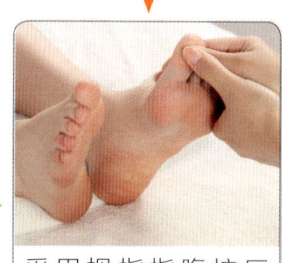

采用拇指指腹按压法按压大脑反射区2~5分钟，以局部酸痛为宜。

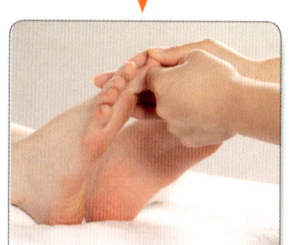

采用单食指叩拳法顶压三叉神经反射区2~5分钟，以局部酸痛为宜。

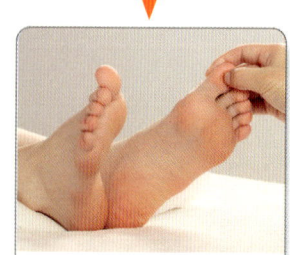

采用掐法掐按脑垂体反射区2~5分钟，以局部酸痛为宜。

第五章 五官科疾病足疗方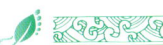

急性结膜炎
Jixingjiemoyan

急性结膜炎是眼科常见病之一。其病因由细菌或病毒感染而成。本病临床主要表现为畏光，流泪，异物感，显著的结膜充血和有黏液性或脓性分泌物等。本病多发于春夏秋季，且起病急，具有传染性或流行性。中医学认为，本病多由外感风热邪毒，时行疠气所致，或肺胃积热，或肝胆火盛，循经上扰而成。

🥣 脚底按摩处方

按摩足部的肾反射区（见88页）、肾上腺反射区（见88页）、眼反射区、肝反射区及脾反射区能有效地改善急性结膜炎。

重点反射区

● 眼反射区

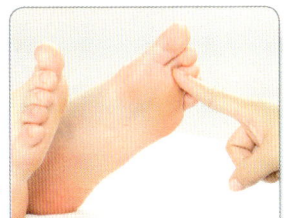

位于双足第二趾和三趾中部与根部，包括脚底和足背两处。

● 肝反射区

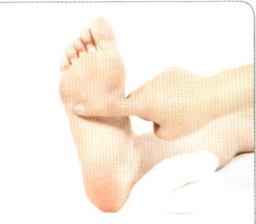

位于右足脚底第四跖骨与第五跖骨前段之间，在肺反射区的后方。

● 脾反射区

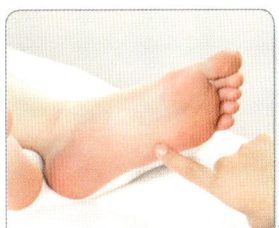

位于左足脚底第四、五跖骨之间，距心脏反射区下方约一横指处。

按摩操作方法

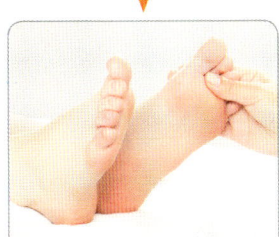

采用拇指指腹按压法按压眼反射区2～5分钟，以局部酸痛为宜。

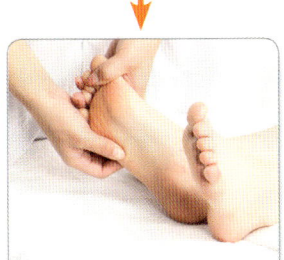

采用拇指指腹推压法推压肝反射区2～5分钟，以局部酸痛为宜。

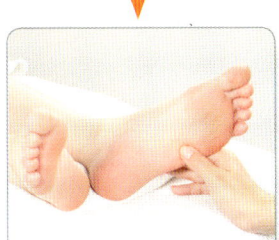

采用拇指指腹按压法按压脾反射区2～5分钟，以局部酸痛为宜。

鼻炎 Biyan

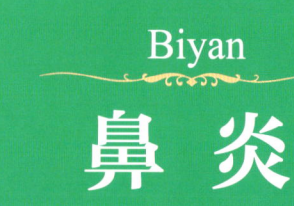

鼻炎是五官科最常见的疾病之一，一般可分为急性鼻炎及过敏性鼻炎等。急性鼻炎俗称"伤风"、"感冒"，多为急性呼吸道感染的一个并发症，以鼻塞、流涕、打喷嚏为主要症状。过敏性鼻炎又名变态反应性鼻炎，是以鼻黏膜潮湿水肿、黏液腺增生、上皮下嗜酸细胞浸润为主的一种异常反应。

脚底按摩处方

按摩鼻反射区、肺及支气管反射区、额窦反射区、肾上腺反射区（见88页）、甲状腺反射区（见106页）和甲状旁腺反射区（见87页）能改善鼻炎。

重点反射区

● 鼻反射区

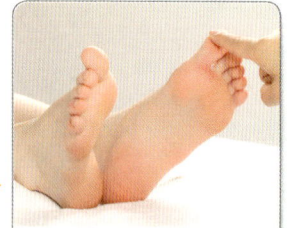

位于双脚拇趾趾腹内侧延伸到拇趾趾甲的根部，第一趾间关节前。

● 肺及支气管反射区

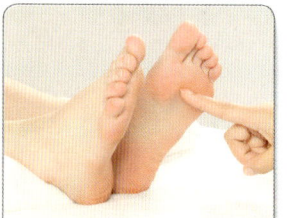

位于双足斜方肌反射区的近心端，自甲状腺反射区向外到肩反射区处约一横指宽。

● 额窦反射区

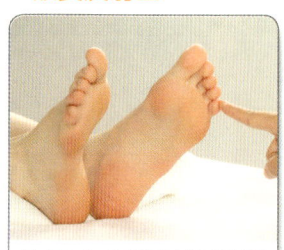

位于十个脚趾的趾端约1厘米范围内。

按摩操作方法

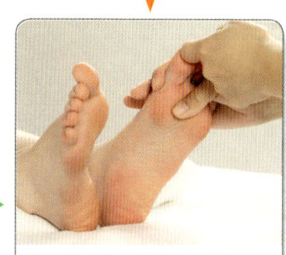

采用单食指叩拳法顶压鼻反射区2~5分钟，以局部酸痛为宜。

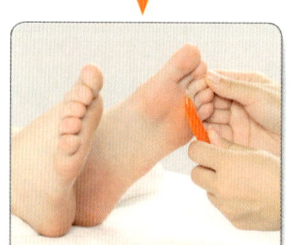

采用刮压法刮压肺及支气管反射区2~5分钟，以局部酸痛为宜。

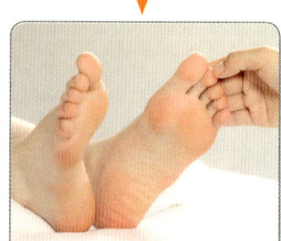

采用掐法掐按额窦反射区2~5分钟，以局部酸痛为宜。

第五章 五官科疾病足疗方

Bichuxue 鼻出血

鼻出血是常见的临床症状之一。鼻腔黏膜中的微细血管分布很密，很敏感且脆弱，容易破裂而致出血。引起偶而流鼻血的原因有上火、脾气暴躁，或被异物撞击，人为殴打等原因。鼻出血也可由鼻腔本身疾病引起，也可能是全身性疾病所诱发。鼻出血的患者平常要多食水果蔬菜类容易消化的食物。

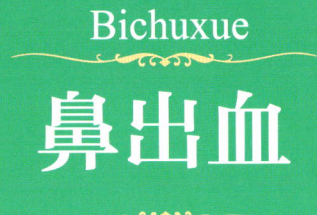

脚底按摩处方

按摩足部的鼻反射区、甲状旁腺反射区、肺及支气管反射区、脾反射区（见92页）和肝反射区（见90页）能有效地改善鼻出血。

重点反射区

● 鼻反射区

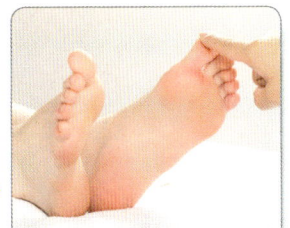

位于双脚拇趾趾腹内侧延伸到拇趾趾甲的根部，第一趾间关节前。

● 甲状旁腺反射区

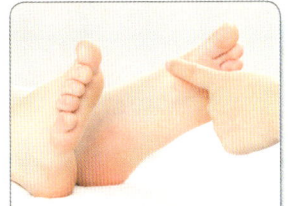

位于双足第一跖趾关节内侧前方的凹陷处。

● 肺及支气管反射区

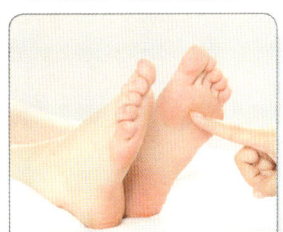

位于双足斜方肌反射区的近心端，自甲状腺反射区向外到肩反射区处约一横指宽。

按摩操作方法

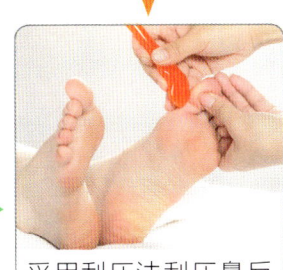

采用刮压法刮压鼻反射区2~5分钟，以局部酸痛为宜。

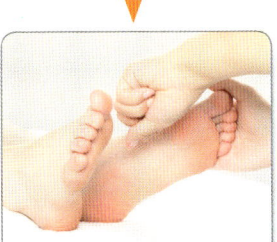

采用单食指叩拳法顶压甲状旁腺反射区2~5分钟，以局部酸痛为宜。

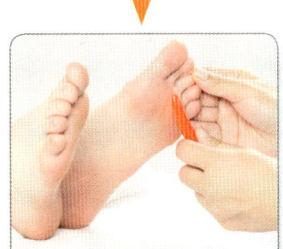

采用刮压法刮压肺及支气管反射区2~5分钟，以局部酸痛为宜。

斑秃 Bantu

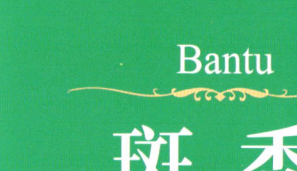

斑秃也称圆形脱发症，是一种常见的局限性脱发，常常是突然一夜之间或渐渐地成片的毛发、长毛或毳毛脱落。脱发区大小不等，一般多呈圆形、椭圆形或不规则形，数目不定。患处皮肤光亮，无炎症现象，但可见毛孔边界清楚。中医认为，多因血虚风盛，肝肾不足或气滞血瘀等所致。

脚底按摩处方

按摩足部的肾反射区、肾上腺反射区及涌泉穴能有效地改善斑秃。

重点反射区

● 肾反射区

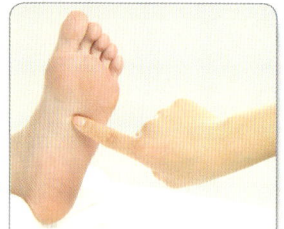

位于双足脚底部，第二跖骨与第三跖骨体之间，近跖骨底处，蜷足时中央凹陷处。

● 肾上腺反射区

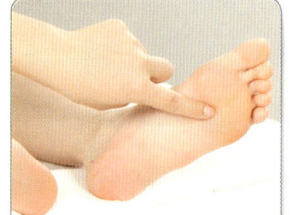

位于双足脚底部，第二、三跖骨体之间，距离跖骨头近心端一拇指宽处。

● 涌泉穴

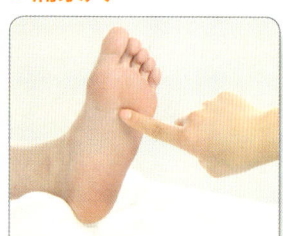

在脚底约脚底二、三趾趾缝纹头端与足跟连线的前三分之一与后三分之二交点上。

按摩操作方法

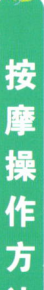

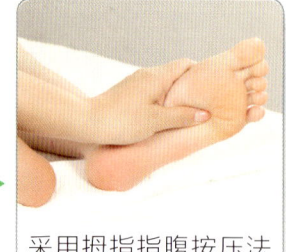

采用拇指指腹按压法按压肾反射区2~5分钟，以局部酸痛为宜。

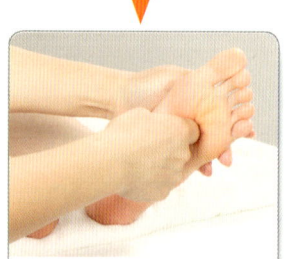

采用单食指叩拳法顶压肾上腺反射区2~5分钟，以局部酸痛为宜。

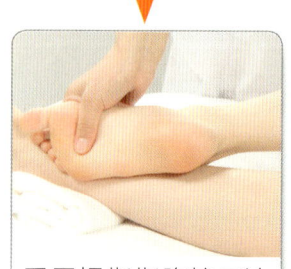

采用拇指指腹按压法按压涌泉穴2~5分钟，以出现酸痛感为宜。

耳鸣、耳聋

Erming Erlong

耳鸣、耳聋在临床上常并见，而且治疗方法大致相同，故合并论述。耳鸣是以耳内鸣响为主证。耳聋是以听力减退或听觉丧失为主证。中医认为，本病多因暴怒、惊恐、肝胆风火上逆，以致少阳之气闭阻不通所致。或因外感风邪侵袭，或因肾气虚弱，精血不能上达于耳而成。

脚底按摩处方

按摩足部的耳反射区、大脑反射区（见108页）、三叉神经反射区、肾反射区和肾上腺反射区（见100页）能有效地改善耳鸣、耳聋。

重点反射区

● 耳反射区

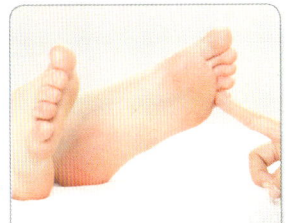

位于双足第四趾与第五趾中部和根部，包括脚底和足背。

● 三叉神经反射区

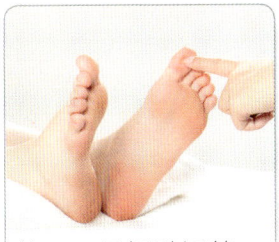

位于双足拇趾近第二趾的外侧约45度角。

● 肾反射区

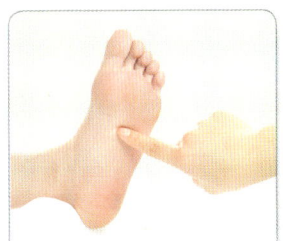

位于双足脚底部，第二跖骨与第三跖骨体之间，近跖骨底处，蜷足时中央凹陷处。

按摩操作方法

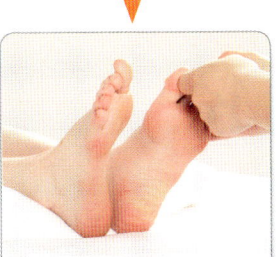

采用拇指指腹按压法按压耳反射区2～5分钟，以局部酸痛为宜。

采用单食指叩拳法顶压三叉神经反射区2～5分钟，以局部酸痛为宜。

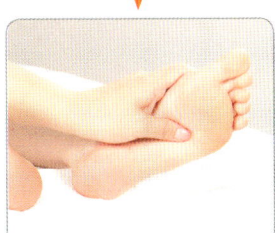

采用拇指指腹推压法推压肾反射区2～5分钟，以局部酸痛为宜。

牙痛 Yatong

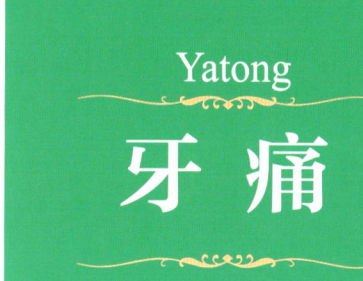

牙痛不是病，痛起来真要命。牙痛是口腔科牙齿疾病常见的症状之一，多由急性牙髓炎、急性根尖周围炎、急性牙周炎、牙周脓肿、牙体过敏症等牙病所致，患者主要表现为牙齿及牙龈红肿疼痛、遇冷热刺激痛、面颊部肿胀等症状。中医认为是大肠、胃腑积热或风邪外袭经络，化为火邪上炎而引发牙痛。

脚底按摩处方

按摩足部的三叉神经反射区、肝反射区和肾反射区能有效地改善牙痛。

重点反射区

● 三叉神经反射区

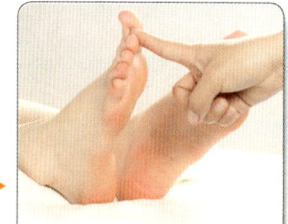

位于双足拇趾近第二趾的外侧约45度角。

● 肝反射区

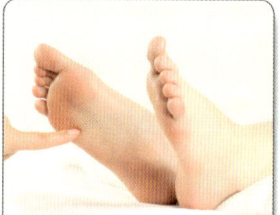

位于右足脚底第四跖骨与第五跖骨前段之间，在肺反射区的后方。

● 肾反射区

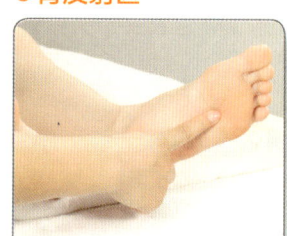

位于双足脚底部，第二跖骨与第三跖骨体之间，近跖骨底处，蜷足时中央凹陷处。

按摩操作方法

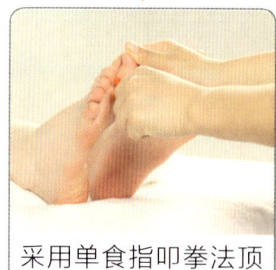

采用单食指叩拳法顶压三叉神经反射区2~5分钟，以局部酸痛为宜。

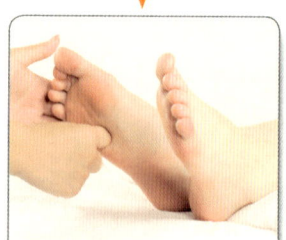

采用单食指叩拳法顶压肝反射区2~5分钟，以局部酸痛为宜。

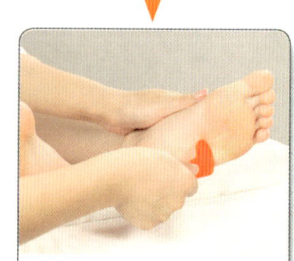

采用刮压法刮压肾反射区2~5分钟，以局部酸痛为宜。

第五章 五官科疾病足疗方

中耳炎
Zhong'eryan

中耳炎可分为非化脓性及化脓性两大类。化脓性中耳炎以耳内流脓为主要表现，同时还伴有耳内疼痛、胸闷等症状。化脓性中耳炎有急性和慢性之分。非化脓性者包括分泌性中耳炎、气压损伤性中耳炎等。特异性炎症太少见，如结核性中耳炎等。中医认为，此病属于"脓耳"、"聤耳"。

🌿 脚底按摩处方

按摩足部的额窦反射区、耳反射区、肾反射区、肾上腺反射区（见100页）、输尿管反射区（见94页）能有效地改善中耳炎。

重点反射区

● 额窦反射区
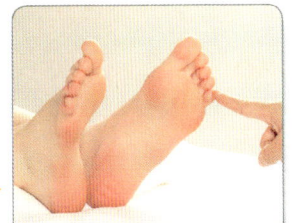
位于十个脚趾的趾端约1厘米范围内。

● 耳反射区
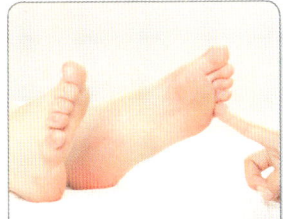
位于双足第四趾与第五趾中部和根部，包括脚底和足背。

● 肾反射区
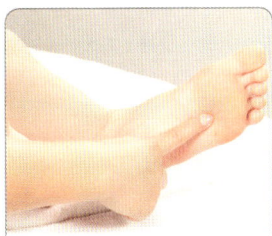
位于双足脚底部，第二跖骨与第三跖骨体之间，近跖骨底处，蜷足时中央凹陷处。

按摩操作方法

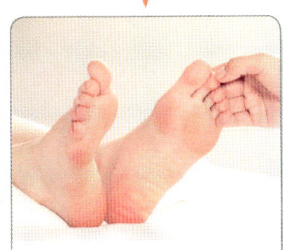
采用掐法掐按额窦反射区2~5分钟，以局部酸痛为宜。

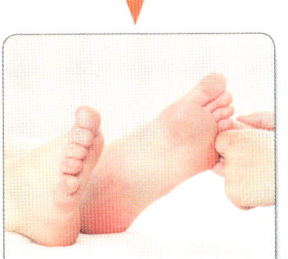
采用单食指叩拳法顶压耳反射区2~5分钟，以局部酸痛为宜。

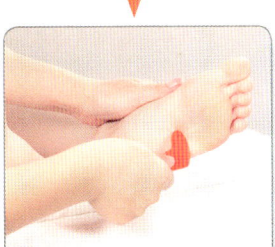
采用刮压法刮压肾反射区2~5分钟，以局部酸痛为宜。

口腔溃疡 Kouqiangkuiyang

口腔溃疡又称"口疮",是因不讲卫生或饮食不当,还可能是因身体关系造成的舌尖或口腔黏膜产生发炎、溃烂,而导致进食不畅所致。常见症状有,在口腔内、唇、舌、颊黏膜、齿龈、硬腭等处出现白色或淡黄色大小不等的溃烂点,常伴有烦躁不安、身体消瘦、发热等症状。患了口疮,要注意多喝水。

🌱 脚底按摩处方

按摩足部的口腔及舌反射区、脾反射区及涌泉穴能有效地改善口腔溃疡。

重点反射区

● 口腔及舌反射区

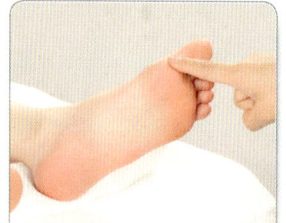

位于双足拇趾第一节底部内缘,靠在第一关节下方,在血压点反射区的内侧。

● 脾反射区

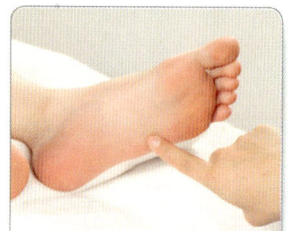

位于左足脚底第四、五跖骨之间,距心脏反射区下方约一横指处。

● 涌泉穴

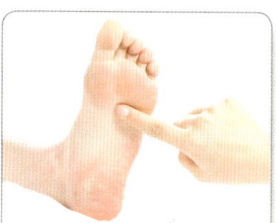

在脚底二、三趾趾缝纹头端与足跟连线的前三分之一与后三分之二交点上。

按摩操作方法

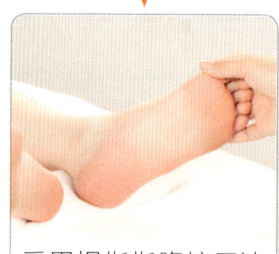

采用拇指指腹按压法按压口腔、舌反射区2~5分钟,以局部酸痛为宜。

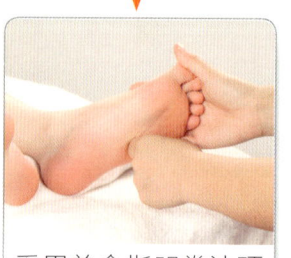

采用单食指叩拳法顶压脾反射区2~5分钟,以局部酸痛为宜。

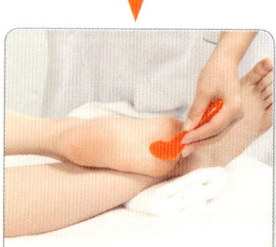

采用刮压法刮压涌泉穴2~5分钟,以出现酸痛感为宜。

咽喉肿痛

Yanhouzhongtong

咽喉肿痛以咽喉红肿疼痛，吞咽不适为特征，是口咽和喉咽部病变的主要症状。临床表现主要以咽喉红肿疼痛，吞咽不适为主症，多伴有发热咳嗽等上呼吸道感染症状及食欲不振等全身症状，在中医学上属于"喉痹"等范畴。

脚底按摩处方

按摩足部的头及颈淋巴结反射区和肺及支气管反射区能有效地改善咽喉肿痛。

重点反射区

● 头及颈淋巴结反射区

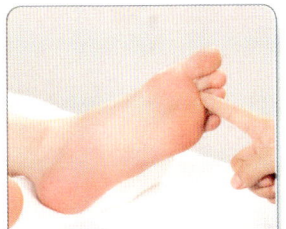

位于双足各趾间的趾骨根部呈"凹"字形，分布在脚底、足背两处。

● 肺及支气管反射区

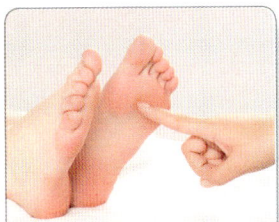

位于双足斜方肌反射区的近心端，自甲状腺反射区向外到肩反射区处约一横指宽。

按摩操作方法

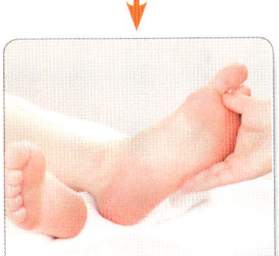

采用拇指指腹按压法按压头及颈淋巴结反射区2~5分钟，以局部酸痛为宜。

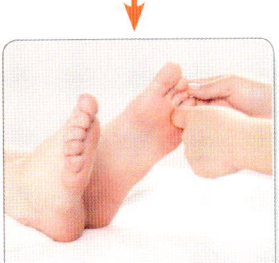

采用单食指叩拳法顶压肺及支气管反射区2~5分钟，以局部酸痛为宜。

健康提示

咽喉炎患者若想尽早地恢复或缓解症状，需要注意以下几点：

①不要吃辛辣及过咸的食物。

②大热性刺激性食物最好不吃。

③注意保持睡眠充足，适当进行户处活动。

④保持心情舒畅，不要激动，更不要大声或高声喊叫。

⑤常用淡盐水漱口，多吃新鲜蔬菜水果。

急性扁桃体炎
Jixingbiantaotiyan

扁桃体位于扁桃体隐窝内,是人体呼吸道的第一道免疫器官,但它的免疫能力只能达到一定的效果,当吸入的病原微生物数量较多或毒力较强时,就会引起相应的症状,如出现红肿、疼痛、化脓,高热畏寒,伴有头痛,咽痛,发热等症状。若治疗不及时会转为慢性扁桃体炎。

脚底按摩处方

按摩足部的肾反射区、输尿管反射区、膀胱反射区及涌泉穴(见122页)能有效地改善急性扁桃体炎。

重点反射区

● 肾反射区

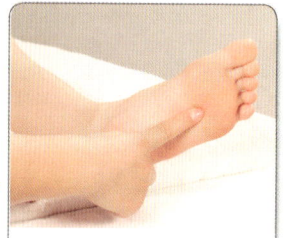

位于双足脚底部,第二跖骨与第三跖骨体之间,近跖骨底处,蜷足时中央凹陷处。

● 输尿管反射区

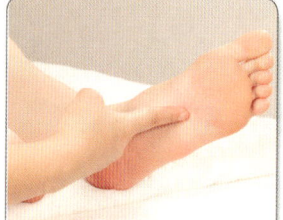

位于双脚底自肾脏反射区斜向内后方至足舟状骨内下方,呈弧形带状区域。

● 膀胱反射区

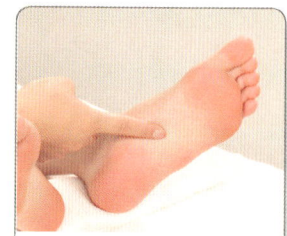

位于双足脚掌底面与脚掌内侧交界处,足跟前方。

按摩操作方法

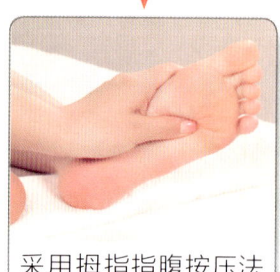

采用拇指指腹按压法按压肾反射区2~5分钟,以局部酸痛为宜。

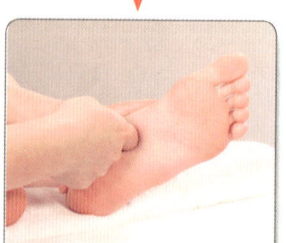

采用单食指叩拳法顶压输尿管反射区2~5分钟,以局部酸痛为宜。

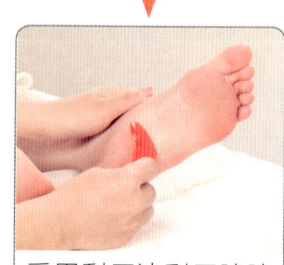

采用刮压法刮压膀胱反射区2~5分钟,以局部酸痛为宜。

第五章 五官科疾病足疗方

梅尼埃综合征

Mei'ni'aizhonghezheng

梅尼埃综合征表现为阵发性突发眩晕、耳聋、耳鸣及耳内闷胀感，持续数分钟或数周，突然消失或逐渐减轻，常伴恶心、呕吐、面色苍白、出冷汗、血压下降等自主神经反射症状。其发病因素主要是自主神经功能紊乱，代谢与内分泌功能障碍，内淋巴吸收障碍及遗传因素等。

脚底按摩处方

按摩足部的胃反射区、大脑反射区（见108页）、耳反射区、小脑及脑干反射区及眼反射区（见197页）能有效地改善梅尼埃综合征的症状。

重点反射区

● 胃反射区

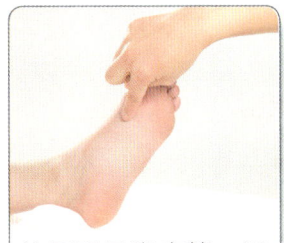

位于双足脚底第一跖骨中部，甲状腺反射区下约一横指宽。

● 耳反射区

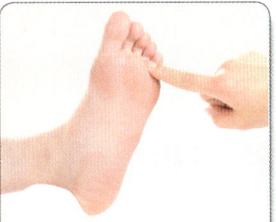

位于双足第四趾与第五趾中部和根部，包括脚底和足背。

● 小脑及脑干反射区

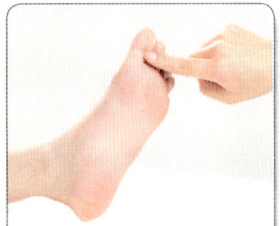

位于双拇趾根部外侧靠近第二节趾骨处。

按摩操作方法

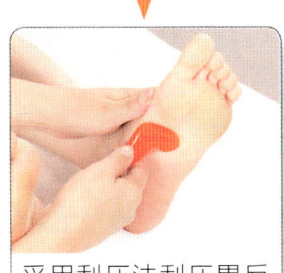

采用刮压法刮压胃反射区2~5分钟，以局部酸痛为宜。

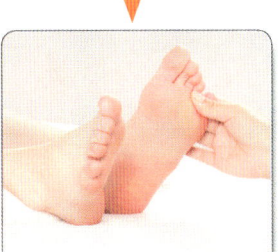

采用拇指指腹按压法按压耳反射区2~5分钟，以局部酸痛为宜。

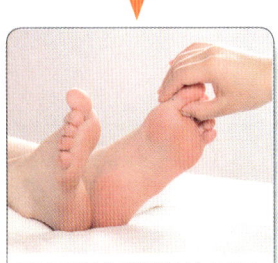

采用拇指指腹按压法按压小脑及脑干反射区2~5分钟，以局部酸痛为宜。

口臭

Kouchou

口臭是一个让人很头痛的问题。好朋友聚在了一起，难免会拉家常、叙旧什么的，有口臭的人却很少能够开怀畅谈，最多是随声应和几下了事，因为自己确实不好意思开口。口臭也不是天生的，它也是有原因的。中医认为引起口臭的原因主要为胃热、咽炎、便秘以及青春期口臭（与内分泌有关）。

脚底按摩处方

按摩足部的胃反射区、肝反射区（见98页）、输尿管反射区及膀胱反射区能有效地改善口臭。

重点反射区

● 胃反射区

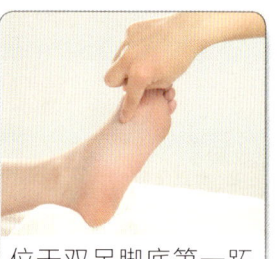

位于双足脚底第一跖跖骨中部，甲状腺反射区下约一横指宽。

● 输尿管反射区

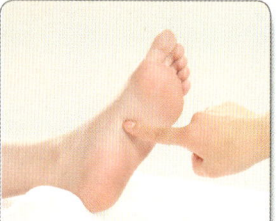

位于双脚底自肾脏反射区斜向内后方至足舟状骨内下方，呈弧形带状区域。

● 膀胱反射区

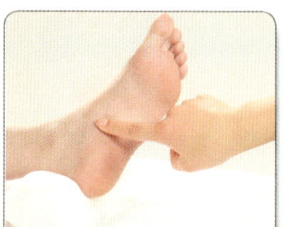

位于双足脚掌底面与脚掌内侧交界处，足跟前方。

按摩操作方法

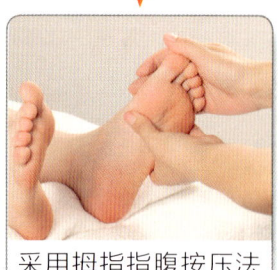

采用拇指指腹按压法按压胃反射区2~5分钟，以局部酸痛为宜。

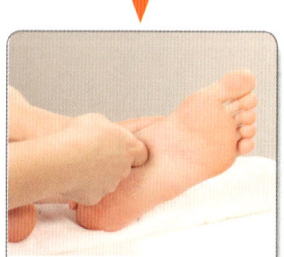

采用单食指叩拳法顶压输尿管反射区2~5分钟，以局部酸痛为宜。

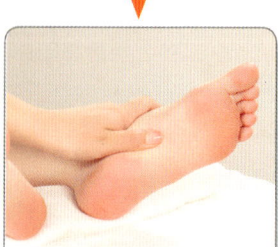

采用拇指指腹推压法推压膀胱反射区2~5分钟，以局部酸痛为宜。

第六章

妇科疾病足疗方

妇科疾病是困扰女性的一大难题,这个问题在很大程度上与个人生活习惯有关,如喜食辛辣、燥热之物,喜欢熬夜等等。究其根本的病因,还是与气血有一定关系。因为女人和男人不一样,女人的一生要经历带、产、经、乳,这些都是要消耗精血的,所以要想防止妇科疾病的发生首当以补血养血为主。以往人们谈到养血都是吃什么、怎么吃,在这里将向您介绍一种新奇的补血方法,那就是脚底按摩,找准相应的反射区进行按摩其补血效果非常好,可以轻松帮您摆脱妇科疾病。

更年期综合征

Gengnianqizonghezheng

更年期综合征,是指随着年龄增长,人体各组织器官走向衰老,功能出现减退而出现类似神经衰弱等一系列症状。女性在绝经前后会出现更年期综合征,而男性一般在50岁左右出现。当然,男女更年期综合征的表现没有太大的区别,尤其是在精神神经、运动器官、消化系统等方面会出现类似的症状。

脚底按摩处方

按摩肝反射区、脾反射区、甲状腺反射区(见106页)、生殖腺反射区(见101页)、脑垂体反射区(见99页)及肾反射区可改善更年期综合征。

重点反射区

●肝反射区

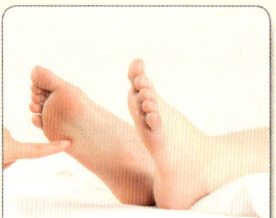

位于右足脚底第四跖骨与第五跖骨前段之间,在肺反射区的后方。

●脾反射区

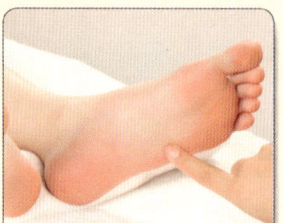

位于左足脚底第四、五跖骨之间,距心脏反射区下方约一横指处。

●肾反射区

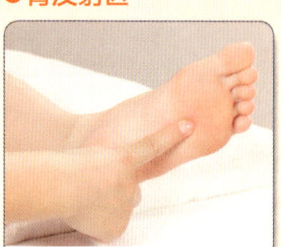

位于双足脚底部,第二跖骨与第三跖骨体之间,近跖骨底处,蜷足时中央凹陷处。

按摩操作方法

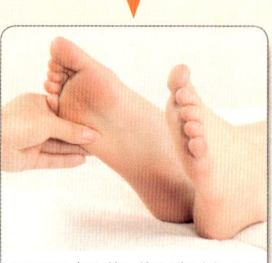

采用拇指指腹按压法按压肝反射区2~5分钟,以局部酸痛为宜。

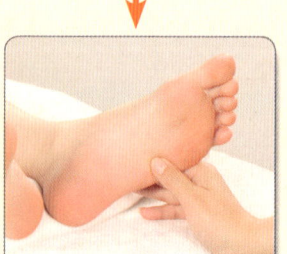

采用拇指指腹按压法按压脾反射区2~5分钟,以局部酸痛为宜。

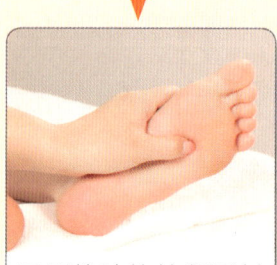

采用掐法掐按肾反射区2~5分钟,以局部酸痛为宜。

第六章 妇科疾病足疗方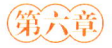

月经不调,是一种常见的妇科疾病,表现为月经的周期、经期、经量、经色、经质等发生异常,如月经先期、月经后期、月经先后无定期以及月经过多或过少等。引起月经失调的原因主要有神经内分泌功能失调、器质病变、药物作用、情绪异常、寒冷刺激、起居无常、饮食不节以及嗜烟酗酒等。

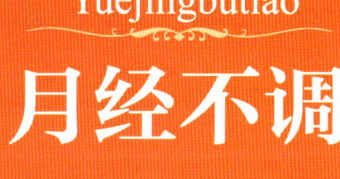

Yuejingbutiao

月经不调

脚底按摩处方

按摩足部的肾上腺反射区（见100页）、脑垂体反射区、肝反射区、肾反射区及脾反射区（见108页）能有效地改善月经不调。

重点反射区

● 脑垂体反射区

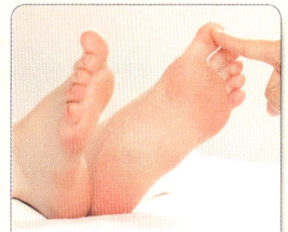

位于双拇趾趾腹中央隆起部位,在脑反射区深处。

● 肝反射区

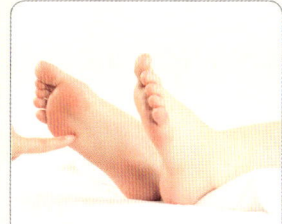

位于右足脚底第四跖骨与第五跖骨前段之间,在肺反射区的后方。

● 肾反射区

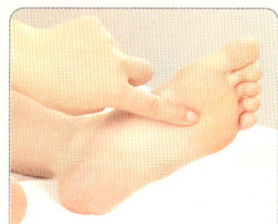

位于双足脚底部,第二跖骨与第三跖骨体之间,近跖骨底处,蜷足时中央凹陷处。

按摩操作方法

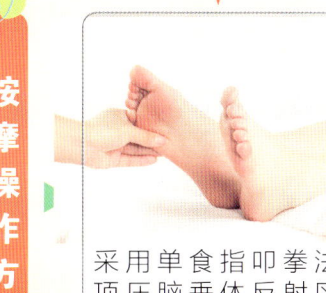

采用单食指叩拳法顶压脑垂体反射区2～5分钟,以局部酸痛为宜。

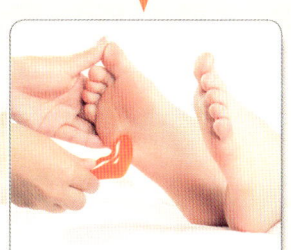

采用刮压法刮压肝反射区2～5分钟,以局部酸痛为宜。

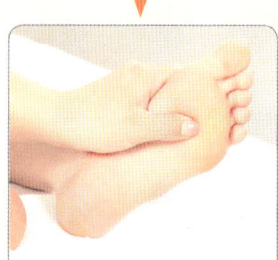

采用拇指指腹推压法推压肾反射区2～5分钟,以局部酸痛为宜。

痛经 Tongjing

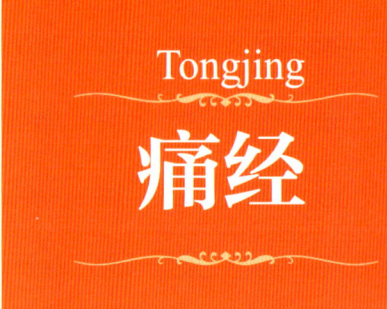

痛经是指妇女在经期前后或行经期间，出现下腹部痉挛性疼痛，或痛引腰骶，或剧痛昏厥等全身不适的一种月经病，可分为原发性痛经和继发性痛经。中医认为，痛经属"痛经"、"行经腹痛"范畴，多由气血虚弱、肝肾亏损或气血运行不畅所致。

脚底按摩处方

按摩足部脑垂体反射区、肾上腺反射区、肾反射区（见101页）、肝反射区、脾反射区（见108页）及心反射区（见135页）能有效的改善痛经的症状。

重点反射区

● 脑垂体反射区

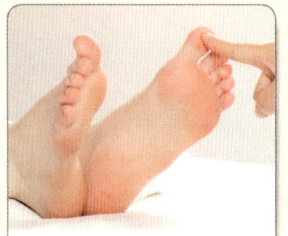

位于双拇趾趾腹中央隆起部位，在脑反射区深处。

● 肾上腺反射区

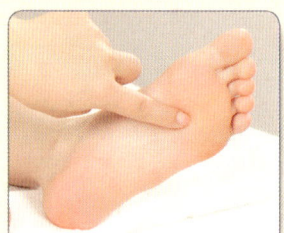

位于双足脚底部，第二、三跖骨体之间，距离跖骨头近心端一拇指宽处。

● 肝反射区

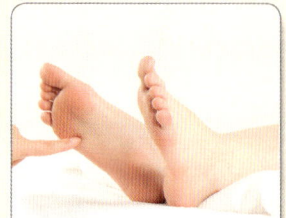

位于右足脚底第四跖骨与第五跖骨前段之间，在肺反射区的后方。

按摩操作方法

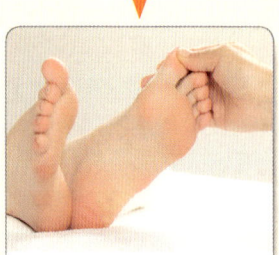

采用拇指指腹按压法按压脑垂体反射区2~5分钟，以局部酸痛为宜。

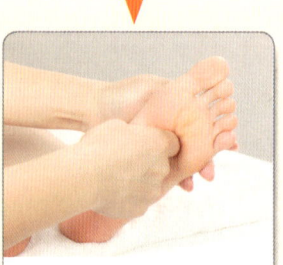

采用单食指叩拳法顶压肾上腺反射区2~5分钟，以局部酸痛为宜。

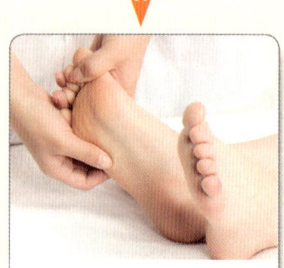

采用拇指指腹推压法推压肝反射区2~5分钟，以局部酸痛为宜。

第六章 妇科疾病足疗方

闭经 Bijing

闭经是妇科疾病中常见的一种症状，表现为月经过期不来，在闭经前后还会出现一些征兆，如经量稀少、脱发掉发、性冷淡、迅速衰老等，分为原发性闭经和继发性闭经两种。原发性闭经多由生殖道下端闭锁、生殖器官不健全或发育不良差等原因造成。继发性闭经病因包括卵巢功能早衰、服用避孕药等。

🟢 脚底按摩处方

按摩足部大脑反射区（见108页）、脑垂体反射区、肾反射区、生殖腺反射区、甲状腺反射区（见106页）及肾上腺反射区（见102页）能改善闭经。

重点反射区

● 脑垂体反射区

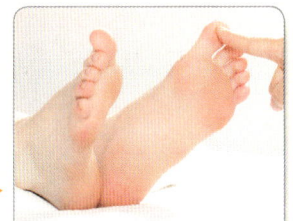

位于双拇趾趾腹中央隆起部位，在脑反射区深处。

● 肾反射区

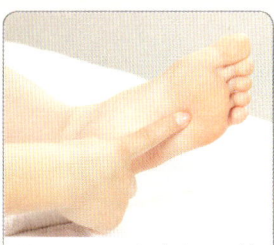

位于双足脚底部，第二跖骨与第三跖骨体之间，近跖骨底处，蜷足时中央凹陷处。

● 生殖腺反射区

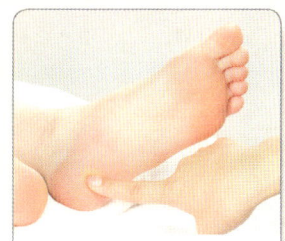

位于双足脚底跟骨中央处。

按摩操作方法

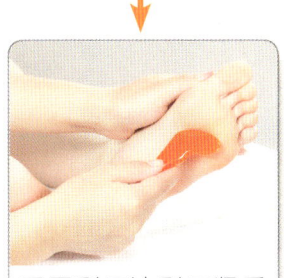

采用单食指叩拳法顶压脑垂体反射区2～5分钟，以局部酸痛为宜。

采用刮压法刮压肾反射区2～5分钟，以局部酸痛为宜。

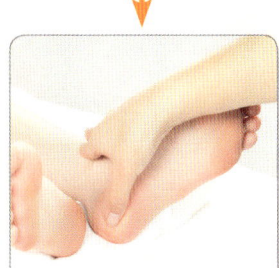

采用拇指指腹推压法推压生殖腺反射区2～5分钟，以局部酸痛为宜。

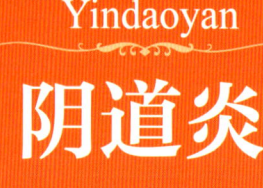

阴道炎 Yindaoyan

阴道炎是阴道黏膜及黏膜下结缔组织的炎症，是妇科常见疾病。阴道炎临床上以白带的性状发生改变以及外阴瘙痒灼痛为主要表现，感染累及尿道时，可有尿痛、尿急等症状。预防阴道炎，平时就要注意保持外阴清洁干燥，避免搔抓。不食用辛辣刺激性食品，勤换内裤，并用温水进行洗涤。

脚底按摩处方

按摩足部的肾反射区、肾上腺反射区、膀胱反射区（见116页）、输尿管反射区（见103页）及生殖腺反射区能有效地改善阴道炎。

重点反射区

● 肾反射区

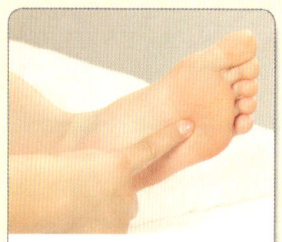

位于双足脚底部，第二跖骨与第三跖骨体之间，近跖骨底处，蜷足时中央凹陷处。

● 肾上腺反射区

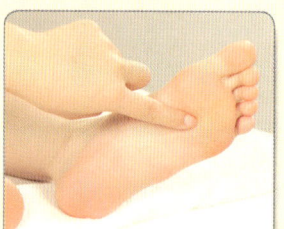

位于双足脚底部，第二、三跖骨体之间，距离跖骨头近心端一拇指宽处。

● 生殖腺反射区

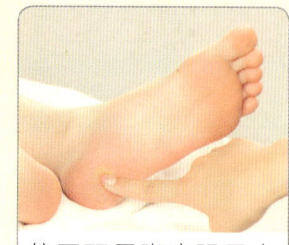

位于双足脚底跟骨中央处。

按摩操作方法

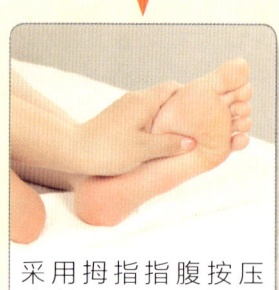

采用拇指指腹按压法按压肾反射区2～5分钟，以局部酸痛为宜。

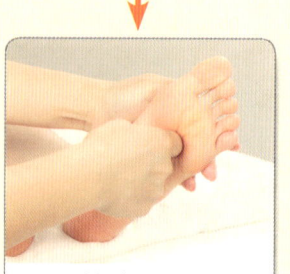

采用单食指叩拳法顶压肾上腺反射区2～5分钟，以局部酸痛为宜。

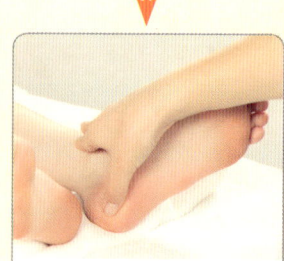

采用拇指指腹按压法按压生殖腺反射区2～5分钟，以局部酸痛为宜。

第六章 妇科疾病足疗方

尿道炎 Niaodaoyan

尿道炎是由于尿道损伤、尿道内异物、尿道梗阻、邻近器官出现炎症或性生活不洁等原因引起的尿道细菌感染。因女性尿道短、直,所以多见于女性患者。患有尿道炎的人常会有尿频、尿急、排尿时有烧灼感以至排尿困难等症状,而且有的还有较多尿道分泌物,开始为黏液性,逐渐变为脓性。

脚底按摩处方

按摩足部的输尿管反射区、肾反射区、膀胱反射区(见116页)、肾上腺反射区(见104页)及生殖腺反射区能有效地改善尿道炎的相关症状。

重点反射区

● 输尿管反射区

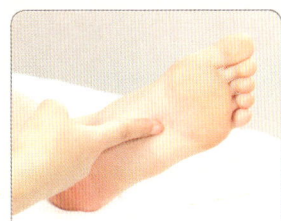

位于双脚底自肾脏反射区斜向内后方至足舟状骨内下方,呈弧形带状区域。

● 肾反射区

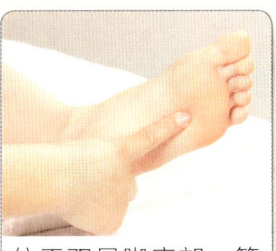

位于双足脚底部,第二跖骨与第三跖骨体之间,近跖骨底处,蜷足时中央凹陷处。

● 生殖腺反射区

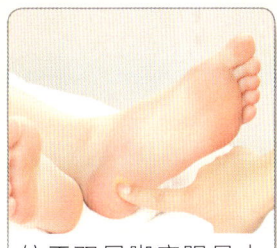

位于双足脚底跟骨中央处。

按摩操作方法

采用拇指指腹按压法按压输尿管反射区2~5分钟,以局部酸痛为宜。

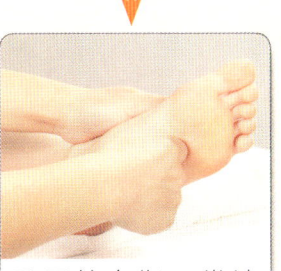

采用单食指叩拳法顶压肾反射区2~5分钟,以局部酸痛为宜。

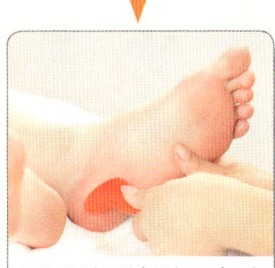

采用刮压法刮压生殖腺反射区2~5分钟,以局部酸痛为宜。

白带增多
Baidaizengdou

白带增多是指女性阴道分泌物量的增多。白带增多分为生理性白带增多和病理性白带增多，如果白带增多伴有多种病症出现，就要警惕妇科疾病的发生。生活中要做到定期做全面的妇科体检，不要穿紧身尼龙内裤，最好选择棉质内裤，注意少用卫生护垫。保证充足的睡眠，多食富含维生素的食品。

🌿 脚底按摩处方

按摩足部的肾上腺反射区、肾反射区、输尿管反射区（见103页）、膀胱反射区（见116页）及生殖腺反射区能有效地改善白带增多的症状。

重点反射区

● 肾上腺反射区
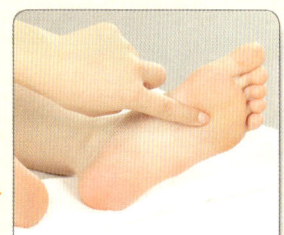
位于双足脚底部，第二、三跖骨体之间，距离跖骨头近心端一拇指宽处。

● 肾反射区
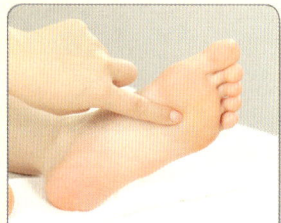
位于双足脚底部，第二跖骨与第三跖骨体之间，近跖骨底处，蜷足时中央凹陷处。

● 生殖腺反射区
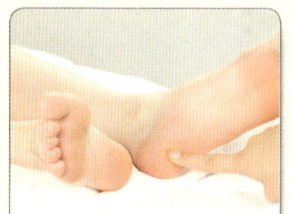
位于双足脚底跟骨中央处。

按摩操作方法

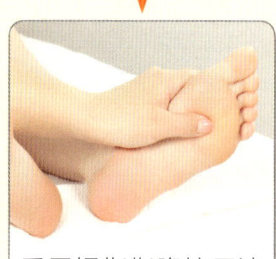
采用拇指指腹按压法按压肾上腺反射区2~5分钟，以局部酸痛为宜。

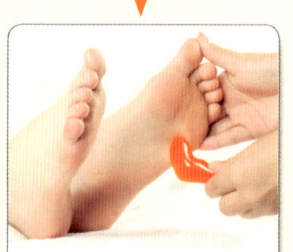
采用刮压法刮压肾反射区2~5分钟，以局部酸痛为宜。

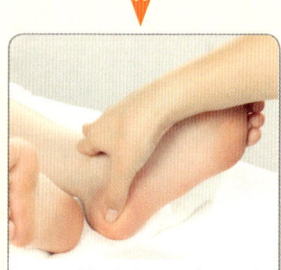
采用掐法掐按生殖腺反射区2~5分钟，以局部酸痛为宜。

第六章 妇科疾病足疗方

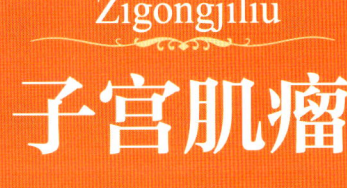

子宫肌瘤
Zigongjiliu

子宫肌瘤，又称子宫平滑肌瘤，是女性生殖器最常见的一种良性肿瘤，症状主要有腹痛、月经改变、白带增多、阴道出血、贫血、低血糖症，以及腹部触及肿物、压迫症状等。平时要少食高脂食物，忌食用辛辣、冰冻等刺激性的食物。注意保持外阴清洁干燥，防止感染。

脚底按摩处方

按摩足部的肾上腺反射区、肝反射区、大脑反射区（见108页）、生殖腺反射区及脾反射区（见108页）能有效地改善子宫肌瘤的相关症状。

重点反射区

● 肾上腺反射区

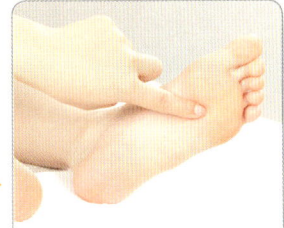

位于双足脚底部，第二、三跖骨体之间，距离跖骨头近心端一拇指宽处。

● 肝反射区

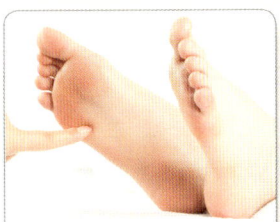

位于右足脚底第四跖骨与第五跖骨前段之间，在肺反射区的后方。

● 生殖腺反射区

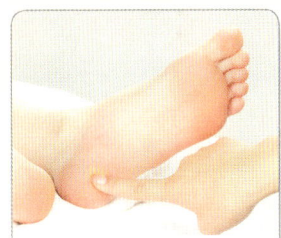

位于双足脚底跟骨中央处。

按摩操作方法

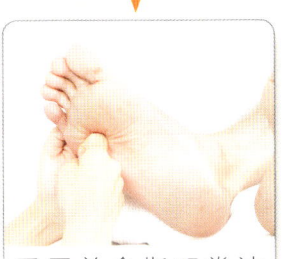

采用刮压法刮压肾上腺反射区2~5分钟，以局部酸痛为宜。

采用单食指叩拳法压刮肝反射区2~5分钟，以局部酸痛为宜。

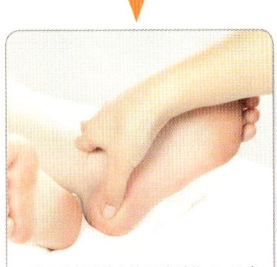

采用拇指指腹推压法推压生殖腺反射区2~5分钟，以局部酸痛为宜。

盆腔炎

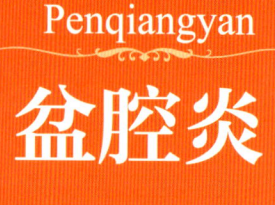

Penqiangyan

盆腔炎指女性上生殖道及其周围组织的炎症，主要包括子宫内膜炎、输卵管炎、输卵管卵巢脓肿、盆腔腹膜炎。经期卫生不良、产后或流产后感染，以及宫腔内手术操作后感染，这些是引起盆腔炎的常见病因。预防盆腔炎首先要杜绝各种感染途径，保持会阴部清洁、干燥，注意经期卫生。

脚底按摩处方

按摩足部肾上腺反射区、脑垂体反射区（见107页）、甲状腺反射区、输尿管反射区、肾反射区（见107页）及膀胱反射区（见116页）能改善盆腔炎。

重点反射区

● 肾上腺反射区

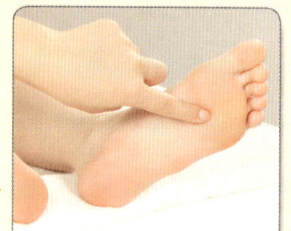

位于双足脚底部，第二、三跖骨体之间，距离跖骨头近心端一拇指宽处。

● 甲状腺反射区

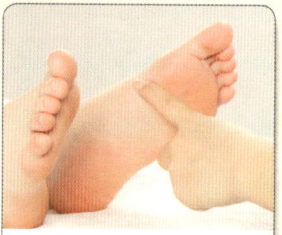

位于双足脚底第一与第二跖骨之间前半部，横跨第一跖骨中部，呈"L"形带。

● 输尿管反射区

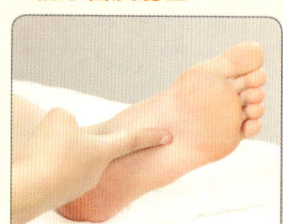

位于双脚底自肾脏反射区斜向内后方至足舟状骨内下方，呈弧形带状区域。

按摩操作方法

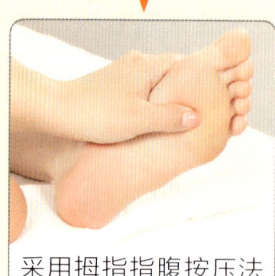

采用拇指指腹按压法按压肾上腺反射区2～5分钟，以局部酸痛为宜。

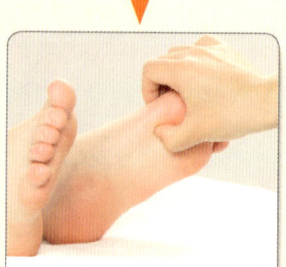

采用掐法掐按甲状腺反射区2～5分钟，以局部酸痛为宜。

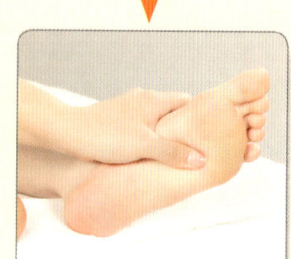

采用拇指指腹推压法推压输尿管反射区2～5分钟，以局部酸痛为宜。

第六章 妇科疾病足疗方

不孕症
Buyunzheng

不孕症指的是育龄期女子婚后或最后一次妊娠后，夫妇同居2年以上，且有正常性生活，未采取避孕措施，男方生殖功能正常，而女方未受孕。不孕症可以分为原发性不孕症和继发性不孕症。中医认为，不孕症多由先天不足、肾气虚弱、冲任失调寒凝；或劳伤气血、内伤七情而肝气郁结等所致。

脚底按摩处方

按摩足部腹腔神经丛反射区、脑垂体反射区、胆囊反射区（见139页）、肾反射区、肾上腺反射区（111页）及脾反射区（见108页）能改善不孕症。

重点反射区

● 腹腔神经丛反射区

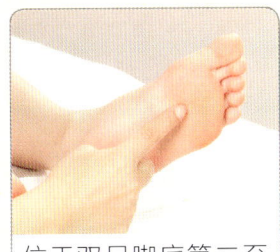

位于双足脚底第二至四跖骨体处，分布在肾反射区周围的椭圆区域。

● 脑垂体反射区

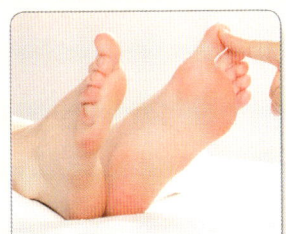

位于双拇趾趾腹中央隆起部位，在脑反射区深处。

● 肾反射区

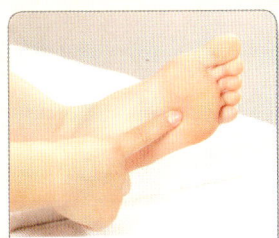

位于双足脚底部，第二跖骨与第三跖骨体之间，近跖骨底处，蜷足时中央凹陷处。

按摩操作方法

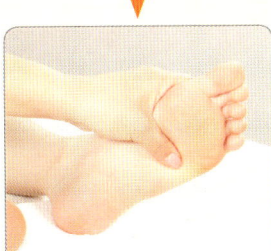

采用拇指指腹按压法按压腹腔神经丛反射区2～5分钟，以局部酸痛为宜。

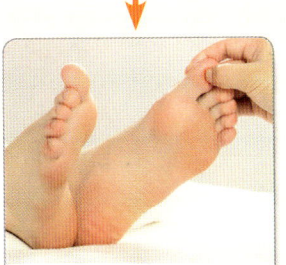

采用掐法掐按脑垂体反射区2～5分钟，以局部酸痛为宜。

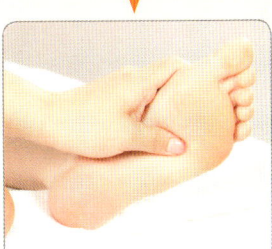

采用拇指指腹推压法推压肾反射区2～5分钟，以局部酸痛为宜。

乳腺增生
Ruxianzengsheng

乳腺增生是指乳腺上皮和纤维组织增生，乳腺组织导管和乳小叶在结构上的退行性病变及进行性结缔组织的生长。其发病原因主要是由于内分泌激素失调，症状主要表现为乳房疼痛、乳房肿块、乳头溢液和月经失调等。平时按一按足部的相应区域，进行足按摩可辅助预防缓解乳腺增生。

脚底按摩处方

按摩足部大脑反射区、脑垂体反射区、生殖腺反射区（见109页）、脾反射区、肾反射区（见109页）及膀胱反射区（见116页）能改善乳腺增生。

重点反射区

● 大脑反射区

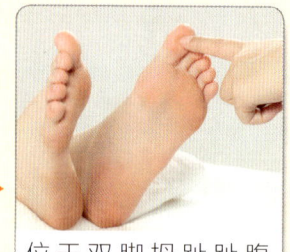

位于双脚拇趾趾腹全部。

● 脑垂体反射区

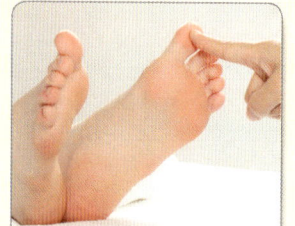

位于双拇趾趾腹中央隆起部位，在脑反射区深处。

● 脾反射区

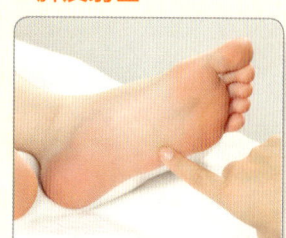

位于左足脚底第四、五跖骨之间，距心脏反射区下方约一横指处。

按摩操作方法

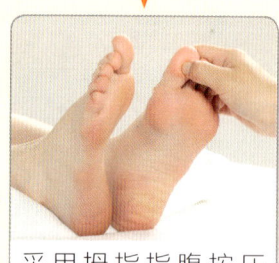

采用拇指指腹按压法按压大脑反射区2~5分钟，以局部酸痛为宜。

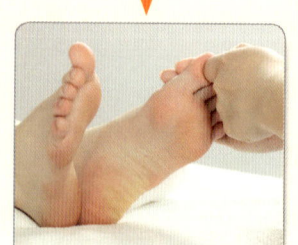

采用单食指叩拳法顶压脑垂体反射区2~5分钟，以局部酸痛为宜。

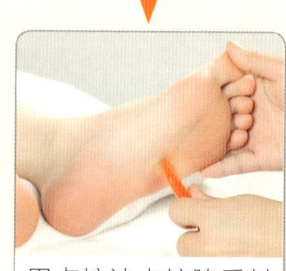

用点按法点按脾反射区2~5分钟，以局部酸痛为宜。

第六章 妇科疾病足疗方

子宫脱垂
Zigongtuocui

子宫脱垂又名子宫脱出，本病是指子宫从正常位置沿阴道向下移位。其病因为支托子宫及盆腔脏器之组织损伤或失去支托力，以及骤然或长期增加腹压所致。常见症状为腹部下坠、腰酸。严重者会出现排尿困难，或尿频、尿潴留、尿失禁及白带增多等症状。

🔖 脚底按摩处方

按摩足部脾反射区、生殖腺反射区、肾反射区、肾上腺反射区（见111页）、输尿管反射区（见116页）及膀胱反射区（见116页）能改善子宫脱垂。

重点反射区

● 脾反射区
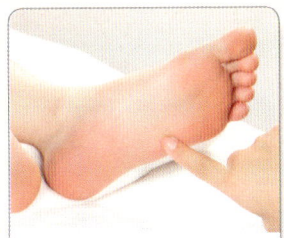
位于左足脚底第四、五跖骨之间，距心脏反射区下方约一横指处。

● 生殖腺反射区
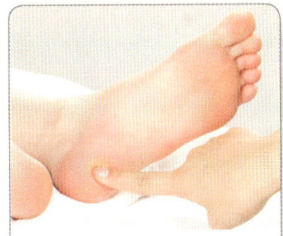
位于双足脚底跟骨中央处。

● 肾反射区
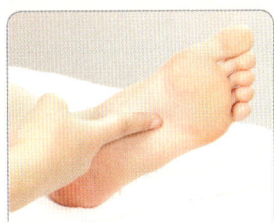
位于双足脚底部，第二跖骨与第三跖骨体之间，近跖骨底处，蜷足时中央凹陷处。

按摩操作方法

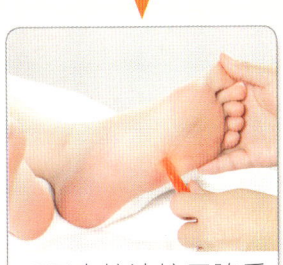
采用点按法按压脾反射区2~5分钟，以局部酸痛为宜。

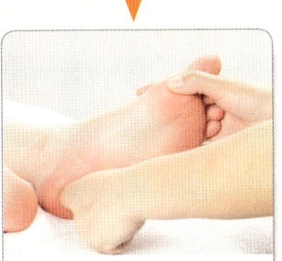
采用单食指叩拳法顶压生殖腺反射区2~5分钟，以局部酸痛为宜。

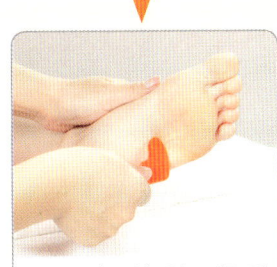
采用刮压法刮压肾反射区2~5分钟，以局部酸痛为宜。

崩漏

Benglou

崩漏相当于功能性子宫出血，是指妇女非周期性子宫出血，其发病急骤，暴下如注，大量出血者为"崩"；病势缓，出血量少，淋漓不绝者为"漏"。崩与漏虽出血情况不同，但在发病过程中两者常互相转化，如崩血量渐少，可能转化为漏，漏势发展又可能变为崩，故临床多以"崩漏"并称。

脚底按摩处方

按摩足部的脾反射区、肝反射区、肾反射区、生殖腺反射区（见116页）及涌泉穴（见122页）能有效地改善崩漏。

重点反射区

● 脾反射区

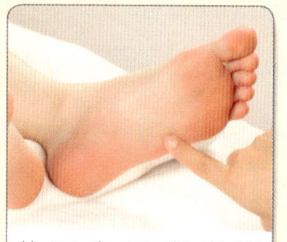

位于左足脚底第四、五跖骨之间，距心脏反射区下方约一横指处。

● 肝反射区

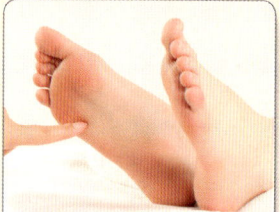

位于右足脚底第四跖骨与第五跖骨前段之间，在肺反射区的后方。

● 肾反射区

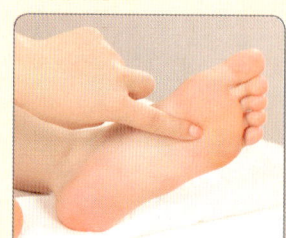

位于双足脚底部，第二跖骨与第三跖骨体之间，近跖骨底处，蜷足时中央凹陷处。

按摩操作方法

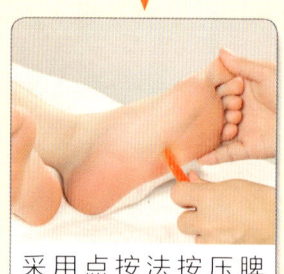

采用点按法按压脾反射区2~5分钟，以局部酸痛为宜。

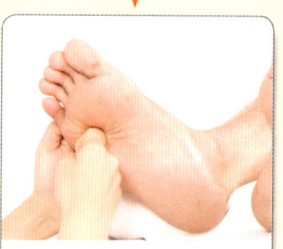

采用单食指叩拳法压刮肝反射区2~5分钟，以局部酸痛为宜。

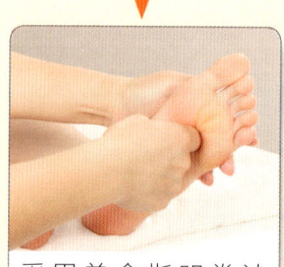

采用单食指叩拳法顶压肾反射区2~5分钟，以局部酸痛为宜。

第六章 妇科疾病足疗方

急性乳腺炎
Jixingruxianyan

急性乳腺炎大多是由金黄色葡萄球菌引起的急性化脓性感染。临床表现主要有乳房胀痛、畏寒、发热、局部红、肿、热、痛，可触及硬块。此病多发生于哺乳期妇女，特别是初产妇，大多数有乳头损伤、皲裂或积乳病史。发病后比较痛苦，而且组织破坏易引起乳房变形，影响喂奶。

脚底按摩处方

按摩足部的肾上腺反射区、肾反射区、输尿管反射区（见116页）、膀胱反射区（见116页）、肝反射区（见113页）及脾反射区能缓解急性乳腺炎。

重点反射区

● 肾上腺反射区
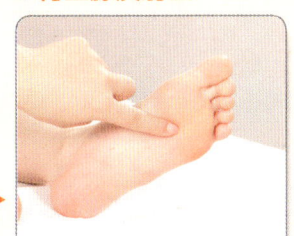
位于双足脚底部，第二、三跖骨体之间，距离跖骨头近心端一拇指宽处。

● 肾反射区
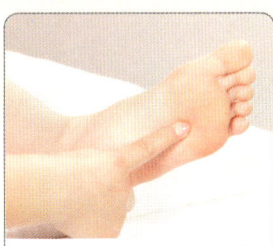
位于双足脚底部，第二跖骨与第三跖骨体之间，近跖骨底处，蜷足时中央凹陷处。

● 脾反射区
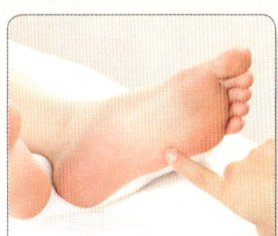
位于左足脚底第四、五跖骨之间，距心脏反射区下方约一横指处。

按摩操作方法

采用刮压刮压法肾上腺反射区2~5分钟，以局部酸痛为宜。

采用单食指扣拳法顶压法按压肾反射区2~5分钟，以局部酸痛为宜。
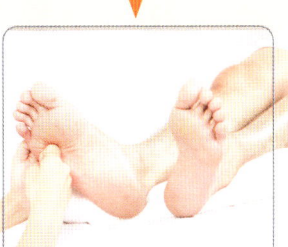

采用点按法按压脾反射区2~5分钟，以局部酸痛为宜。
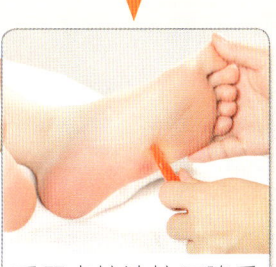

妊娠呕吐
Renshenoutu

妊娠呕吐是指怀孕后2～3个月出现的恶心、呕吐。多因早孕时绒毛膜促性腺素功能旺盛，使胃酸减少，胃蠕动减弱，植物神经系统功能紊乱，副交感神经兴奋过强所致。临床主要表现为恶心、呕吐、择食等，伴有全身乏力、精神萎靡、心悸气促、身体消瘦等症，一般在清晨空腹时较重。

🍵 脚底按摩处方

按摩足部胃反射区、肝脏反射区、生殖腺反射区（见116页）、甲状腺反射区（见160页）、肾反射区（见114页）及腹腔神经丛反射区能改善妊娠呕吐。

重点反射区

● 胃反射区

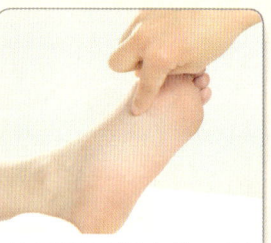

位于双足脚底第一跖骨中部，甲状腺反射区下约一横指宽。

● 肝反射区

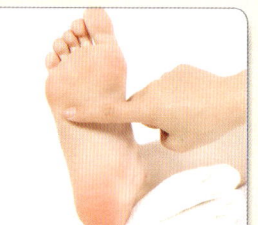

位于右足脚底第四跖骨与第五跖骨前段之间，在肺反射区的后方。

● 腹腔神经丛反射区

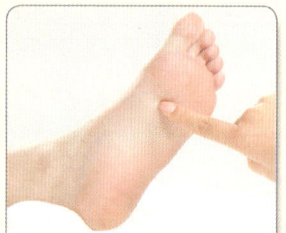

位于双足脚底第二至四跖骨体处，分布在肾反射区周围的椭圆区域。

按摩操作方法

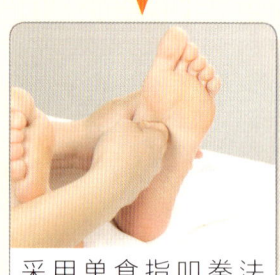

采用单食指叩拳法顶压胃反射区2～5分钟，以局部酸痛为宜。

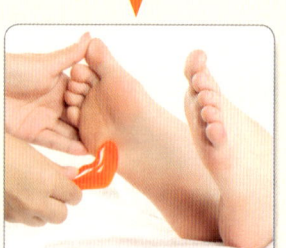

采用刮压法刮压肝反射区2～5分钟，以局部酸痛为宜。

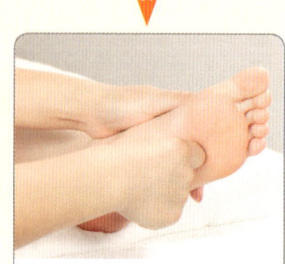

采用食指叩拳法顶压腹腔神经丛反射区2～5分钟，以局部酸痛为宜。

产后腹痛

Chanhoufutong

产后腹痛是指女性分娩后下腹部疼痛，是属于分娩后的一种正常现象，一般疼痛2~3天，而后疼痛自然会消失。多则一周以内消失。若超过一周连续腹痛，伴有恶露量增多，有血块，有臭味等，预示为盆腔内有炎症。产后腹痛以小腹部疼痛最为常见。产后饮食宜清淡，根据自己的身体状况适当地运动。

脚底按摩处方

按摩足部的脾反射区、肝反射区及腹腔神经丛反射区能有效地改善产后腹痛。

重点反射区

● 脾反射区

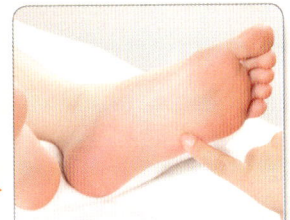

位于左足脚底第四、五跖骨之间，距心脏反射区下方约一横指处。

● 肝反射区

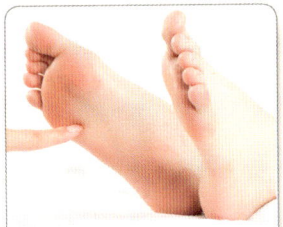

位于右足脚底第四跖骨与第五跖骨前段之间，在肺反射区的后方。

● 腹腔神经丛反射区

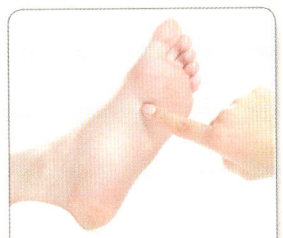

位于双足脚底第二至四跖骨体处，分布在肾反射区周围的椭圆区域。

按摩操作方法

采用点按法按压脾反射区2~5分钟，以局部酸痛为宜。

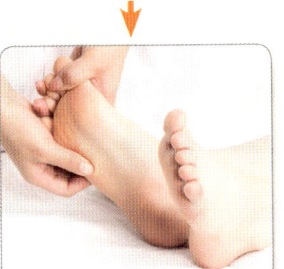

采用拇指指腹推压法推压肝反射区2~5分钟，以局部酸痛为宜。

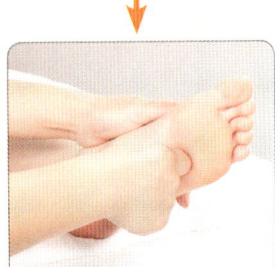

采用单食指叩拳法顶压腹腔神经丛反射区2~5分钟，以局部酸痛为宜。

产后缺乳

Chanhouque'ru

产后缺乳是指产后乳汁分泌量少，不能满足婴儿的需要。乳汁的分泌与乳母的精神、情绪和营养状况、休息都是有关联的。中医认为本病多因素体虚弱，或产期失血过多，以致气血亏虚，乳汁化源不足，或情志失调，气机不畅，乳汁壅滞不行所致。

脚底按摩处方

按摩足部的脑垂体反射区、肾反射区、脾反射区、肝反射区（见137页）及涌泉穴（见122页）能有效地改善产后缺乳。

重点反射区

● 脑垂体反射区

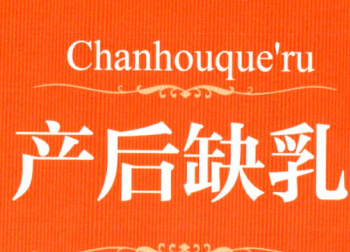

位于双拇趾趾腹中央隆起部位，在脑反射区深处。

● 肾反射区

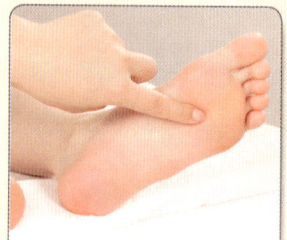

位于双足脚底部，第二跖骨与第三跖骨体之间，近跖骨底处，蜷足时中央凹陷处。

● 脾反射区

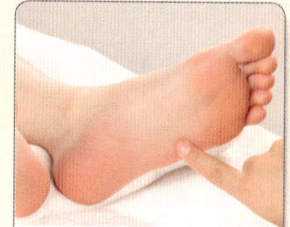

位于左足脚底第四、五跖骨之间，距心脏反射区下方约一横指处。

按摩操作方法

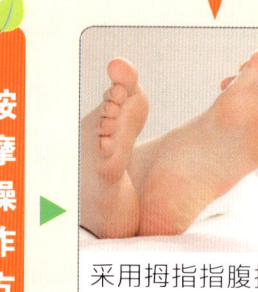

采用拇指指腹按压法按压脑垂体反射区2～5分钟，以局部酸痛为宜。

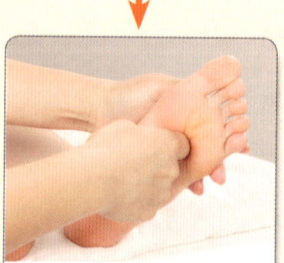

采用单食指叩拳法顶压肾反射区2～5分钟，以局部酸痛为宜。

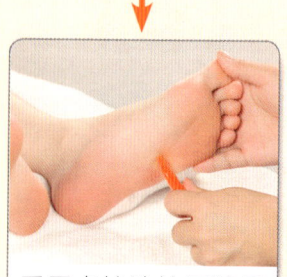

采用点按法按压脾反射区2～5分钟，以局部酸痛为宜。

第七章

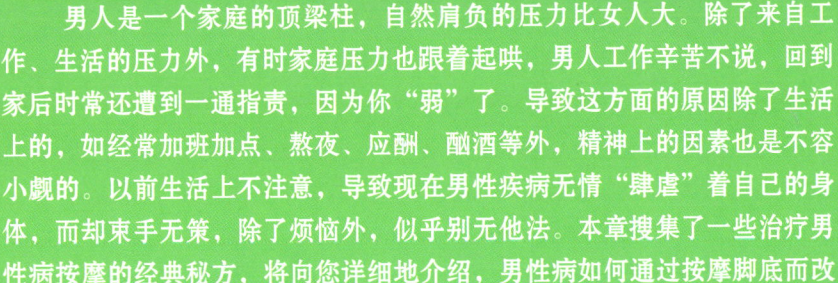

男人是一个家庭的顶梁柱，自然肩负的压力比女人大。除了来自工作、生活的压力外，有时家庭压力也跟着起哄，男人工作辛苦不说，回到家后时常还遭到一通指责，因为你"弱"了。导致这方面的原因除了生活上的，如经常加班加点、熬夜、应酬、酗酒等外，精神上的因素也是不容小觑的。以前生活上不注意，导致现在男性疾病无情"肆虐"着自己的身体，而却束手无策，除了烦恼外，似乎别无他法。本章搜集了一些治疗男性病按摩的经典秘方，将向您详细地介绍，男性病如何通过按摩脚底而改善。轻松祛病无烦恼，让你自然恢复男人魅力，提高"性"福指数。

前列腺炎

Qianliexianyan

前列腺炎是指前列腺特异性和非特异感染所致的急慢性炎症。酗酒、过度饮酒、骑自行车等，均会引起前列腺充血。不注意保暖引起前列腺的交感神经活动，导致尿道内压力增加；经常憋尿使尿液倒流进入前列腺，尿液中的一些晶体物质沉积在前列腺组织上形成结石；这些行为都会引发前列腺炎。

脚底按摩处方

按摩足部的生殖腺反射区、肾上腺反射区（119页）、肾反射区（见117页）、输尿管反射区及膀胱反射区能有效地改善前列腺炎。

重点反射区

● 生殖腺反射区

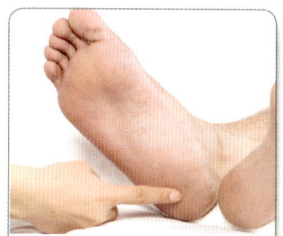

位于双足脚底跟骨中央处。

● 输尿管反射区

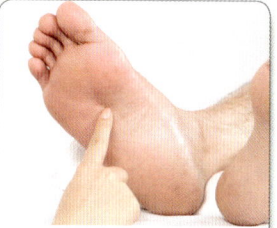

位于双脚底自肾脏反射区斜向内后方至足舟状骨内下方，呈弧形带状区域。

● 膀胱反射区

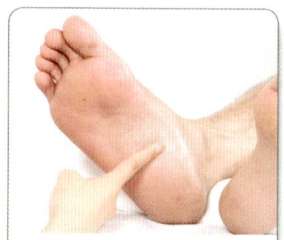

位于双足脚掌底面与脚掌内侧交界处，足跟前方。

按摩操作方法

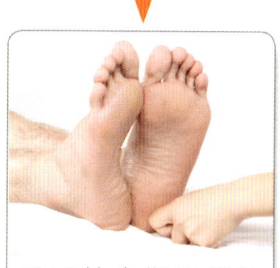

采用单食指叩拳法顶压生殖腺反射区2~5分钟，以局部酸痛为宜。

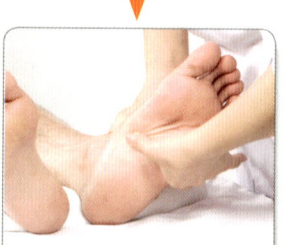

采用拇指指腹推压法推压输尿管反射区2~5分钟，以局部酸痛为宜。

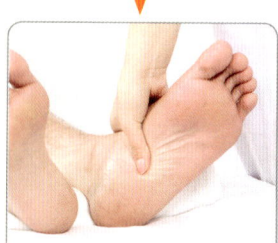

采用拇指指腹按压法按压按压膀胱反射区2~5分钟，以局部酸痛为宜。

第七章 男科疾病足疗方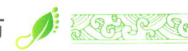

膀胱炎 Pangguangyan

膀胱炎是泌尿系统最常见的疾病，多见于女性，男性也常见。膀胱炎大多是由于细菌感染所引起，过于劳累、受凉、长时间憋尿、性生活不洁也容易发病。初起表现症状轻微，仅有膀胱刺激症状，如尿频、尿急、尿痛、脓尿、血尿等，经治疗，病情会很快痊愈。膀胱炎分为急性与慢性两种，两者可互相转化。

脚底按摩处方

按摩足部的膀胱反射区、输尿管反射区、肾反射区、生殖腺反射区（见120页）及肾上腺反射区（见119页）能有效地改善膀胱炎。

重点反射区

● 膀胱反射区

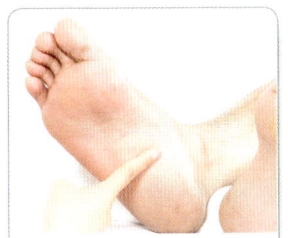

位于双足脚掌底面与脚掌内侧交界处，足跟前方。

● 输尿管反射区

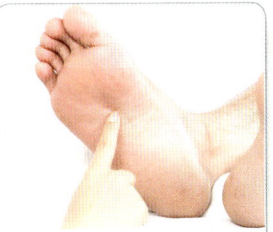

位于双脚底自肾脏反射区斜向内后方至足舟状骨内下方，呈弧形带状区域。

● 肾反射区

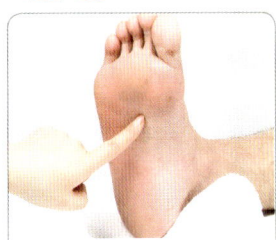

位于双足脚底部，第二跖骨与第三跖骨体之间，近跖骨底处，蜷足时中央凹陷处。

按摩操作方法

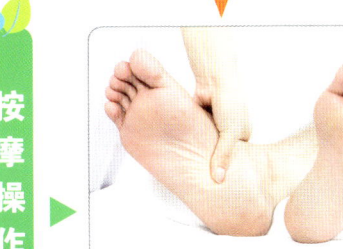

采用拇指指腹按压法按压膀胱反射区2~5分钟，以局部酸痛为宜。

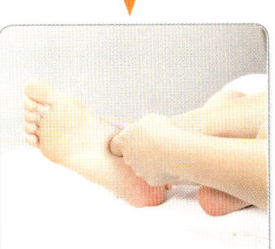

采用单食指叩拳法顶压输尿管反射区2~5分钟，以局部酸痛为宜。

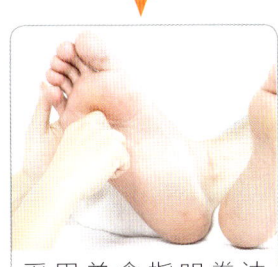

采用单食指叩拳法顶压肾反射区2~5分钟，以局部酸痛为宜。

泌尿结石
Mi'niaojieshi

泌尿系统结石又称尿结石，包括肾、输尿管、膀胱、尿道结石，是因尿中形成结石晶体的盐类物质阻塞而导致泌尿系统结石。结石患者应多饮水，这样可以稀释尿液，能减少尿中晶体的形成。忌食菠菜、动物内脏等食物。

脚底按摩处方

按摩肾反射区、输尿管反射区、膀胱反射区、肾上腺反射区（见119页）、胰腺反射区（见163页）及十二指肠反射区（见128页）能改善泌尿结石。

重点反射区

● 肾反射区

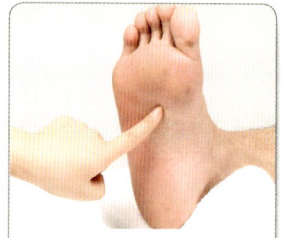

位于双足脚底部，第二跖骨与第三跖骨体之间，近跖骨底处，蜷足时中央凹陷处。

● 输尿管反射区

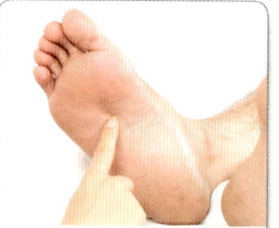

位于双脚底自肾脏反射区斜向内后方至足舟状骨内下方，呈弧形带状区域。

● 膀胱反射区

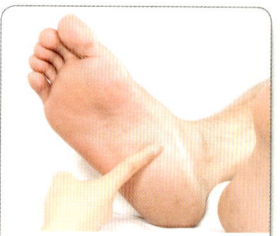

位于双足脚掌底面与脚掌内侧交界处，足跟前方。

按摩操作方法

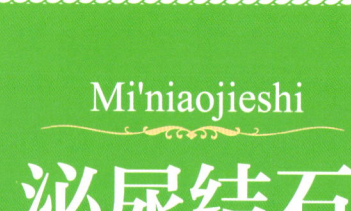

采用单食指叩拳法顶压肾反射区2~5分钟，以局部酸痛为宜。

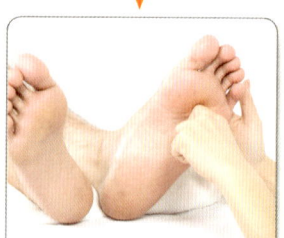

采用单食指叩拳法顶压输尿管反射区2~5分钟，以局部酸痛为宜。

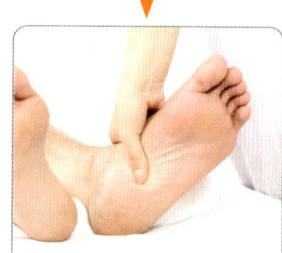

采用拇指指腹按压法按压膀胱反射区2~5分钟，以局部酸痛为宜。

第七章 男科疾病足疗方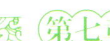

尿潴留

Niaozhuliu

尿潴留是指膀胱内积有大量尿液而不能排出的疾病，分为急性尿潴留和慢性尿潴留。前者表现为急性发生的膀胱胀满而无法排尿，常常是有明显尿意而不能排出引起疼痛，使患者焦虑不适。后者是由于持久而严重的梗阻病变引起的排尿困难，表现为尿频、尿不尽感，下腹胀满不适，可出现充溢性尿失禁。

脚底按摩处方

按摩足部肾反射区（见120页）、输尿管反射区、膀胱反射区、颈椎反射区（见130页）、肾上腺反射区及脾反射区（见137页）能改善尿潴留的症状。

重点反射区

● 输尿管反射区

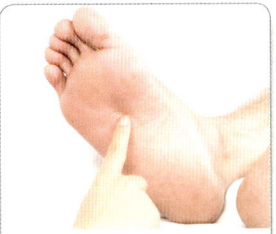

位于双脚底自肾脏反射区斜向内后方至足舟状骨内下方，呈弧形带状区域。

● 膀胱反射区

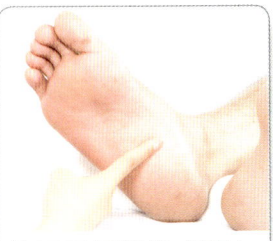

位于双足脚掌底面与脚掌内侧交界处，足跟前方。

● 肾上腺反射区

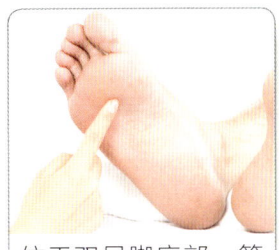

位于双足脚底部，第二、三跖骨体之间，距离跖骨头近心端一拇指宽处。

按摩操作方法

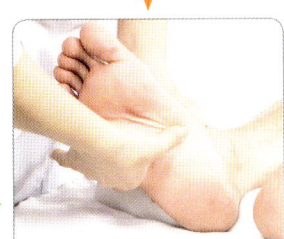

采用拇指指腹按压法按压输尿管反射区2～5分钟，以局部酸痛为宜。

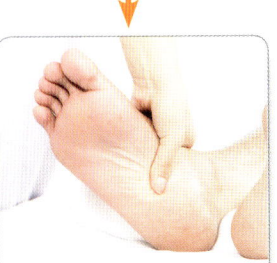

采用拇指指腹推压法推压膀胱反射区2～5分钟，以局部酸痛为宜。

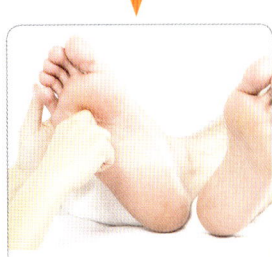

采用单食指叩拳法顶压肾上腺反射区2～5分钟，以局部酸痛为宜。

早泄 Zaoxie

早泄，是指在阴茎进入阴道，或在进入阴道短时间内男性出现提早射精的现象。早泄病发的原因包括器质性和非器质性。器质性早泄主要是由生殖器官病变、泌尿系统疾病、频繁手淫造成神经中枢经常处于不自主兴奋状态等等因素引发。非器质性早泄的原因包括心理因素、精神因素、不良生活习惯等。

脚底按摩处方

按摩足部的生殖腺反射区、肾反射区、肾上腺反射区、脾反射区（见137页）及输尿管反射区（见119页）能有效地改善早泄。

重点反射区

● 生殖腺反射区

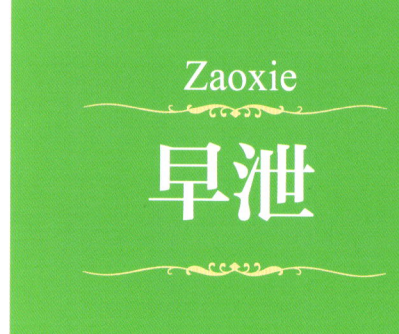

位于双足脚底跟骨中央处。

● 肾反射区

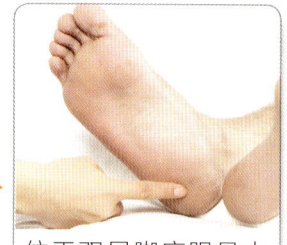

位于双足脚底部，第二跖骨与第三跖骨体之间，近跖骨底处，蜷足时中央凹陷处。

● 肾上腺反射区

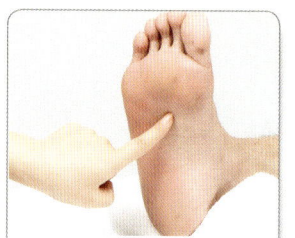

位于双足脚底部，第二、三跖骨体之间，距离跖骨头近心端一拇指宽处。

按摩操作方法

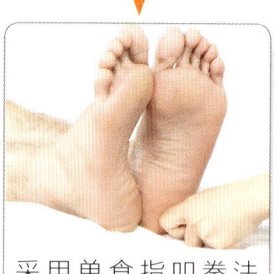

采用单食指叩拳法顶压生殖腺反射区2～5分钟，以局部酸痛为宜。

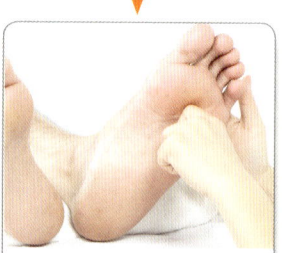

采用单食指叩拳法顶压肾反射区2～5分钟，以局部酸痛为宜。

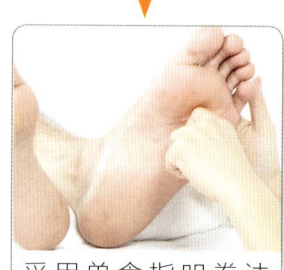

采用单食指叩拳法顶压肾上腺反射区2～5分钟，以局部酸痛为宜。

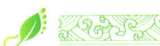
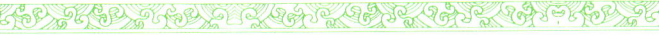

阳痿 Yangwei

阳痿，又被称为"阳事不举"，是指男性在与女性进行性交时，阴茎不能勃起，或能勃起但硬度不够，或虽然硬了但维持时间过短，继而影响到正常的性生活。阳痿，是一种常见的男子性功能障碍性疾病，引起的原因既有器质性的，也有功能性的，常见的有阴茎本身疾病、泌尿生殖器畸形等。

🔰 脚底按摩处方

按摩生殖腺反射区、大脑反射区（见143页）、脑垂体反射区、肾反射区、输尿管反射区（见119页）及膀胱反射区（见116页）能改善阳痿症状。

重点反射区

● 生殖腺反射区

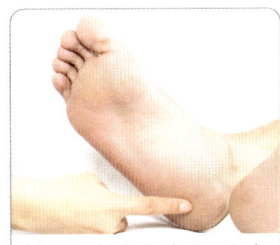

位于双足脚底跟骨中央处。

● 脑垂体反射区

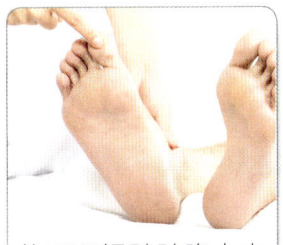

位于双拇趾趾腹中央隆起部位，在脑反射区深处。

● 肾反射区

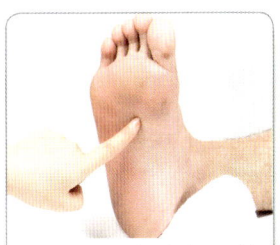

位于双足脚底部，第二跖骨与第三跖骨体之间，近跖骨底处，蜷足时中央凹陷处。

按摩操作方法

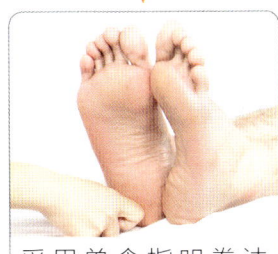

采用单食指叩拳法顶压生殖腺反射区2~5分钟，以局部酸痛为宜。

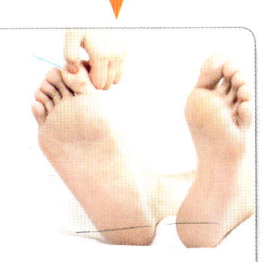

采用掐法掐按脑垂体反射区2~5分钟，以局部酸痛为宜。

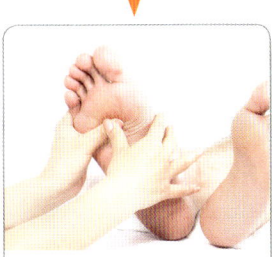

采用拇指指腹按压法按压肾反射区2~5分钟，以局部酸痛为宜。

Yijing 遗精

遗精，指的是男性在没有进行性交行为，以及在没有其他外部刺激的情况下而发生的射精现象。中医将因做梦而发生的遗精称为"梦遗"，而把没有做梦甚至清醒时发生的遗精称为"滑精"。不正常的遗精属于一种病理现象，常见的病因有精神因素、心理因素以及过度疲劳等。

脚底按摩处方

按摩足部的前列腺反射区、肾反射区、心脏反射区（见135页）、肾上腺反射区（见142页）及涌泉穴能有效地改善遗精。

重点反射区

● 前列腺反射区

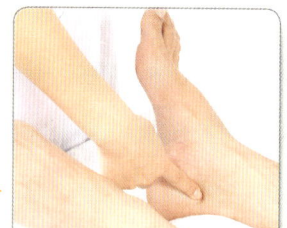

位于双足足跟骨内侧内踝后下方的类似三角形区域。

● 肾反射区

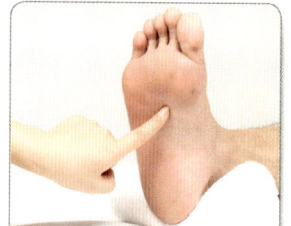

位于双足脚底部，第二跖骨与第三跖骨体之间，近跖骨底处，蜷足时中央凹陷处。

● 涌泉穴

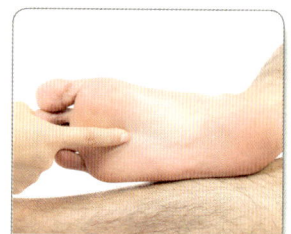

在脚底，约为脚底二、三趾趾缝纹头端与足跟连线的前三分之一与后三分之二交点上。

按摩操作方法

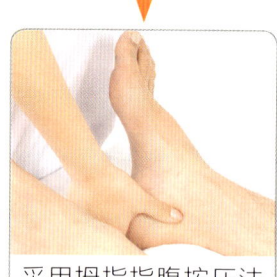

采用拇指指腹按压法按压前列腺反射区2~5分钟，以局部酸痛为宜。

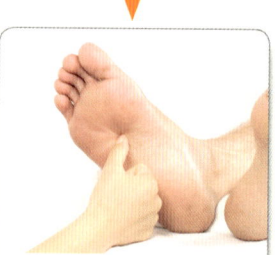

采用掐法掐按肾反射区2~5分钟，以局部酸痛为宜。

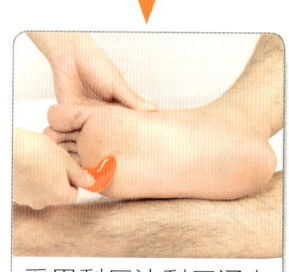

采用刮压法刮压涌泉穴2~5分钟，以出现酸痛感为宜。

第七章 男科疾病足疗方

阴囊潮湿

Yinnangchaoshi

阴囊潮湿是指由于脾虚肾虚、药物过敏、缺乏维生素、真菌滋生等原因引起的男性阴囊糜烂、潮湿、瘙痒等症状，是一种男性特有的皮肤病。可分为急性期、亚急性期、慢性期三个过程。中医认为，风邪、湿邪、热邪、血虚、虫淫等为致病的主要原因。

脚底按摩处方

按摩足部的脑垂体反射区和生殖腺反射区能有效地改善阴囊潮湿。

重点反射区

● 脑垂体反射区

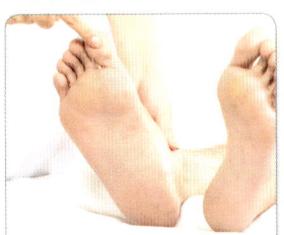

位于双拇趾趾腹中央隆起部位，在脑反射区深处。

● 生殖腺反射区

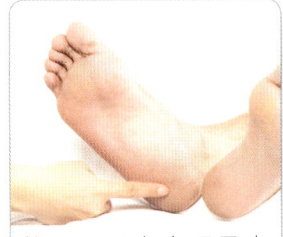

位于双足脚底跟骨中央处。

按摩操作方法

采用拇指指腹按压法按压脑垂体反射区2～5分钟，以局部酸痛为宜。

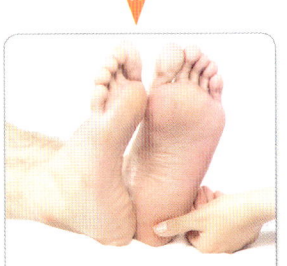

采用拇指指腹按压法按压生殖腺反射区2～5分钟，以局部酸痛为宜。

健康提示

阴囊潮湿的患者需要注意以下几点：

① 患者如果是因为湿热所致者，在饮食上不要食用一些辛辣刺激性的食物，助痰生湿的东西最好不要多食，比如红枣。

② 要保持下裆部位凉爽，避免过热，不要久坐或长时间的骑车或骑马等。

③ 患病期间避免性生活。

Xinglengdan
性冷淡

性冷淡是指性欲缺乏,即对性生活无兴趣,也被称为性欲减退。性冷淡的症状表现体现在两个方面:生理症状和心理症状。中医以为性冷淡的病位在心、肝、脾、肾;由于先后天不足、情志内伤、久病体虚、痰湿内盛所致;基本病机为气郁、痰阻、精亏、气血不足。

脚底按摩处方

按摩足部的大脑反射区(见143页)、肾上腺反射区(见142页)、肾反射区、生殖腺反射区及脑垂体反射区能有效地改善性冷淡。

重点反射区

● 肾反射区

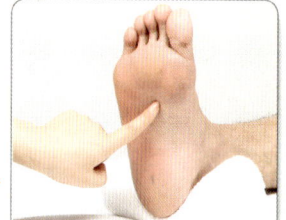

位于双足脚底部,第二跖骨与第三跖骨体之间,近跖骨底处,蜷足时中央凹陷处。

● 生殖腺反射区

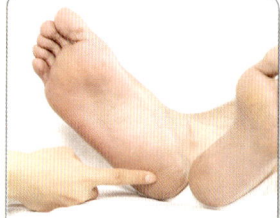

位于双足脚底跟骨中央处。

● 脑垂体反射区

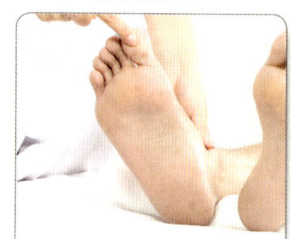

位于双拇趾趾腹中央隆起部位,在脑反射区深处。

按摩操作方法

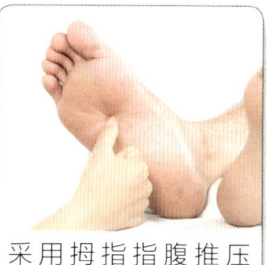

采用拇指指腹推压法推压肾反射区2~5分钟,以局部酸痛为宜。

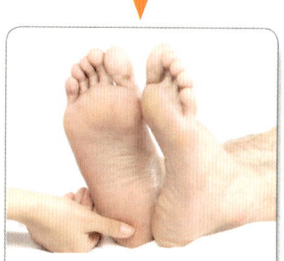

采用拇指指腹推压法推压生殖腺反射区2~5分钟,以局部酸痛为宜。

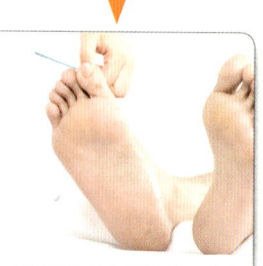

采用拇指指腹按压法按压脑垂体反射区2~5分钟,以局部酸痛为宜。

第七章 男科疾病足疗方

不育症 Buyuzheng

生育的基本条件是要具有正常的性功能和能与卵子结合的正常精子。不育症指正常育龄夫妇婚后有正常性生活，长期不避孕，却未生育。在已婚夫妇中发生不育者有15%，其中单纯女性因素为50%，单纯男性为30%左右。男性多由于男性内分泌疾病、生殖道感染、男性性功能障碍等引起。

🌱 脚底按摩处方

按摩足部的肾反射区、肾上腺反射区（见142页）、脾反射区（见137页）、肝反射区（见137页）、生殖腺反射区及涌泉穴能有效地改善不育症。

重点反射区

● 肾反射区

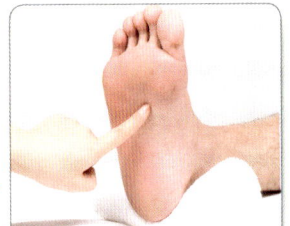

位于双足脚底部，第二跖骨与第三跖骨体之间，近跖骨底处，蜷足时中央凹陷处。

● 涌泉穴

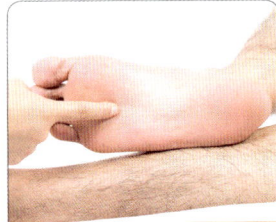

在脚底，约在脚底二、三趾趾缝纹头端与足跟连线的前三分之一与后三分之二交点上。

● 生殖腺反射区

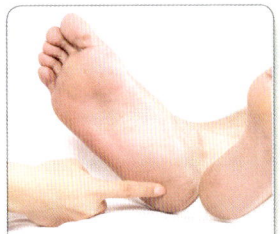

位于双足脚底跟骨中央处。

按摩操作方法

采用拇指指腹按压法按压肾反射区2~5分钟，以局部酸痛为宜。

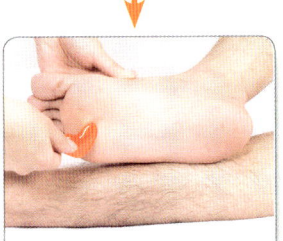

采用刮压法刮压涌泉穴2~5分钟，以出现酸痛感为宜。

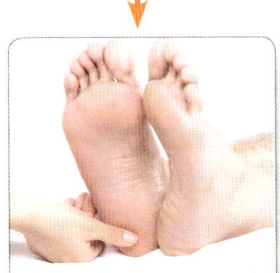

采用拇指指腹推压法推压生殖腺反射区2~5分钟，以局部酸痛为宜。

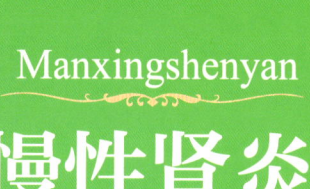

慢性肾炎

Manxingshenyan

慢性肾炎是一种以慢性肾小球病变为主的肾小球疾病，也是一种常见的慢性肾脏疾病。此病潜伏时间长，病情发展缓慢，它可发生于任何年龄，但以青、中年男性为主，病程长达1年以上。慢性肾炎的症状各异，大部分患者有明显血尿、浮肿、高血压症状，并有全身乏力、纳差、腹胀、贫血等病症。

脚底按摩处方

按摩足部的肾反射区、输尿管反射区、膀胱反射区、肾上腺反射区（见142页）及脑垂体反射区（见124页）能有效地改善慢性肾炎。

重点反射区

● 肾反射区

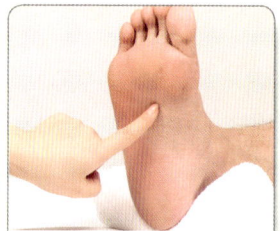

位于双足脚底部，第二跖骨与第三跖骨体之间，近跖骨底处，蜷足时中央凹陷处。

● 输尿管反射区

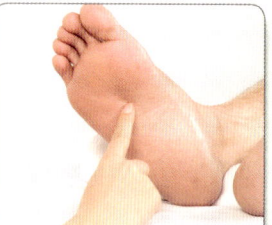

位于双脚底自肾脏反射区斜向内后方至足舟状骨内下方，呈弧形带状区域。

● 膀胱反射区

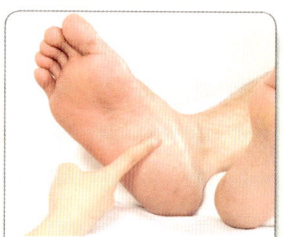

位于双足脚掌底面与脚掌内侧交界处，足跟前方。

按摩操作方法

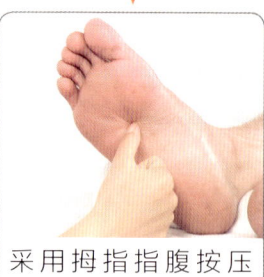

采用拇指指腹按压法按压肾反射区2~5分钟，以局部酸痛为宜。

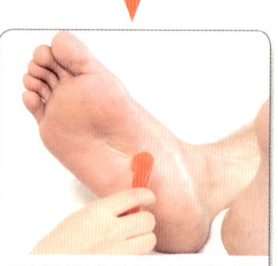

采用刮压法刮压输尿管反射区2~5分钟，以局部酸痛为宜。

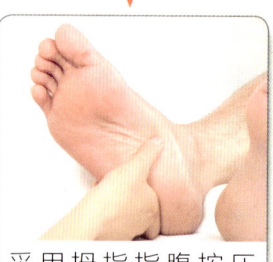

采用拇指指腹按压法按压膀胱反射区2~5分钟，以局部酸痛为宜。

第八章

儿科疾病足疗方

孩子生了病,妈妈怎么办、爸爸怎么办、一家人到底怎么办?孩子的健康是父母最为关心的事,生了病后似乎牵动着这个家庭每个成员的神经。夜深了去医院不方便,吃点家庭常备药物,又怕影响孩子的正常发育,实在是"做也不行,不做更是不行",那到底怎么办?编者告诉您:家庭按摩疗效好。无论孩子什么时候发烧、咳嗽,按按脚底就能轻松缓解孩子不适,去除父母烦恼。

小儿厌食

Xiaoeryanshi

小儿厌食症表现为小儿长时间食欲减退或消失，以进食量减少为其主要特征，是一种慢性消化性功能紊乱综合征。常见于1～6岁的小儿，因不喜进食很容易导致小儿营养不良、贫血、佝偻病及免疫力低下等，严重者还会影响患儿身体和智力的发育。平时要教育小儿规律饮食，多食高蛋白食物，定时进食。

脚底按摩处方

按摩足部的胃反射区、十二指肠反射区、小肠反射区、脾反射区（见137页）、胰腺反射区（见163页）可有效改善小儿厌食。

重点反射区

● 胃反射区

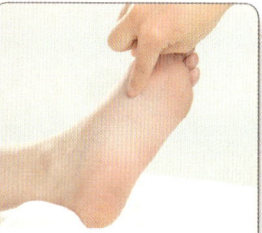

位于双足脚底第一跖骨中部，甲状腺反射区下约一横指宽。

● 十二指肠反射区

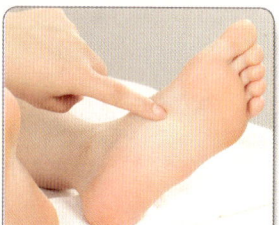

位于双足脚底第一跖骨底处，胰腺反射区的后外方。

● 小肠反射区

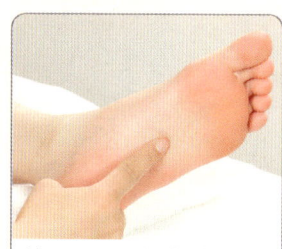

位于双足脚底中部凹入区域，被升结肠、横结肠、降结肠等反射区所包围。

按摩操作方法

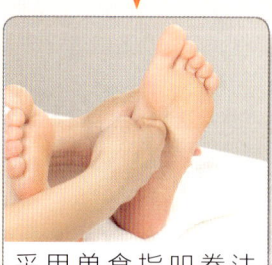

采用单食指叩拳法顶压压胃反射区2～5分钟，以局部酸痛为宜。

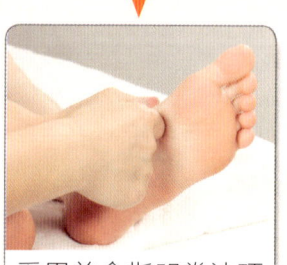

采用单食指叩拳法顶压十二指肠反射区2～5分钟，以局部酸痛为宜。

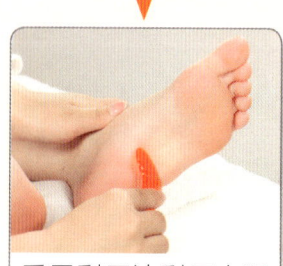

采用刮压法刮压小肠反射区2～5分钟，以局部酸痛为宜。

第八章 儿科疾病足疗方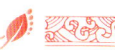

小儿遗尿
Xiaoeryi'niao

小儿遗尿是指小儿睡梦中小便自遗，醒后方觉的病症。多见于3岁以上的儿童。若3岁以上的小儿一个月内尿床次数达到3次以上，就属于不正常了，医学上称之为"遗尿症"，一般是男孩多于女孩。预防小儿遗尿应从小为儿童建立良好的作息制度，养成良好的卫生习惯，并培养儿童生活自理能力。

🦶 脚底按摩处方

按摩足部的肾反射区、输尿管反射区、膀胱反射区、大脑反射区（见108页）、肾上腺反射区（见142页）可有效改善小儿遗尿。

重点反射区

● 肾反射区
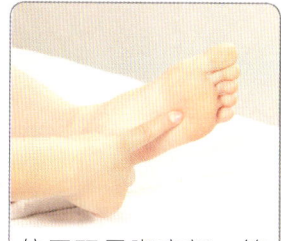
位于双足脚底部，第二跖骨与第三跖骨体之间，近跖骨底处，蜷足时中央凹陷处。

● 输尿管反射区
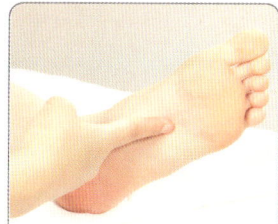
位于双脚底自肾脏反射区斜向内后方至足舟状骨内下方，呈弧形带状区域。

● 膀胱反射区
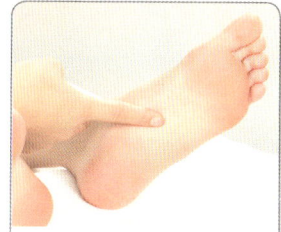
位于双足脚掌底面与脚掌内侧交界处，足跟前方。

按摩操作方法

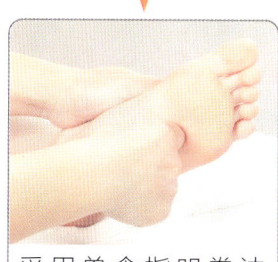
采用单食指叩拳法顶压肾反射区2~5分钟，以局部酸痛为宜。

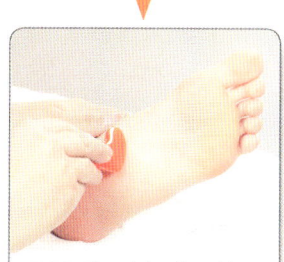
采用刮压法刮压输尿管反射区2~5分钟，以局部酸痛为宜。

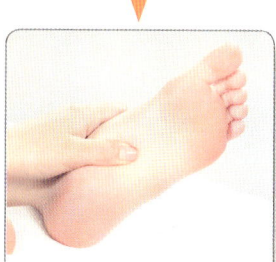
采用拇指指腹按压法按压膀胱反射区2~5分钟，以局部酸痛为宜。

小儿落枕

Xiaoerlaozhen

小儿落枕在临床上并不多见,但是它的发病机理却跟成人基本相似。小儿落枕常因感受寒凉或睡姿不良等所致,以颈项强痛和转侧不利为主症。中医所说"不通则痛"可以很好地解释落枕疼痛的原因,主要因患侧胸锁乳突肌、斜方肌和肩胛提肌经脉闭阻、血脉不通、局部肌肉痉挛所致。

脚底按摩处方

按摩足部的斜方肌反射区、颈项反射区、颈椎反射区、大脑反射区(见108页)、肾上腺反射区(见142页)可有效改善小儿落枕。

重点反射区

● 斜方肌反射区

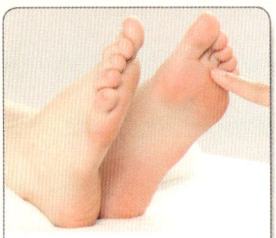

位于双脚底眼、耳反射区的近心端,呈一横指宽的带状区。

● 颈项反射区

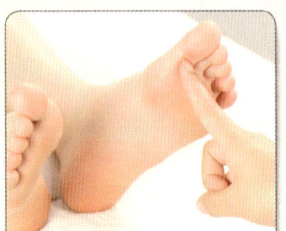

位于双足拇趾根部横纹处。

● 颈椎反射区

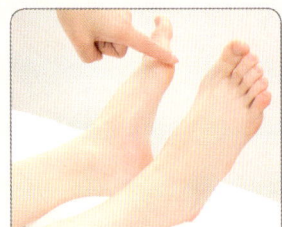

位于双足拇趾根部内侧横纹尽头。

按摩操作方法

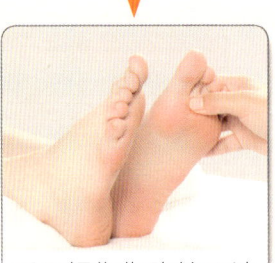

采用拇指指腹按压法按压斜方肌反射区2~5分钟,以局部酸痛为宜。

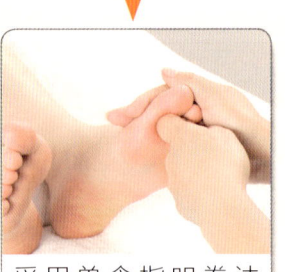

采用单食指叩拳法顶压颈项反射区2~5分钟,以局部酸痛为宜。

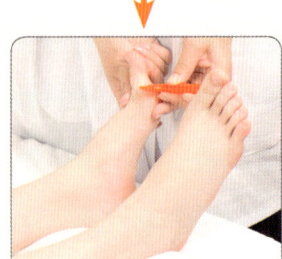

采用刮压法刮压颈椎反射区2~5分钟,以局部酸痛为宜。

第八章 儿科疾病足疗方

小儿咳嗽
Xiaoerkesou

小儿咳嗽是小儿呼吸系统疾病之一。当呼吸道有异物或受到过敏性因素的刺激时，既会引起咳嗽。呼吸系统疾病大部分都会引起呼吸道急慢性炎症，均可引起咳嗽。根据患儿病程可分为急性、亚急性和慢性咳嗽。中医认为，因外感六淫之邪多从肺脏侵袭人体，故多致肺失宣肃，肺气上逆引发为咳嗽。

脚底按摩处方

按摩足部的肺及支气管反射区、鼻反射区、额窦反射区、肾上腺反射区（见142页）、脾反射区（见137页）可有效改善小儿咳嗽。

重点反射区

●肺及支气管反射区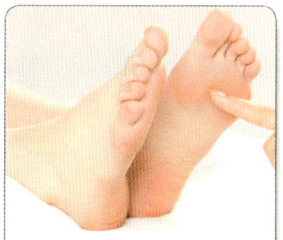
位于双足斜方肌反射区的近心端，自甲状腺反射区向外到肩反射区处约一横指宽。

●鼻反射区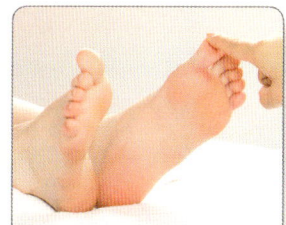
位于双脚拇趾趾腹内侧延伸到拇趾趾甲的根部，第一趾间关节前。

●额窦反射区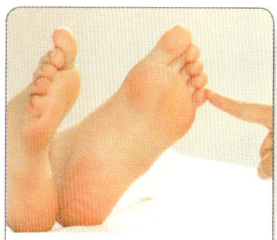
位于十个脚趾的趾端约1厘米范围内。

按摩操作方法

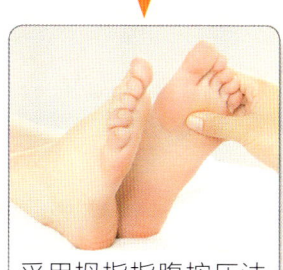
采用拇指指腹按压法按压肺及支气管反射区2~5分钟，以局部酸痛为宜。

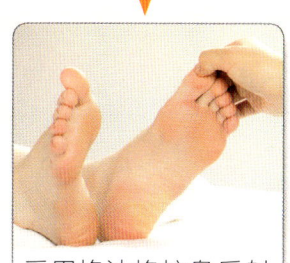
采用掐法掐按鼻反射区2~5分钟，以局部酸痛为宜。

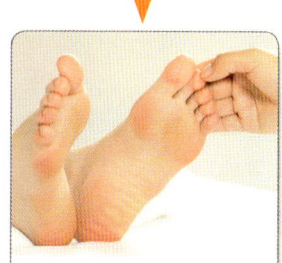
采用掐法掐按额窦反射区2~5分钟，以局部酸痛为宜。

小儿发热
Xiaoerfare

小儿发热是儿童许多疾病的一个共同病症。只要小儿体温超过正常的体温37.3℃即为发热。临床一般伴有面赤唇红、烦躁不安、大便干燥。小儿正常体温是36～37.3℃，低度发热体温介于37.3～38℃之间，中度发热体温为38.1～39℃，高度发热体温为39.1～40℃，超高热则为41℃。

🍵 脚底按摩处方

按摩足部的肺及支气管反射区、头及颈淋巴结反射区、涌泉穴、鼻反射区（见136页）、肾上腺反射区（见142页）可有效改善小儿发热。

重点反射区

● 肺及支气管反射区

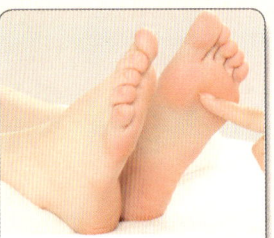

位于双足斜方肌反射区的近心端，自甲状腺反射区向外到肩反射区处约一横指宽。

● 头及颈淋巴结反射区

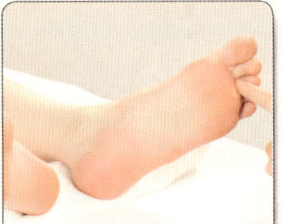

位于双足各趾间的趾骨根部呈"凹"字形，分布在脚底、足背两处。

● 涌泉穴

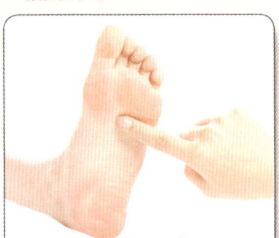

在脚底，约在脚底二、三趾趾缝纹头端与足跟连线的前三分之一与后三分之二交点上。

按摩操作方法

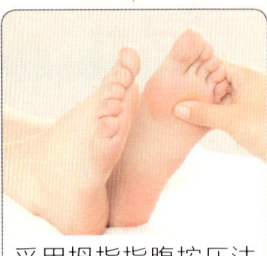

采用拇指指腹按压法按压肺及支气管反射区2～5分钟，以局部酸痛为宜。

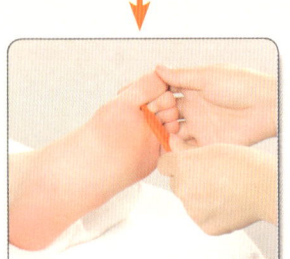

采用按摩棒点按头及颈淋巴结反射区2～5分钟，以局部酸痛为宜。

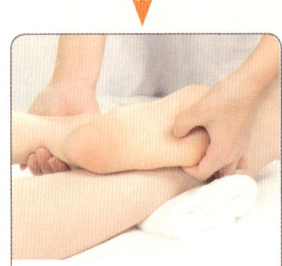

采用掐法掐按涌泉穴2～5分钟，以出现酸痛感为宜。

第八章 儿科疾病足疗方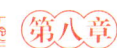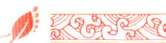

小儿口疮是因小儿口腔不卫生或饮食不当，或因身体原因造成的舌尖或口腔黏膜产生发炎、溃烂，而导致小儿进食不畅的疾病。常见症状有：在口腔内唇、舌、颊黏膜、齿龈、硬腭等处出现白色或淡黄色大小不等的溃烂点，常伴有烦躁不安、哭闹、不愿进食、身体消瘦、发热等症状。

Xiaoerkouchuang

小儿口疮

🍀 脚底按摩处方

按摩足部的口腔及舌反射区、心反射区、肾反射区、涌泉穴（见132页）、输尿管反射区（见129页）、膀胱（见129页）可有效改善小儿口疮。

重点反射区

● 口腔及舌反射区

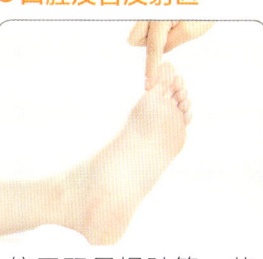

位于双足拇趾第一节底部内缘，靠在第一关节下方，在血压点反射区的内侧。

● 心反射区

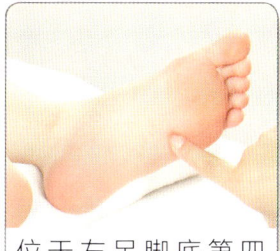

位于左足脚底第四跖骨与第五跖骨前段之间，在肺反射区后方。

● 肾反射区

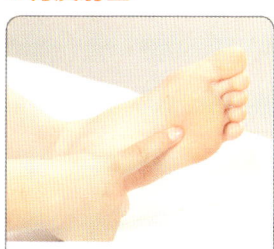

位于双足脚底部，第二跖骨与第三跖骨体之间，近跖骨底处，蜷足时中央凹陷处。

按摩操作方法

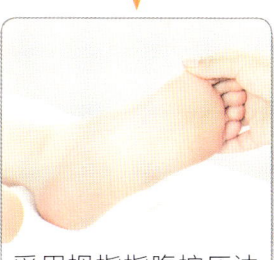

采用拇指指腹按压法按压口腔、舌反射区2～5分钟，以局部酸痛为宜。

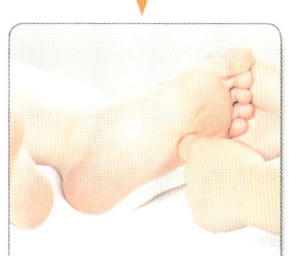

采用单食指叩拳法顶压心反射区2～5分钟，以局部酸痛为宜。

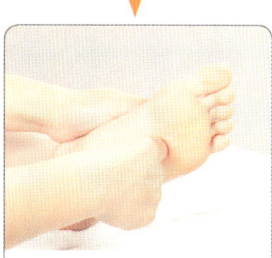

采用单食指叩拳法顶压肾反射区2～5分钟，以局部酸痛为宜。

小儿扁桃体炎
Xiaoerbiantaotiyan

小儿扁桃体炎是小儿常见病的一种，4～6岁的小儿发病率较高。扁桃体位于扁桃体隐窝内，是人体呼吸道的第一道免疫器官。但它的免疫能力只能达到一定的效果，当吸入的病原微生物数量较多或毒力较强时，就会引起相应的临床症状，发生炎症，出现红肿、疼痛、化脓，伴有头痛、咽痛等症状。

脚底按摩处方

按摩足部的肺及支气管反射区、头及颈淋巴结反射区、颈项反射区、脾反射区（见137页）、输尿管反射区（见129页）可有效改善小儿扁桃体炎。

重点反射区

●肺及支气管反射区

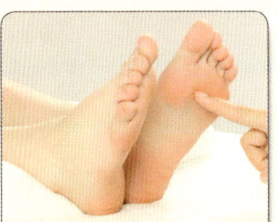

位于双足斜方肌反射区的近心端，自甲状腺反射区向外到肩反射区处约一横指宽。

●头及颈淋巴结反射区

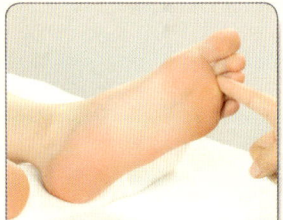

位于双足各趾间的趾骨根部呈"凹"字形，分布在脚底、足背两处。

●颈项反射区

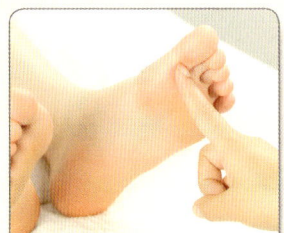

位于双足拇趾根部横纹处。

按摩操作方法

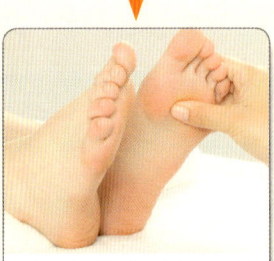

采用拇指指腹按压法按压肺及支气管反射区2～5分钟，以局部酸痛为宜。

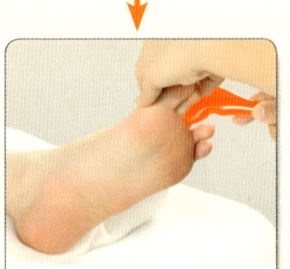

采用刮压法刮压头及颈淋巴结反射区2～5分钟，以局部酸痛为宜。

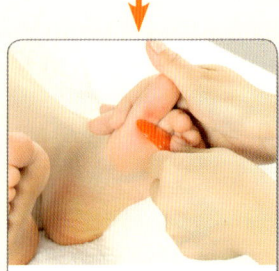

采用刮压法刮压颈项反射区2～5分钟，以局部酸痛为宜。

第八章 儿科疾病足疗方

小儿夜啼 Xiaoeryeti

小儿夜啼症，常见于1岁以内的哺乳期婴儿，多因受惊或身体不适所引起。主要表现为婴儿长期夜间烦躁不安，啼哭不停，或时哭时止，辗转难睡，天明始见转静，日间则一切如常。中医认为本病多因脾寒，神气未充，心火上乘，食积等所致。婴儿入夜啼哭不安，难以查明其真正原因者，请尽早就医治疗。

🍶 脚底按摩处方

按摩足部的心脏反射区、涌泉穴、颈项反射区（见134页）、脾反射区（见137页）、小肠反射区（见138页）、胃反射区（见137页）可有效改善小儿夜啼。

重点反射区

● 心反射区
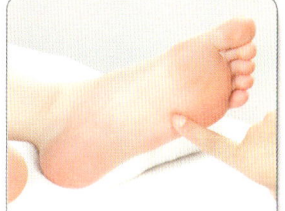
位于左足脚底第四跖骨与第五跖骨前段之间，在肺反射区后方。

● 涌泉穴
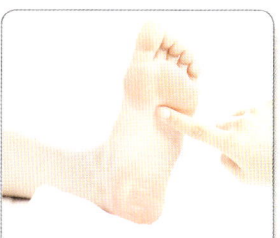
在脚底，约在脚底二、三趾趾缝纹头端与足跟连线的前三分之一与后三分之二交点上。

● 肾反射区
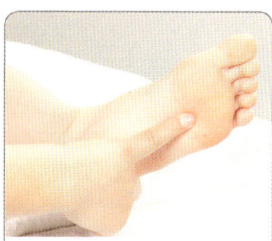
位于双足脚底部，第二跖骨与第三跖骨体之间，近跖骨底处，蜷足时中央凹陷处。

按摩操作方法

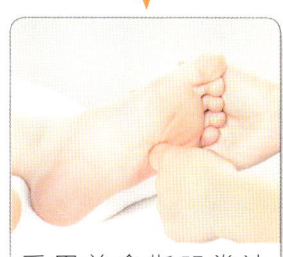
采用单食指叩拳法顶压心反射区2～5分钟，以局部酸痛为宜。

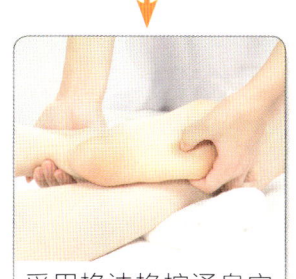
采用掐法掐按涌泉穴2～5分钟，以出现酸痛感为宜。

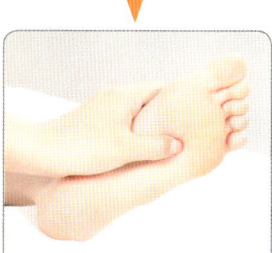
采用掐法掐按肾反射区2～5分钟，以局部酸痛为宜。

小儿哮喘 Xiaoerxiaochuan

小儿哮喘是小儿时期常见的慢性呼吸系统疾病，主要以呼吸困难为特征。本病常反复发作，迁延难愈，病因较为复杂，危险因素很高，通常发病常与环境因素有关，临床表现为反复发作性喘息、呼吸困难、气促、胸闷或咳嗽。本病多为多基因遗传性疾病，约20%病人有家族史。

脚底按摩处方

按摩鼻反射区、肺及支气管反射区、肾反射区、甲状腺反射区（见160页）、脑垂体反射区（见142页）、额窦反射区（见164页）可有效改善小儿哮

重点反射区

● 鼻反射区

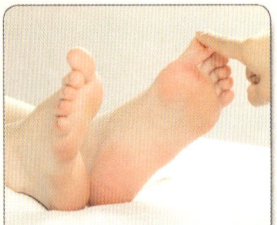

位于双脚拇趾趾腹内侧延伸到拇趾趾甲的根部，第一趾间关节前。

● 肺及支气管反射区

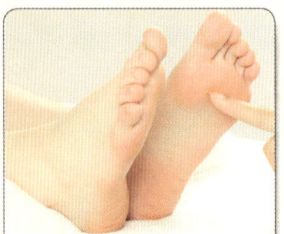

位于双足斜方肌反射区的近心端，自甲状腺反射区向外到肩反射区处约一横指宽。

● 肾反射区

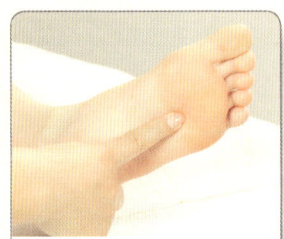

位于双足脚底部，第二跖骨与第三跖骨体之间，近跖骨底处，蜷足时中央凹陷处。

按摩操作方法

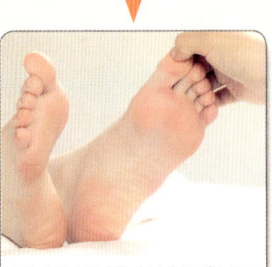

采用掐法掐按鼻反射区2~5分钟，以局部酸痛为宜。

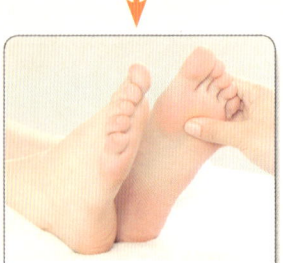

采用拇指指腹按压法按压肺及支气管反射区2~5分钟，以局部酸痛为宜。

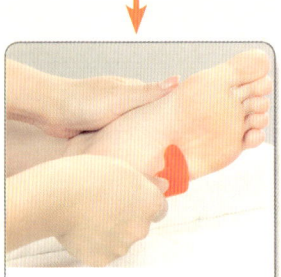

采用刮压法刮压肾反射区2~5分钟，以局部酸痛为宜。

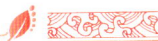
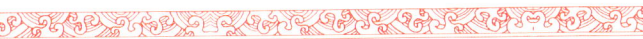

第八章 儿科疾病足疗方

小儿惊风

Xiaoerjingfeng

小儿惊风又称"小儿惊厥",是小儿时期常见的一种急重病症,其临床症状多以抽搐伴高热、昏迷为主。常见于5岁以下的小儿,年龄越小,发病率越高。但凡发病往往比较凶险,变化快,威胁生命。其中伴有发热者,多为感染性疾病所致;不发热者,多为非感染性疾病所致。

脚底按摩处方

按摩足部的脾反射区、胃反射区、肝反射区、肾反射区(见144页)可有效改善小儿惊风。

重点反射区

● 脾反射区

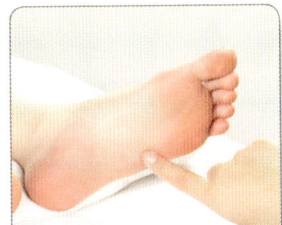

位于左足脚底第四、五跖骨之间,距心脏反射区下方约一横指处。

● 胃反射区

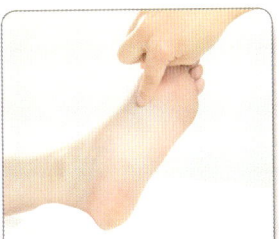

位于双足脚底第一跖骨中部,甲状腺反射区下约一横指宽。

● 肝反射区

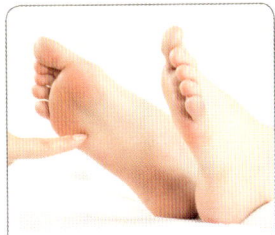

位于右足脚底第四跖骨与第五跖骨前段之间,在肺反射区的后方。

按摩操作方法

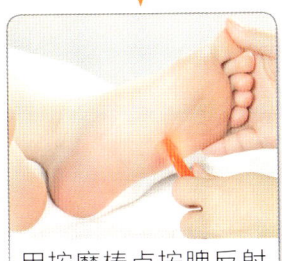

用按摩棒点按脾反射区2~5分钟,以局部酸痛为宜。

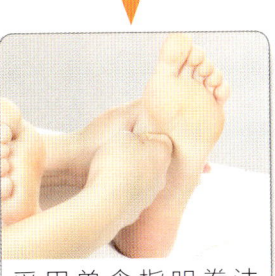

采用单食指叩拳法顶压胃反射区2~5分钟,以局部酸痛为宜。

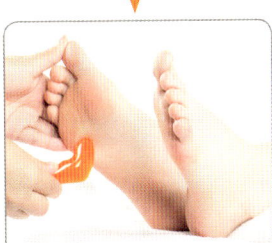

采用刮压法刮压肝反射区2~5分钟,以局部酸痛为宜。

小儿吐乳

Xiaoerturu

小儿吐乳又称小儿吐奶。吐奶是婴儿常见的现象，导致此类现象发生的原因有两种：一是婴儿有全身性或胃肠道疾病症状；二是婴儿胃肠道的解剖生理特点。总的来说，第二种原因引起的吐奶较为常见。要分清是吐奶还是溢奶，因为这两者原因不一样，其处理方法也不一样。

脚底按摩处方

按摩足部的脾反射区、胃反射区、小肠反射、肝反射区（见137页）、胆囊反射区（见139页）可有效改善小儿吐乳。

重点反射区

● 脾反射区

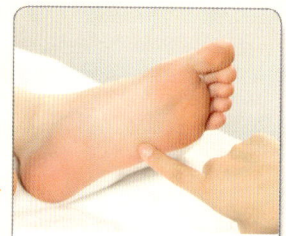

位于左足脚底第四、五跖骨之间，距心脏反射区下方约一横指处。

● 胃反射区

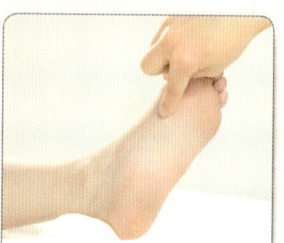

位于双足脚底第一跖骨中部，甲状腺反射区下约一横指宽。

● 小肠反射区

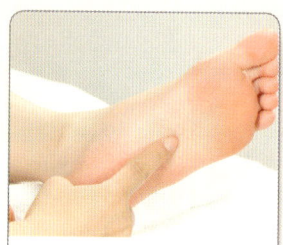

位于双足脚底中部凹入区域，被升结肠、横结肠、降结肠等反射区所包围。

按摩操作方法

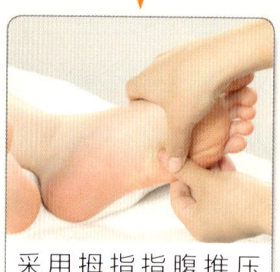

采用拇指指腹推压法推压脾反射区2~5分钟，以局部酸痛为宜。

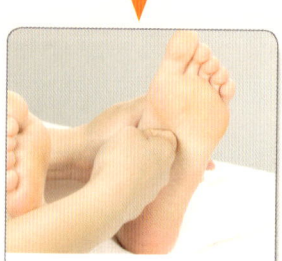

采用单食指叩拳法顶压胃反射区2~5分钟，以局部酸痛为宜。

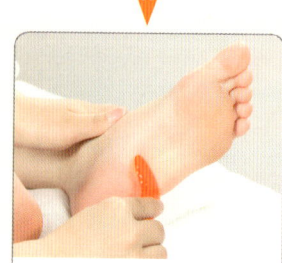

采用刮压法刮压小肠反射区2~5分钟，以局部酸痛为宜。

第八章 儿科疾病足疗方

小儿消化不良

Xiaoerxiaohuabuliang

小儿消化不良是由饮食不当或非感染性引起的小儿肠胃疾患。在临床上有以下症状：如餐后饱胀、进食量少，偶有呕吐、哭闹不安等主要症状。这些症状都会影响患儿进食，导致身体营养摄入不足，发生营养不良概率较高，对小儿生长发育也会造成一定的影响。

脚底按摩处方

按摩足部的胃反射区、十二指肠反射区、胆囊反射区、脾反射区（见137页）、小肠反射区（见140页）、可有效改善小儿消化不良。

重点反射区

● 胃反射区

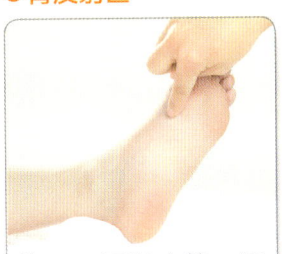

位于双足脚底第一跖骨中部，甲状腺反射区下约一横指宽。

● 十二指肠反射区

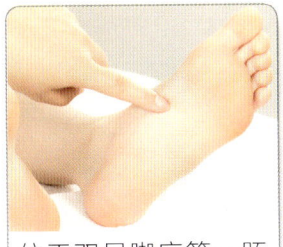

位于双足脚底第一跖骨底处，胰腺反射区的后外方。

● 胆囊反射区

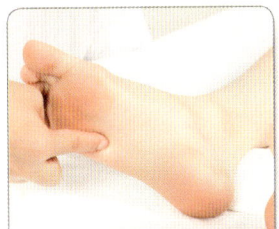

位于右足脚底第三、四跖骨中段之间，在肝反射区的内下方。

按摩操作方法

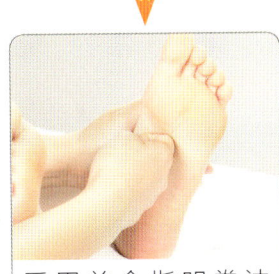

采用单食指叩拳法顶压胃反射区2～5分钟，以局部酸痛为宜。

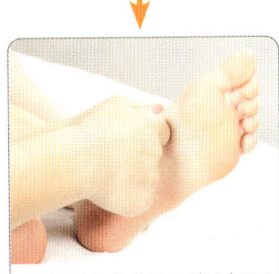

采用单食指叩拳法顶压十二指肠反射区2～5分钟，以局部酸痛为宜。

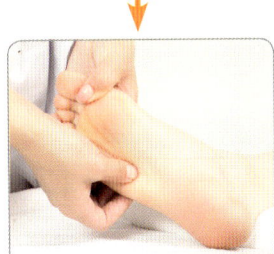

采用掐法掐按胆囊反射区2～5分钟，以局部酸痛为宜。

小儿便秘 Xiaoerbianmi

小儿便秘是指患儿1周内排便次数少于3次的病症。新生儿正常排便为出生一周后一天排便4~6次，3~4岁的小儿排便次数一天1~2次为正常。便秘是临床常见的复杂症状，而不是一种疾病，主要是指排便次数减少、粪便量减少、粪便干结等病理现象，通常以排便频率减少为主要症状。

🦶 脚底按摩处方

按摩足部的小肠反射区、横结肠反射区、脾反射区、胃反射区（见137页）、肾反射区（见144页），可有效改善小儿便秘。

重点反射区

● 小肠反射区

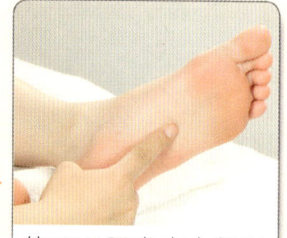

位于双足脚底中部凹入区域，被升结肠、横结肠、降结肠等反射区所包围。

● 横结肠反射区

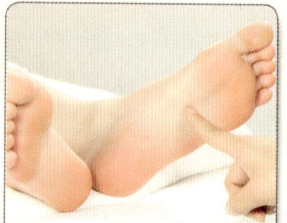

位于双足脚底第一至五跖骨与第一至三楔骨、骰骨交界处，横越脚底的带状区。

● 脾反射区

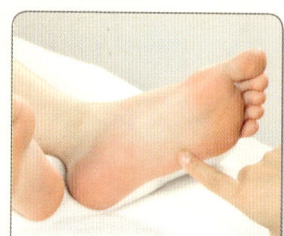

位于左足脚底第四、五跖骨之间，距心脏反射区下方约一横指处。

按摩操作方法

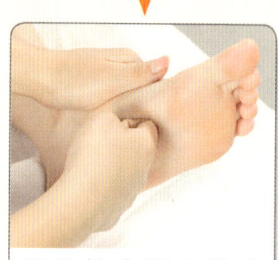

采用单食指叩拳法顶压小肠反射区2~5分钟，以局部酸痛为宜。

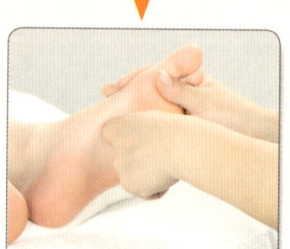

采用单食指叩拳法顶压横结肠反射区2~5分钟，以局部酸痛为宜。

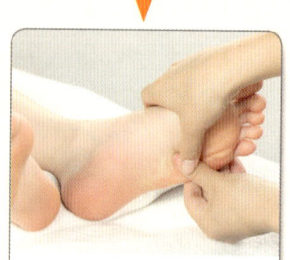

采用拇指指腹推压法推压脾反射区2~5分钟，以局部酸痛为宜。

第八章 儿科疾病足疗方

小儿腹泻

Xiaoerfuxie

小儿腹泻多见于2岁以下的婴幼儿，是小儿常见病之一。可由饮食不当和肠道细菌感染或病毒感染引起，以大便次数增多、腹胀肠鸣、粪便酸腐臭秽，或粪质稀薄、水分增多及出现黏液等为其主要临床表现。严重者可导致身体脱水、酸中毒、电解质紊乱等现象，更甚者可危及小儿生命。

🍀 脚底按摩处方

按摩小肠反射区、升结肠反射区、横结肠反射区、腹腔神经丛反射区（见158页）、脾反射区（见137页）、胃反射区（见137页）可有效改善小儿腹泻。

重点反射区

● 小肠反射区
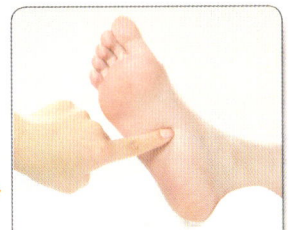
位于双足脚底中部凹入区域，被升结肠、横结肠、降结肠等反射区所包围。

● 升结肠反射区
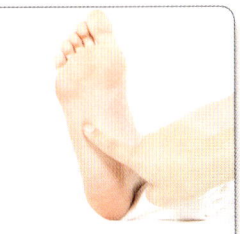
位于右足脚底，从跟骨前缘，沿骰骨外侧至第五跖骨底部，在小肠反射区的外侧。

● 横结肠反射区
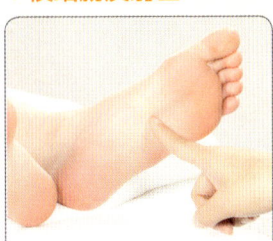
位于双足脚底第一至五跖骨与第一至三楔骨、骰骨交界处，横越脚底的带状区。

按摩操作方法

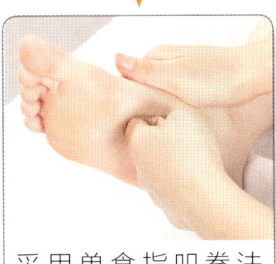
采用单食指叩拳法顶压小肠反射区2~5分钟，以局部酸痛为宜。

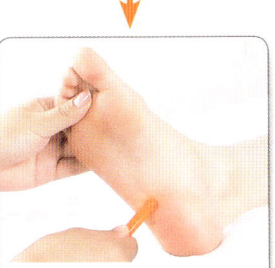
用按摩棒点按升结肠反射区2~5分钟，以局部酸痛为宜。

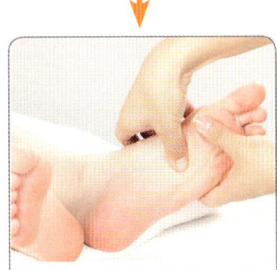
采用拇指指腹推压法推压横结肠反射区2~5分钟，以局部酸痛为宜。

脚底按摩对症图典

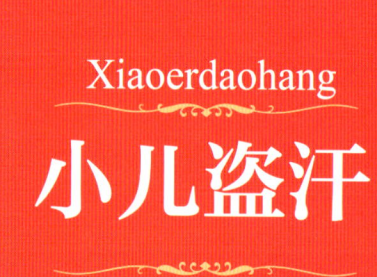

小儿盗汗
Xiaoerdaohang

小儿盗汗是指小孩在睡熟时全身出汗，醒则汗停的病症。对于生理性盗汗一般不主张药物治疗，而是采取相应的措施，祛除生活中导致高热的因素。中医认为，汗为心液，若盗汗长期不止，心肾元气耗伤将十分严重，多主张积极治疗其本，即健脾补气固本，以减少或杜绝呼吸道再感染的发生。

🔰 脚底按摩处方

按摩肺及支气管反射区、肾上腺反射区、脑垂体反射区、心脏反射区（见135页）、脾反射区（见137页）、肾反射区（见144页）可改善小儿盗汗。

重点反射区

● 肺及支气管反射区

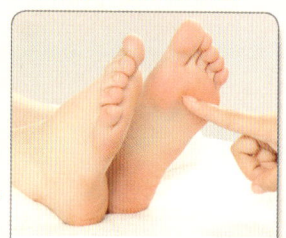

位于双足斜方肌反射区的近心端，自甲状腺反射区向外到肩反射区处约一横指宽。

● 肾上腺反射区

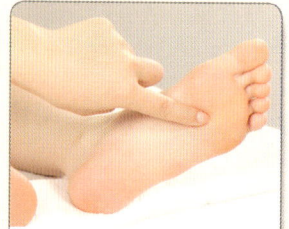

位于双足脚底部，第二、三跖骨体之间，距离跖骨头近心端一拇指宽处。

● 脑垂体反射区

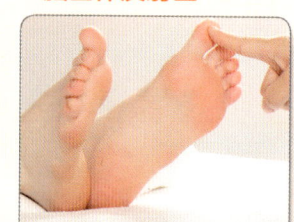

位于双拇趾趾腹中央隆起部位，在脑反射区深处。

按摩操作方法

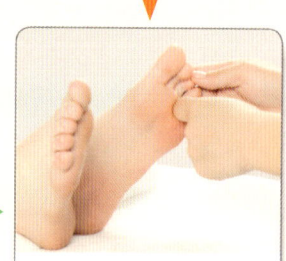

采用单食指叩拳法顶压肺及支气管反射区2~5分钟，以局部酸痛为宜。

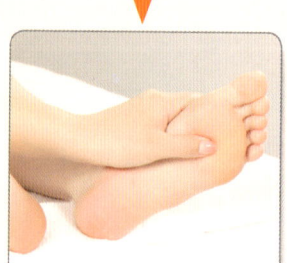

采用拇指指腹按压法按压肾上腺反射区2~5分钟，以局部酸痛为宜。

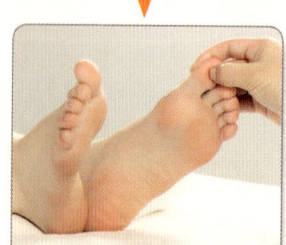

采用掐法掐按脑垂体反射区2~5分钟，以局部酸痛为宜。

第八章 儿科疾病足疗方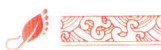

小儿失眠
Xiaoershimian

小儿失眠是指小儿经常性睡眠不安或难以入睡、易醒等，导致小儿睡眠不足的病症。常伴有精神状况不佳、健忘、反应迟钝、疲劳乏力等问题。婴幼儿失眠的原因一般是饥饿或过饱、身体不舒适、睡前过于兴奋、生活不规律、环境改变或嘈杂、因与亲密抚养者分离而产生焦虑。

脚底按摩处方

按摩失眠点反射区、大脑反射区、小脑及脑干反射区、腹腔神经丛反射区（见158页）、肾反射区（见144页）能改善小儿失眠。

重点反射区

● 失眠点反射区
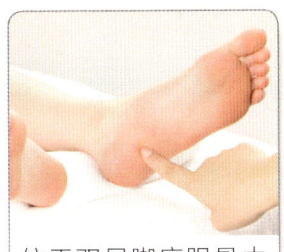
位于双足脚底跟骨中央的前方，生殖腺反射区上方。

● 大脑反射区
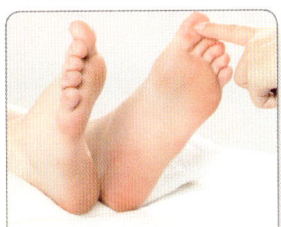
位于双脚拇趾趾腹全部。

● 小脑及脑干反射区
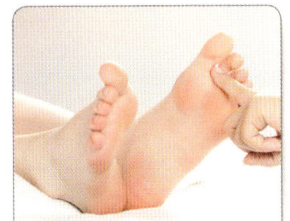
位于双拇趾根部外侧靠近第二节趾骨处。

按摩操作方法

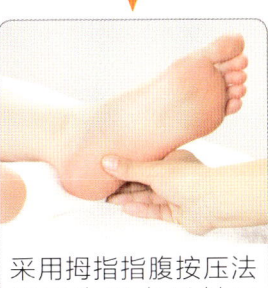
采用拇指指腹按压法按压失眠点反射区2~5分钟，以局部酸痛为宜。

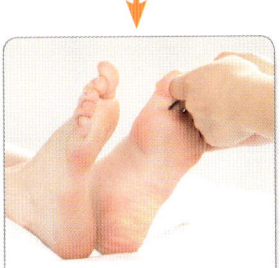
采用单食指叩拳法顶压大脑反射区2~5分钟，以局部酸痛为宜。

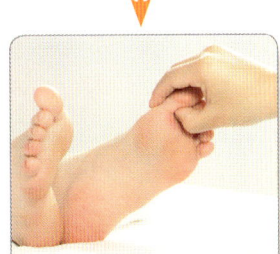
采用掐法掐按小脑及脑干反射区2~5分钟，以局部酸痛为宜。

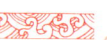

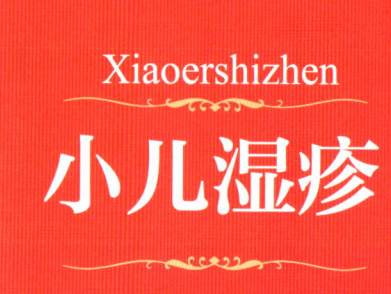

小儿湿疹 Xiaoershizhen

小儿湿疹是一种变态反应性皮肤病，即平常说的过敏性皮肤病。主要是对食入物、吸入物或接触物不耐受或过敏所致。患有湿疹的孩子起初皮肤发红，出现皮疹，继之皮肤发糙、脱屑，抚摩孩子的皮肤如同触摸在砂纸上一样。遇热、遇湿都可使湿疹表现显著。一般发生于2～6个月的婴儿。

🧴 脚底按摩处方

按摩甲状旁腺反射区、肾上腺反射区、肾反射区、脾反射区（见147页）、输尿管反射区（见148页）、膀胱反射区（见185页）可有效改善小儿湿

重点反射区

● 甲状旁腺反射区

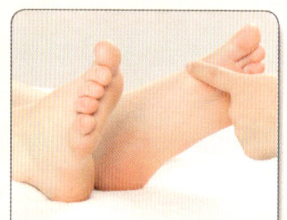

位于双足第一跖趾关节内侧前方的凹陷处。

● 肾上腺反射区

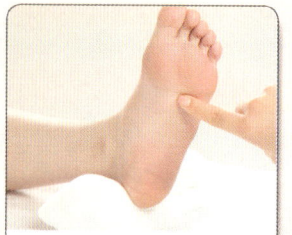

位于双足脚底部，第二、三跖骨体之间，距离跖骨头近心端一拇指宽处。

● 肾反射区

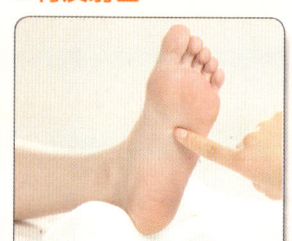

位于双足脚底部，第二跖骨与第三跖骨体之间，近跖骨底处，蜷足时中央凹陷处。

按摩操作方法

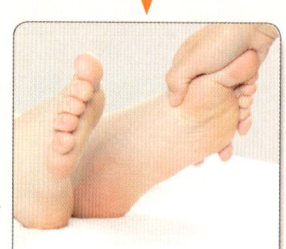

采用拇指指腹按压法按压甲状旁腺反射区2～5分钟，以局部酸痛为宜。

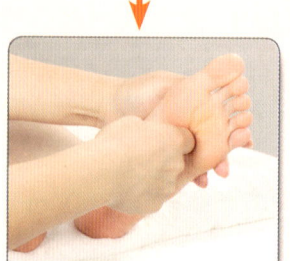

采用单食指叩拳法顶压肾上腺反射区2～5分钟，以局部酸痛为宜。

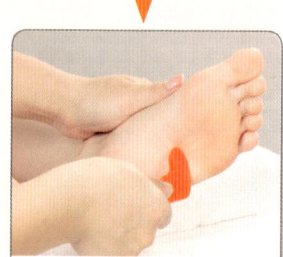

采用刮压法刮压肾反射区2～5分钟，以局部酸痛为宜。

第八章 儿科疾病足疗方

小儿荨麻疹

Xiaoerxunmazhen

小儿荨麻疹是一种常见的过敏性皮肤病，在接触过敏原的时候，会在身体不特定的部位，冒出一块块形状、大小不一的红色斑块，这些产生斑块的部位，会发生发痒的情形。引起荨麻疹的原因很多，细菌、病毒、寄生虫都可以成为过敏原，花粉、灰尘、化学物质，甚至有的食物也能成为过敏原。

🌿 脚底按摩处方

按摩肺及支气管腺反射区、肝反射区、肾反射区、脾反射区（见147页）、输尿管反射区（见148页）、膀胱反射区（见185页）可有效改善小儿荨麻疹。

重点反射区

● 肺及支气管反射区

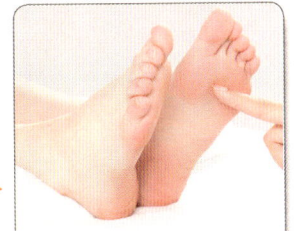

位于双足斜方肌反射区的近心端，自甲状腺反射区向外到肩反射区处约一横指宽。

● 肝反射区

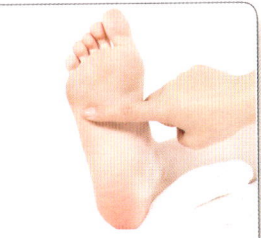

位于右足脚底第四跖骨与第五跖骨前段之间，在肺反射区的后方。

● 肾反射区

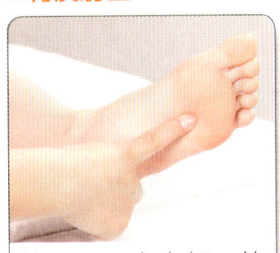

位于双足脚底部，第二跖骨与第三跖骨体之间，近跖骨底处，蜷足时中央凹陷处。

按摩操作方法

采用拇指指腹推压法推压肺及支气管反射区2~5分钟，以局部酸痛为宜。

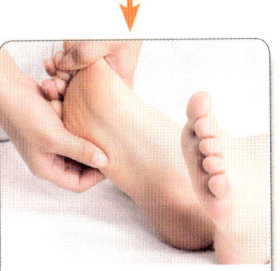

采用拇指指腹推压法推压肝反射区2~5分钟，以局部酸痛为宜。

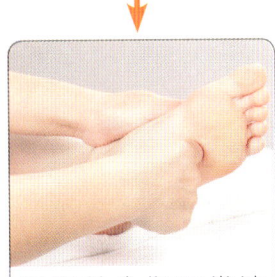

采用单食指叩拳法顶压肾反射区2~5分钟，以局部酸痛为宜。

小儿感冒 Xiaoerganmao

小儿感冒即为小儿上呼吸道急性感染，简称上感。大部分患儿感冒是以病毒入侵为主，此外也可能是支原体或细菌感染。小儿感冒分为风寒感冒和风热感冒。风寒感冒主要症状为发热轻、恶寒重、头痛、鼻塞等。风热感冒主要症状为发热重、恶寒轻、大便干、小便黄，检查可见扁桃体肿大、咽部充血等。

脚底按摩处方

按摩肺及支气管腺反射区、肾上腺反射区、涌泉穴、肾反射区（见147页）、大脑反射区（见150页）、膀胱反射区（见185页）可有效改善小儿荨麻疹。

重点反射区

● 肺及支气管反射区

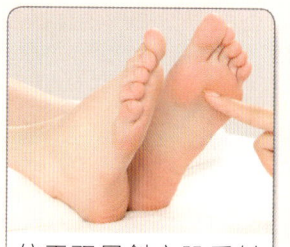

位于双足斜方肌反射区的近心端，自甲状腺反射区向外到肩反射区处约一横指宽。

● 肾上腺反射区

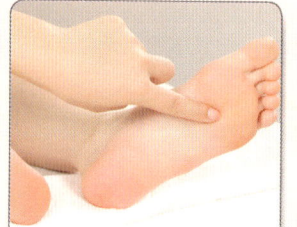

位于双足脚底部，第二、三跖骨体之间，距离跖骨头近心端一拇指宽处。

● 涌泉穴

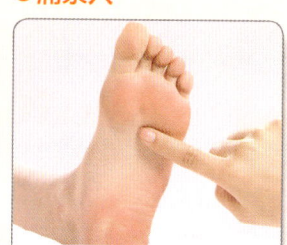

在脚底，约在脚底二、三趾趾缝纹头端与足跟连线的前三分之一与后三分之二交点上。

按摩操作方法

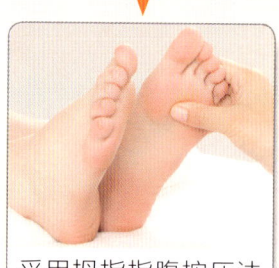

采用拇指指腹按压法按压肺及支气管反射区2~5分钟，以局部酸痛为宜。

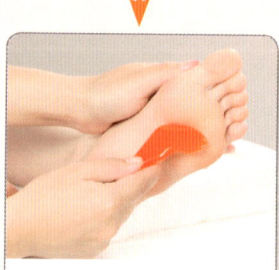

采用刮压法刮压肾上腺反射区2~5分钟，以局部酸痛为宜。

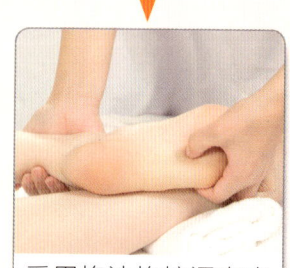

采用掐法掐按涌泉穴2~5分钟，以出现酸痛感为宜。

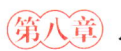 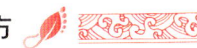

小儿流涎

小儿流涎症,俗称"流口水",是一种唾液增多的症状。多见于6个月至1岁半左右的小儿,其原因有生理的和病理的两种。病理因素常见于口腔和咽部黏膜炎症、面神经麻痹、脑炎后遗症等所致的唾液分泌过多,吞咽不利也可导致流涎。此外,小儿初生时唾液腺尚未发育好,也会流涎。

Xiaoerliuxian

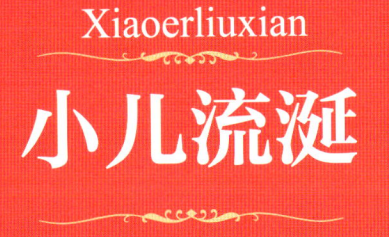

🔰 脚底按摩处方

按摩足部的脑垂体反射区、脾反射区、肾反射区、胃反射区(见149页)、涌泉穴(见146页)可有效改善小儿流涎。

重点反射区

● 脑垂体反射区

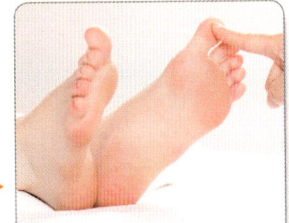

位于双拇趾趾腹中央隆起部位,在脑反射区深处。

● 脾反射区

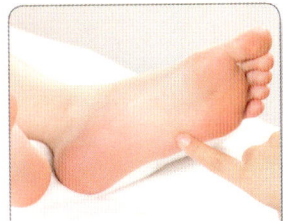

位于左足脚底第四、五跖骨之间,距心脏反射区下方约一横指处。

● 肾反射区

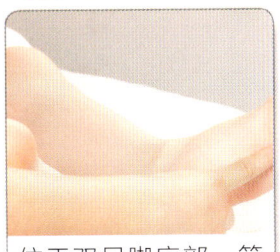

位于双足脚底部,第二跖骨与第三跖骨体之间,近跖骨底处,蜷足时中央凹陷处。

按摩操作方法

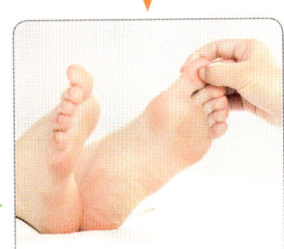

采用掐法掐按脑垂体反射区2~5分钟,以局部酸痛为宜。

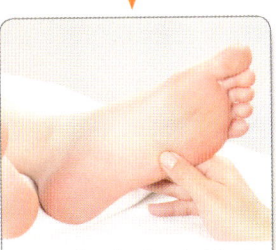

采用拇指指腹按压法按压脾反射区2~5分钟,以局部酸痛为宜。

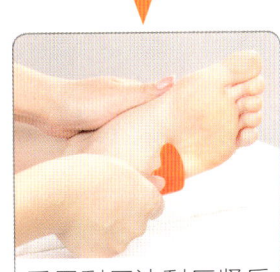

采用刮压法刮压肾反射区2~5分钟,以局部酸痛为宜。

小儿疝气
Xiaoershanqi

疝气，即人体组织或器官一部分离开了原来的部位，通过人体间隙、缺损或薄弱部位进入另一部位的状态。小儿疝气首先影响的是患儿的消化系统，主要表现为呕吐、发热、厌食、哭闹不安、腹痛、便秘等症状。小儿疝气最主要的症状出现在腹股沟区，可以看到或摸到肿块。

脚底按摩处方

按摩足部的生殖腺反射区、脾反射区、输尿管反射区、肾反射区（见147页）、膀胱反射区（见185页）可有效改善小儿疝气。

重点反射区

● 生殖腺反射区

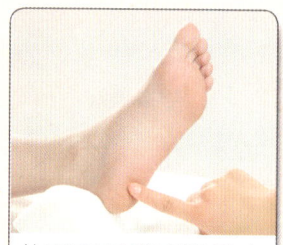

位于双足脚底跟骨中央处。

● 脾反射区

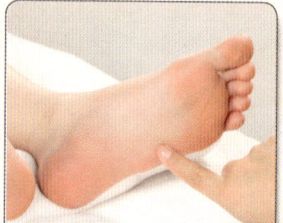

位于左足脚底第四、五跖骨之间，距心脏反射区下方约一横指处。

● 输尿管反射区

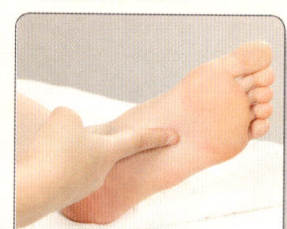

位于双脚底自肾脏反射区斜向内后方至足舟状骨内下方，呈弧形带状区域。

按摩操作方法

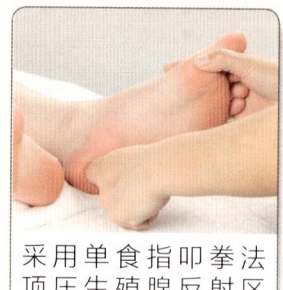

采用单食指叩拳法顶压生殖腺反射区2~5分钟，以局部酸痛为宜。

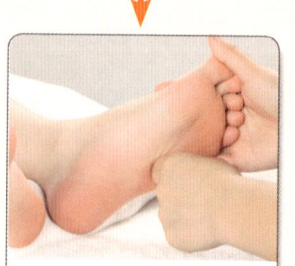

采用单食指叩拳法顶压脾反射区2~5分钟，以局部酸痛为宜。

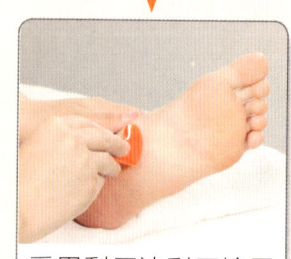

采用刮压法刮压输尿管反射区2~5分钟，以局部酸痛为宜。

第八章 儿科疾病足疗方

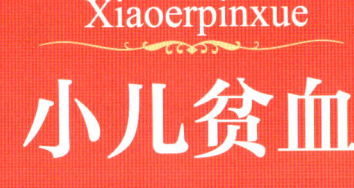

小儿贫血

Xiaoerpinxue

小儿贫血是儿童时期较为常见的一种症状,一般是由于缺铁所致,临床表现为烦躁不安、哭闹、厌食、腹胀、营养不良和易感冒,严重者甚至影响智力发育。中医认为,小儿脾胃运化功能尚未发育完全,多食则伤胃,过饥则伤脾,水谷精华无法运化成气血,从而导致贫血。

脚底按摩处方

按摩足部的脾反射区、胃反射区、小肠反射区、脑垂体反射区(见150页)、十二指肠反射区(见163页)可有效改善小儿贫血。

重点反射区

● 脾反射区

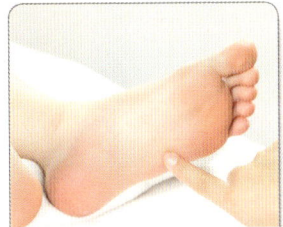

位于左足脚底第四、五跖骨之间,距心脏反射区下方约一横指处。

● 胃反射区

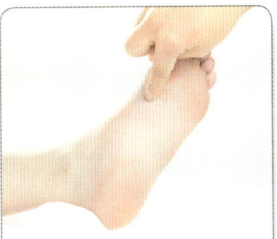

位于双足脚底第一跖骨中部,甲状腺反射区下约一横指宽。

● 小肠反射区

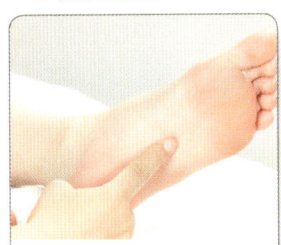

位于双足脚底中部凹入区域,被升结肠、横结肠、降结肠等反射区所包围。

按摩操作方法

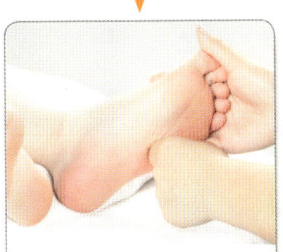

采用单食指叩拳法顶压脾反射区2~5分钟,以局部酸痛为宜。

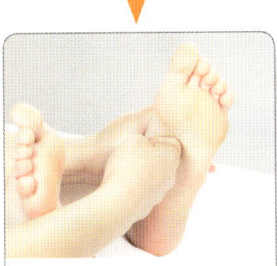

采用单食指叩拳法顶压胃反射区2~5分钟,以局部酸痛为宜。

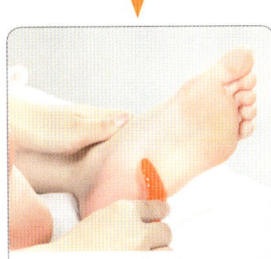

采用刮压法刮压小肠反射区2~5分钟,以局部酸痛为宜。

小儿多动症

Xiaoerduodongzheng

小儿多动症即注意缺陷多动障碍,与同龄儿童相比,患儿有明显的注意力不集中、易受干扰、活动过度等特征。小儿多动症是儿童时期最常见的行为障碍,通常于6岁前起病,很多患儿症状可持续到青春期,主要临床表现为注意力不集中、不适当地奔跑、反应迟钝、学习成绩低下等。

脚底按摩处方

按摩足部的大脑反射区、脑垂体反射区、肾反射区、肾上腺反射区(见162页)、涌泉穴(见146页)可有效改善小儿多动症。

重点反射区

● 大脑反射区

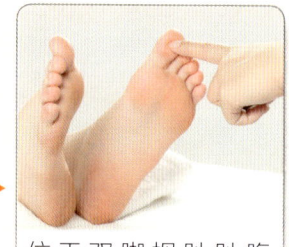

位于双脚拇趾趾腹全部。

● 脑垂体反射区

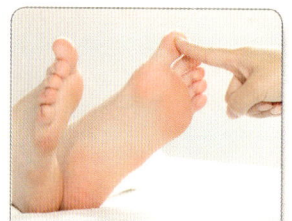

位于双拇趾趾腹中央隆起部位,在脑反射区深处。

● 肾反射区

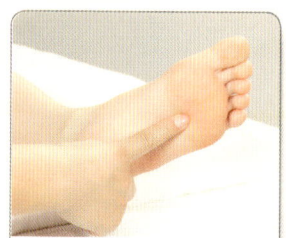

位于双足脚底部,第二跖骨与第三跖骨体之间,近跖骨底处,蜷足时中央凹陷处。

按摩操作方法

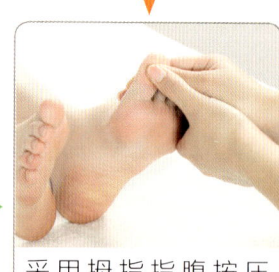

采用拇指指腹按压法按压大脑反射区2~5分钟,以局部酸痛为宜。

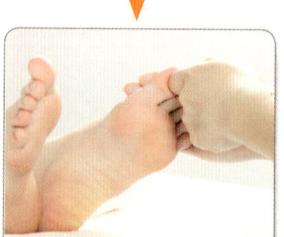

采用单食指叩拳法顶压脑垂体反射区2~5分钟,以局部酸痛为宜。

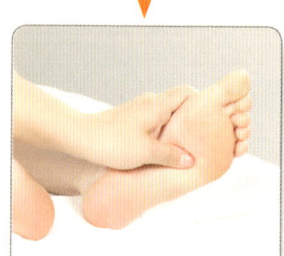

采用拇指指腹按压法按压肾反射区2~5分钟,以局部酸痛为宜。

第八章 儿科疾病足疗方

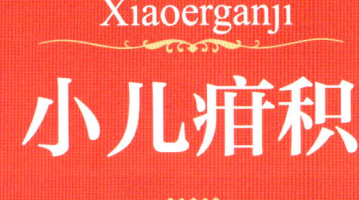

小儿疳积

Xiaoerganji

小儿疳积是由于进食不规律或由多种疾病因素影响所导致的慢性营养障碍性疾病，常见于1～5岁的儿童。其主要症状为疲乏无力、面黄肌瘦、烦躁爱哭、睡眠不安、食欲不振、体重逐渐减轻、毛发干枯稀疏等。严重者可影响智力发育。要预防此病，则婴儿不宜乳食过饱、过早断奶等。

🍵 脚底按摩处方

按摩脾反射区、胃反射区、胆囊反射区、小肠反射区（见152页）、胰腺反射区（见163页）、十二指肠反射区（见163页）可有效改善小儿多动症。

重点反射区

● 脾反射区

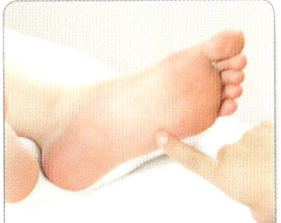

位于左足脚底第四、五跖骨之间，距心脏反射区下方约一横指处。

● 胃反射区

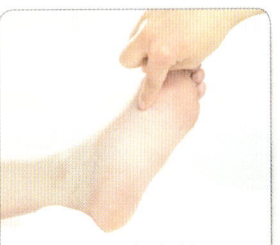

位于双足脚底第一跖骨中部，甲状腺反射区下约一横指宽。

● 胆囊反射区

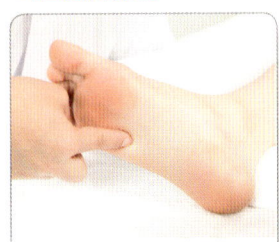

位于右足脚底第三、四跖骨中段之间，在肝反射区的内下方。

按摩操作方法

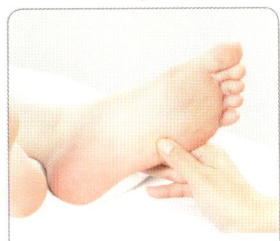

采用拇指指腹按压法按压脾反射区2～5分钟，以局部酸痛为宜。

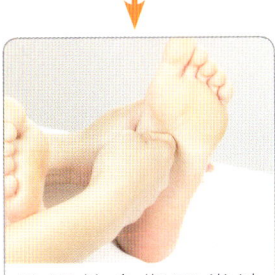

采用单食指叩拳法顶压胃反射区2～5分钟，以局部酸痛为宜。

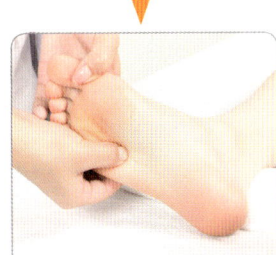

采用拇指指腹推压法推压胆囊反射区2～5分钟，以局部酸痛为宜。

小儿肥胖

Xiaoerfeipan

小儿肥胖是指小儿体重超过同性别、同年龄健康儿，一定程度的明显超重与脂肪层过厚症状，是体内脂肪，尤其是三酰甘油积聚过多而导致的一种状态。本症状是由于食物摄入过多或机体代谢改变而导致体内脂肪积聚过多，造成体重过度增长并引起人体病理、生理改变的。

脚底按摩处方

按摩足部的胃反射区、肝反射区、胆囊反射区（见151页）、脾反射区（见154页）、心反射区（见160页）可有效改善小儿肥胖。

重点反射区

● 胃反射区

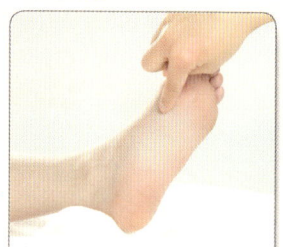

位于双足脚底第一跖骨中部，甲状腺反射区下约一横指宽。

● 肝反射区

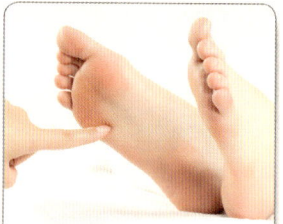

位于右足脚底第四跖骨与第五跖骨前段之间，在肺反射区的后方。

● 小肠反射区

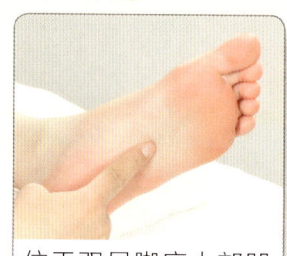

位于双足脚底中部凹入区域，被升结肠、横结肠、降结肠等反射区所包围。

按摩操作方法

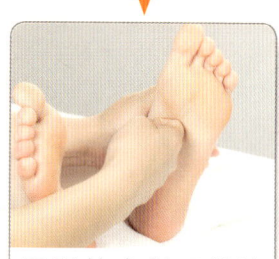

采用单食指叩拳法顶压胃反射区2～5分钟，以局部酸痛为宜。

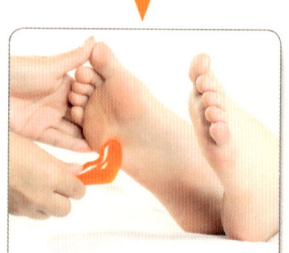

采用刮压法刮压肝反射区2～5分钟，以局部酸痛为宜。

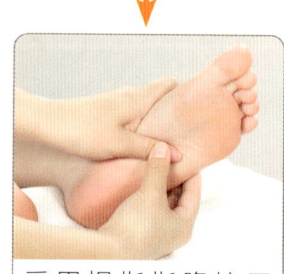

采用拇指指腹按压法按压按压小肠反射区2～5分钟，以局部酸痛为宜。

第八章 儿科疾病足疗方

小儿流行性腮腺炎

Xiaoerliuxingxingsaixianyan

流行性腮腺炎，俗称"痄腮"、"流腮"，是由腮腺炎病毒引起的一种急性呼吸道传染病。多见于4～15岁的儿童和青少年，频发于冬、春季。其特征为腮腺的非化脓性肿胀疼痛。本病发病急骤，有恶寒发热、头痛、恶心、咽痛、全身不适、食欲不振等症状，1～2天后可见耳下一侧或两侧腮腺肿大。

🌱 脚底按摩处方

按摩足部的头及颈淋巴结反射区、肝反射区、肾反射区、输尿管反射区（见189页）、膀胱反射区（见185页）可有效改善小儿流行性腮腺炎。

重点反射区

● 头及颈淋巴结反射区

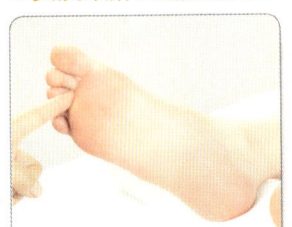

位于双足各趾间的趾骨根部呈"凹"字形，分布在脚底、足背两处。

● 肝反射区

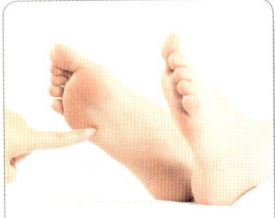

位于右足脚底第四跖骨与第五跖骨前段之间，在肺反射区的后方。

● 肾反射区

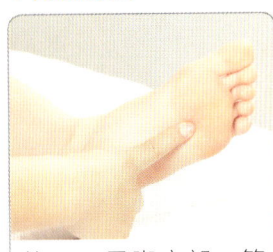

位于双足脚底部，第二跖骨与第三跖骨体之间，近跖骨底处，蜷足时中央凹陷处。

按摩操作方法

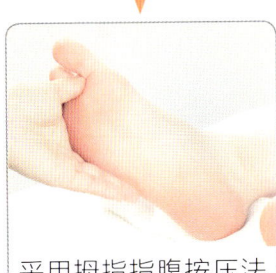

采用拇指指腹按压法按压头及颈淋巴结反射区2～5分钟，以局部酸痛为宜。

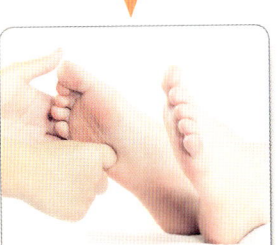

采用单食指叩拳法顶压肝反射区2～5分钟，以局部酸痛为宜。

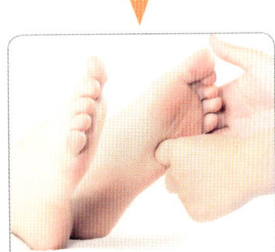

采用单食指叩拳法顶压肾反射区2～5分钟，以局部酸痛为宜。

小儿百日咳

Xiaoerbairike

小儿百日咳是小儿常见的呼吸道传染性疾病，是由百日咳杆菌所引起。以阵发性痉挛咳嗽，伴有鸡鸣样吸气声或吸气样吼声为其主要特征。病程长，长达2～3个月。发病初期，有流鼻涕、打喷嚏、低热、轻微咳嗽症状，数日后咳嗽加重，转变为阵咳或剧烈咳嗽，可持续2～3周，咳后伴有一次鸡鸣样吸气声。

脚底按摩处方

按摩足部的肺及支气管反射区、鼻反射区、脾反射区、额窦反射区（见164页）可有效改善小儿百日咳。

重点反射区

● 肺及支气管反射区

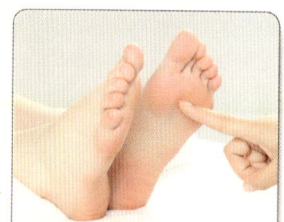

位于双足斜方肌反射区的近心端，自甲状腺反射区向外到肩反射区处约一横指宽。

● 鼻反射区

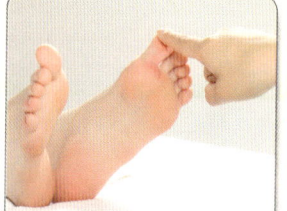

位于双脚拇趾趾腹内侧延伸到拇趾趾甲的根部，第一趾间关节前。

● 脾反射区

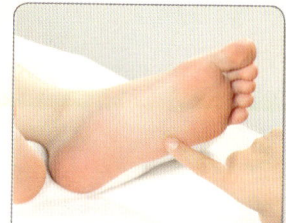

位于左足脚底第四、五跖骨之间，距心脏反射区下方约一横指处。

按摩操作方法

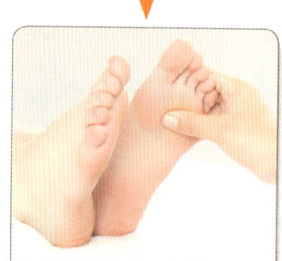

采用拇指指腹按压法按压肺及支气管反射区2～5分钟，以局部酸痛为宜。

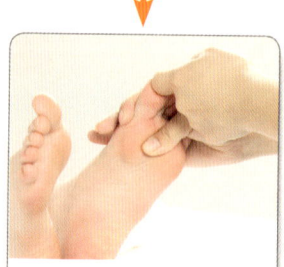

采用单食指叩拳法顶压鼻反射区2～5分钟，以局部酸痛为宜。

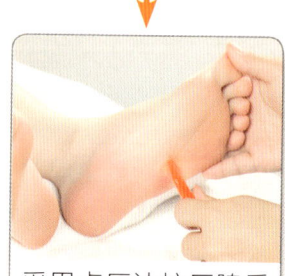

采用点压法按压脾反射区2～5分钟，以局部酸痛为宜。

第九章

心脑血管疾病足疗方

　　心脑血管方面的疾病在很多人看来是中老年人的"专利",但事实是这些病症越来越趋于年轻化,比如有20来岁就患脑卒中的,患有冠心病、高血压的年轻人更是数不胜数。其实,如果养成科学、合理的生活习惯,再学会运用一些保健按摩的知识,预防这类疾病并非不可能。本章将向您介绍一些心脑血管疾病的脚底按摩方法,让您在业余休闲时间,轻轻松松地按摩脚底,尽早消除这些病症带来的不适。

Toutong 头痛

头痛是临床常见的症状之一，是指局限于头颅上半部，包括眉弓、耳轮上缘和枕外隆突连线以上部位的疼痛。血管被压迫、牵引，眼、耳、鼻、副鼻窦、牙齿等处的病变都会引起头痛。

🜊 脚底按摩处方

按摩三叉神经反射区、颈项反射区、斜方肌反射区、胃反射区（见163页）、小脑及脑干反射区（见157页）、额窦反射区（见164页）可有效改善头痛。

重点反射区

● 三叉神经反射区

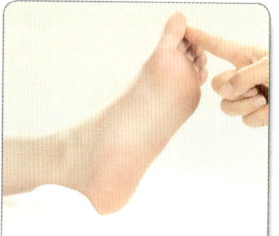

位于双足拇趾近第二趾的外侧约45度角。

● 颈项反射区

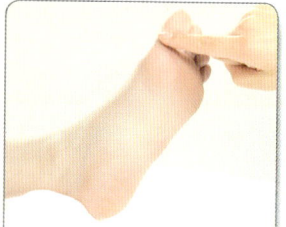

位于双足拇趾根部横纹处。

● 斜方肌反射区

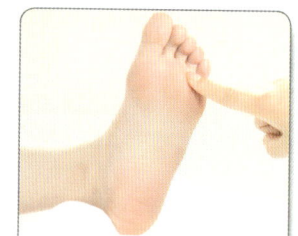

位于双脚底眼、耳反射区的近心端，呈一横指宽的带状区。

按摩操作方法

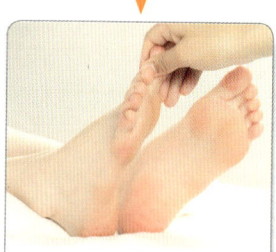

采用拇指指腹按压法按压三叉神经反射区2～5分钟，以局部酸痛为宜。

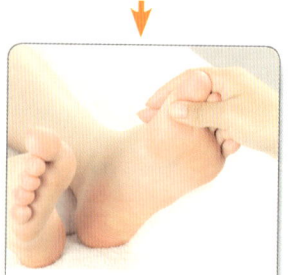

采用拇指指腹按压法按压颈项反射区2～5分钟，以局部酸痛为宜。

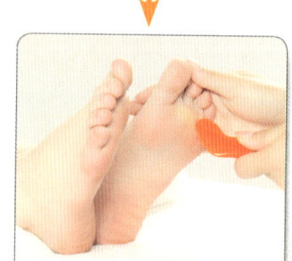

采用刮压法刮压斜方肌反射区2～5分钟，以局部酸痛为宜。

第九章 心脑血管疾病足疗方

偏头痛 Piantoutong

偏头痛，是指呈现与脉搏一致的一侧或两侧搏动性头痛，它是一种常见的血管性头痛。身体激素的变化、天气的变化、睡眠过多或过少等，不良的生活习惯、药物服用以及女性生理因素等都会诱发偏头痛。偏头痛发作前常有闪光、视物模糊、肢体麻木等先兆，同时可伴有神经、精神功能障碍。

脚底按摩处方

按摩三叉神经反射区、小脑及脑干反射区、失眠点反射区、颈项反射区（见210页）、脾反射区（见166页）、肾反射区（见158页）可改善偏头痛。

重点反射区

● 三叉神经反射区
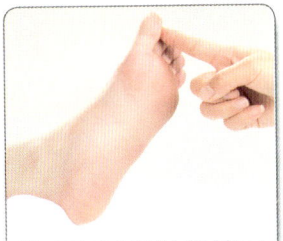
位于双足拇趾近第二趾的外侧约45度角。

● 小脑及脑干反射区
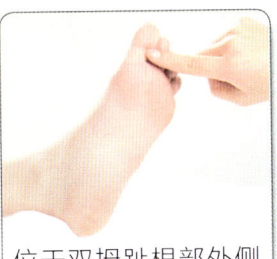
位于双拇趾根部外侧靠近第二节趾骨处。

● 失眠点反射区
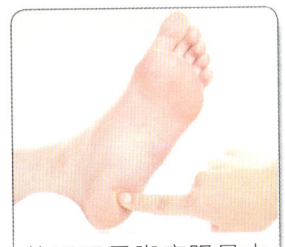
位于双足脚底跟骨中央的前方，生殖腺反射区上方。

按摩操作方法

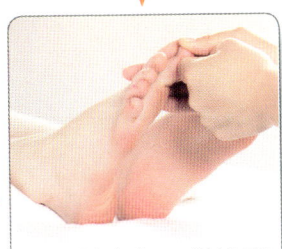
采用单食指叩拳法顶压三叉神经反射区2～5分钟，以局部酸痛为宜。

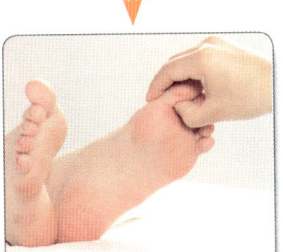
采用掐法掐按小脑及脑干反射区2～5分钟，以局部酸痛为宜。

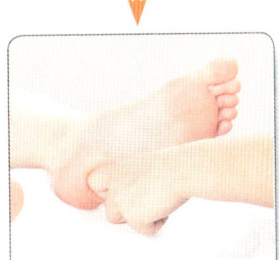
采用单食指叩拳法顶压失眠点反射区2～5分钟，以局部酸痛为宜。

高血压 Gaoxueya

高血压，是指以体循环动脉压升高为主要表现的临床综合征，其常见症状有头痛（尤其是后脑勺痛及早上头痛），以及头晕、眩晕、耳鸣、视觉改变或晕倒发作。高血压患者应注意多吃水果和蔬菜，尤其要多吃些富含钙和铁的食物。同时还应戒烟限酒，保持适量的运动，以降低胆固醇的生成。

脚底按摩处方

按摩足部的腹腔神经丛反射区、涌泉穴、肾反射区、肝反射区（见159页）、输尿管反射区（见189页）可有效改善偏头痛。

重点反射区

● 腹腔神经丛反射区

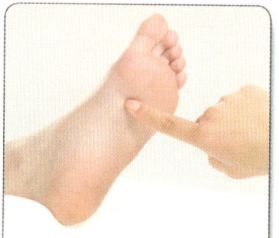

位于双足脚底第二至四跖骨体处，分布在肾反射区周围的椭圆区域。

● 涌泉穴

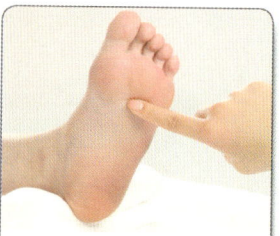

在脚底，约当脚底二、三趾趾缝纹头端与足跟连线的前1/3与后2/3交点上。

● 肾反射区

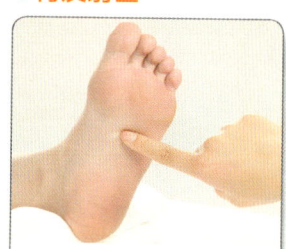

位于双足脚底部，第二跖骨与第三跖骨体之间，近跖骨底处，蜷足时中央凹陷处。

按摩操作方法

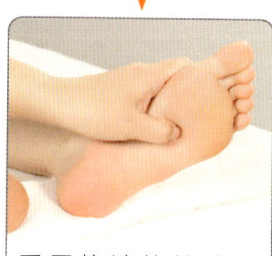

采用掐法掐按腹腔神经丛反射区2~5分钟，以局部酸痛为宜。

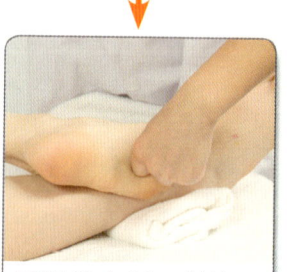

采用单食指叩拳法顶压涌泉穴2~5分钟，以出现酸痛感为宜。

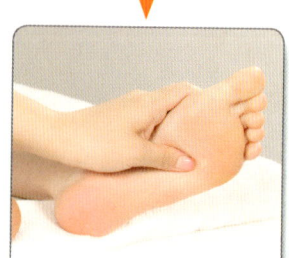

采用拇指指腹推压法推压肾反射区2~5分钟，以局部酸痛为宜。

第九章 心脑血管疾病足疗方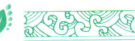

低血压
Dixueya

上肢动脉收缩压/舒张压低于90毫米汞柱/60毫米汞柱即为低血压。低血压症状主要包括头晕、目眩、耳鸣、乏力、气短、心悸、健忘等，严重的还会出现呕吐、颤抖、昏厥等。中医认为，低血压属"眩晕"、"厥证"等范畴，多因素禀体虚、精气两亏、药物伤害，以致阳气不足、精血虚亏等所致。

🦶 脚底按摩处方

按摩足部的肾反射区、大脑反射区、肝反射区、脑垂体反射区（见161页）、肾上腺反射区（见162页）可有效改善低血压。

重点反射区

● 肾反射区

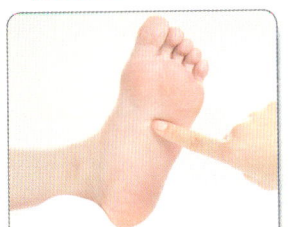

位于双足脚底部，第二跖骨与第三跖骨体之间，近跖骨底处，蜷足时中央凹陷处。

● 大脑反射区

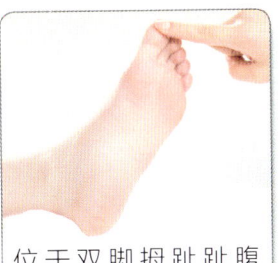

位于双脚拇趾趾腹全部。

● 肝反射区

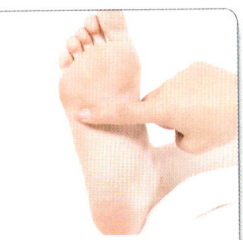

位于右足脚底第四跖骨与第五跖骨前段之间，在肺反射区的后方。

按摩操作方法

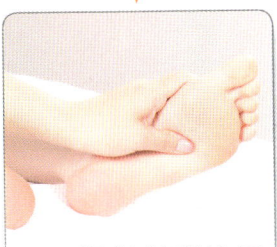

采用拇指指腹按压法按压肾反射区2~5分钟，以局部酸痛为宜。

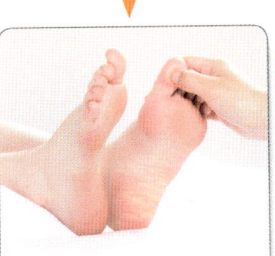

采用掐法掐按大脑反射区2~5分钟，以局部酸痛为宜。

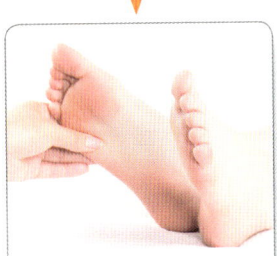

采用拇指指腹按压法按压肝反射区2~5分钟，以局部酸痛为宜。

冠心病 Guanxinbing

冠心病，是指由冠状动脉发生粥样硬化或痉挛，使冠状动脉狭窄或闭塞，引起供血不足继而导致的心肌功能障碍或器质性病变。冠心病主要症状表现为疲乏无力、胸闷气短、咳嗽咯痰、下肢浮肿、晕厥等。中医认为，冠心病属"胸痛"、"胸痹"范畴，多由忧思过度、肝郁阴伤、痰浊内阻等原因引发。

脚底按摩处方

按摩足部的心反射区、大脑反射区、甲状腺反射区、肾上腺反射区（见162页）、胃反射区（见163页）可有效改善冠心病。

重点反射区

● 心反射区

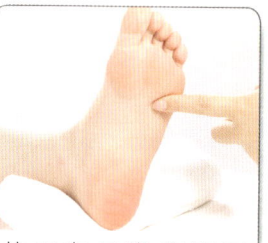

位于左足脚底第四跖骨与第五跖骨前段之间，在肺反射区后方。

● 大脑反射区

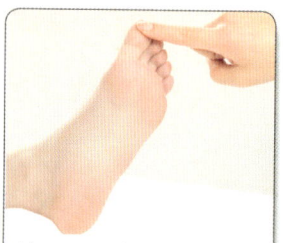

位于双脚拇趾趾腹全部。

● 甲状腺反射区

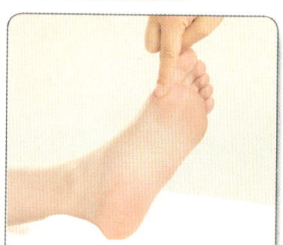

位于双足脚底第一与第二跖骨之间前半部，横跨第一跖骨中部，呈"L"形带状区域。

按摩操作方法

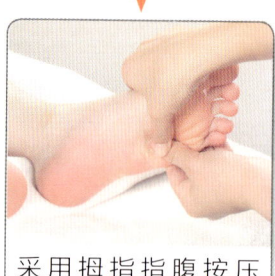

采用拇指指腹按压法按压心反射区2~5分钟，以局部酸痛为宜。

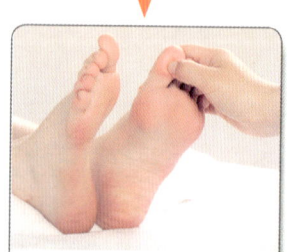

采用掐法掐按大脑反射区2~5分钟，以局部酸痛为宜。

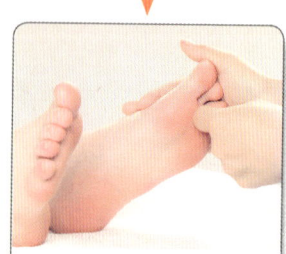

采用单食指叩拳法顶压甲状腺反射区2~5分钟，以局部酸痛为宜。

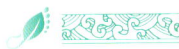 第九章 心脑血管疾病足疗方

心律失常

Xinlüshichang

心律失常在中医里属于"心悸"的范畴，发作时，患者自觉心跳快而强，并伴有胸痛、胸闷、喘息、头晕等症状。引起心律失常的生理性因素有：运动、情绪激动、吸烟、饮酒、冷热刺激等，去除诱因后可自行缓解。如冠心病、高血压、高血脂、心肌炎等均可引起心律失常，因此要积极治疗原发病。

脚底按摩处方

按摩心反射区、脑垂体反射区、甲状旁腺反射区、肾上腺反射区（见162页）、脾反射区（见166页）、甲状腺反射区（见200页）可改善心律失常。

重点反射区

●心反射区

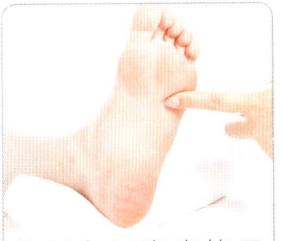

位于左足脚底第四跖骨与第五跖骨前段之间，在肺反射区后方。

●脑垂体反射区

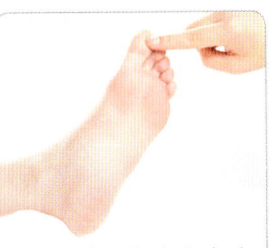

位于双拇趾趾腹中央隆起部位，在脑反射区深处。

●甲状旁腺反射区

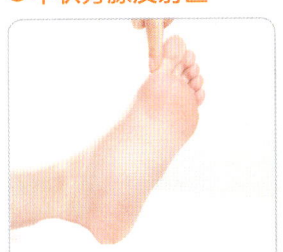

位于双足第一跖趾关节内侧前方的凹陷处。

按摩操作方法

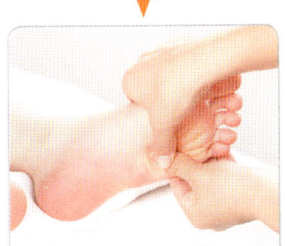

采用拇指指腹按压法按压心反射区2~5分钟，以局部酸痛为宜。

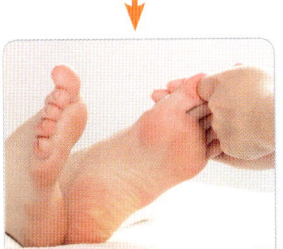

采用单食指叩拳法顶压脑垂体反射区2~5分钟，以局部酸痛为宜。

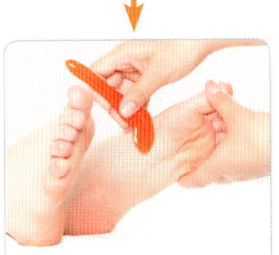

采用刮压法刮压甲状旁腺反射区2~5分钟，以局部酸痛为宜。

风湿性心脏病

Fengshixingxinzangbing

风湿性心脏病是指由于风湿热活动，累及心脏瓣膜而造成的心脏病变。主要是由于A组溶血性链球菌感染引起，属于自身免疫病。多发于冬春季节寒冷、潮湿环境下，初发年龄多在青壮年时。患病初期无明显症状，后期则表现为心慌气急、乏力、咳嗽、咯血，直至心力衰竭，引起生命危险。

脚底按摩处方

按摩心反射区、大脑反射区、肾上腺反射区、甲状腺反射区（见200页）、肾反射区（见165页）、膀胱反射区（见185页）可有效改善风湿性心脏病。

重点反射区

● 心反射区

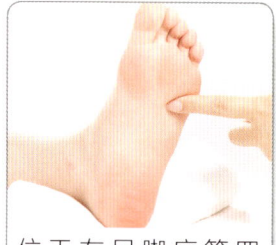

位于左足脚底第四跖骨与第五跖骨前段之间，在肺反射区的后方。

● 大脑反射区

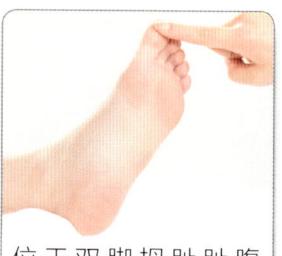

位于双脚拇趾趾腹全部。

● 肾上腺反射区

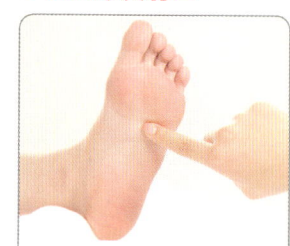

位于双足足底部，第二、三趾骨体之间，距离跖骨头近端一拇指宽处。

按摩操作方法

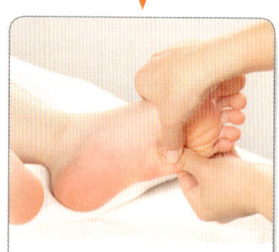

采用拇指指腹按压法按压按压心脏反射区1~2分钟，以局部酸痛为宜。

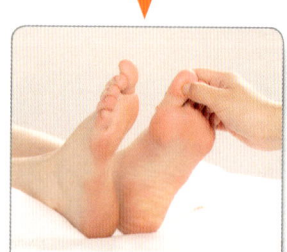

采用掐法掐按大脑反射区1~2分钟，以局部酸痛为宜。

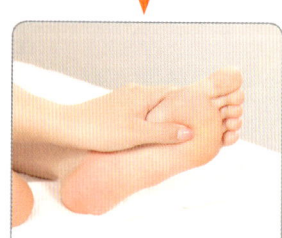

采用拇指指腹按压法按压肾上腺反射区1~2分钟，以局部酸痛为宜。

第九章 心脑血管疾病足疗方

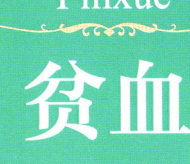

Pinxue
贫血

贫血是指人体外周血红细胞容量减少，低于正常范围下限的一种常见的临床症状。主要症状为头昏、耳鸣、失眠、记忆减退、注意力不集中等，是贫血导致神经组织损害的常见症状。成年男性血红蛋白<120克/升，成年女性（非妊娠）血红蛋白<110克/升，孕妇血红蛋白<100克/升，均可诊断为贫血。

🪴 脚底按摩处方

按摩足部的十二指肠反射区、胃反射区、胰腺反射区、肝反射区（见165页）、脾反射区（见166页）可有效改善贫血。

● 十二指肠反射区

● 胃反射区

● 胰腺反射区

重点反射区

位于双足脚底第一跖骨底处，胰腺反射区的后外方。

位于双足脚底第一跖骨中部，甲状腺反射区下约一横指宽。

位于双足脚底第一跖骨体中下段胃反射区与十二指肠反射区之间靠内侧。

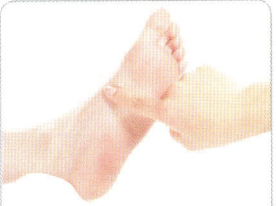
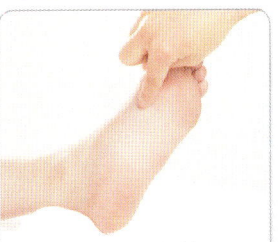
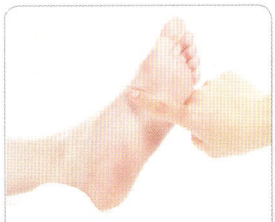

按摩操作方法

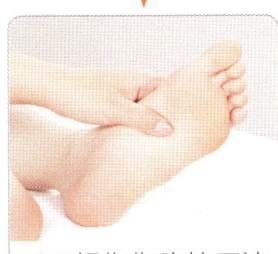

采用拇指指腹按压法按压十二指肠反射区2~5分钟，以局部酸痛为宜。

采用单食指叩拳法顶压胃反射区2~5分钟，以局部酸痛为宜。

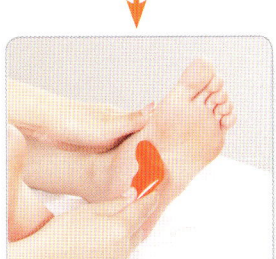

采用刮压法刮压胰腺反射区2~5分钟，以局部酸痛为宜。

脑卒中后遗症
Naocuzhonghouyizheng

脑卒中是以突然口眼歪斜，言语含糊不利，肢体出现运动障碍，半身不遂，不省人事为特征的一类疾病。中医认为本病多因平素气血虚衰，在心、肝、肾三经阴阳失调的情况下，情志郁结，起居失宜所致。临床实践证明：中医经络穴位疗法对脑卒中后遗症患者有很好的疗效，可有效改善偏瘫等症状。

脚底按摩处方

按摩额窦反射区、大脑反射区、小脑及脑干反射区、心反射区（见166页）、肝反射区（见165页）、肾反射区（见165页）可有效改善脑卒中后遗症。

重点反射区

● 额窦反射区

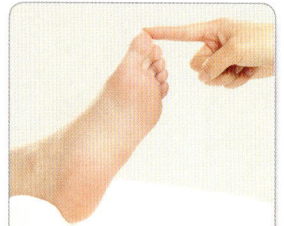

位于双脚十个脚趾的趾端约1厘米范围内。

● 大脑反射区

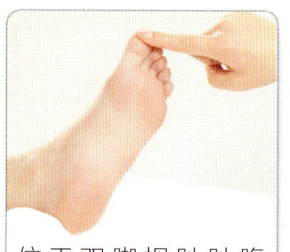

位于双脚拇趾趾腹全部。

● 小脑及脑干反射区

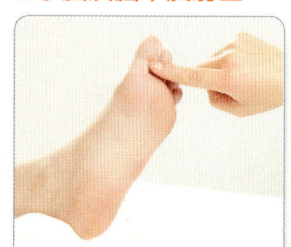

位于双拇趾根部外侧靠近第二节趾骨处。

按摩操作方法

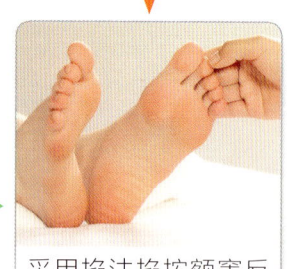

采用掐法掐按额窦反射区2~5分钟，以局部酸痛为宜。

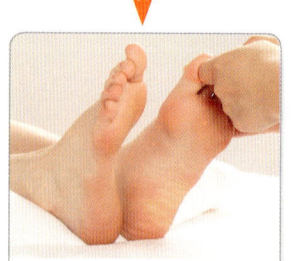

采用单食指叩拳法顶压大脑反射区2~5分钟，以局部酸痛为宜。

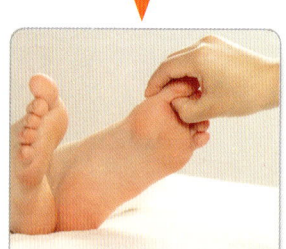

采用掐法掐按小脑及脑干反射区2~5分钟，以局部酸痛为宜。

第九章 心脑血管疾病足疗方

高脂血症 Gaozhixuezheng

血脂主要是指血清中的胆固醇和甘油三酯。无论是胆固醇含量增高，还是甘油三酯的含量增高，或是两者皆增高，统称为高脂血症。高血脂可直接引起一些严重危害人体健康的疾病，如脑卒中、冠心病、心肌梗死、心脏猝死等危险病症，也是导致高血压、糖耐量异常、糖尿病的一个重要危险因素。

脚底按摩处方

按摩肾反射区、肝反射区、脑垂体反射区、输尿管反射区（见189页）、膀胱反射区（见185页）、脾反射区（见166页）可有效改善高脂血症。

重点反射区

- 肾反射区

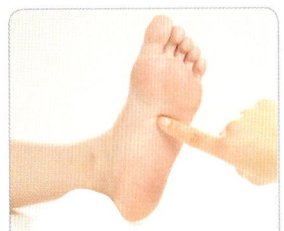

位于双足脚底部，第二跖骨与第三跖骨体之间，近跖骨底处，蜷足时中央凹陷处。

- 肝反射区

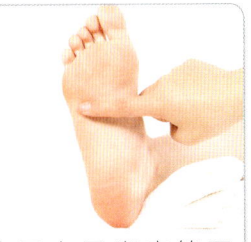

位于右足脚底第四跖骨与第五跖骨前段之间，在肺反射区的后方。

- 脑垂体反射区

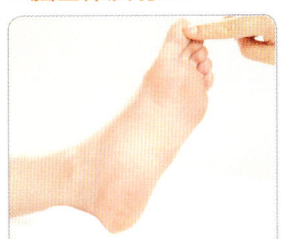

位于双拇趾趾腹中央隆起部位，在脑反射区深处。

按摩操作方法

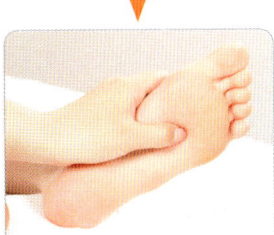

采用拇指指腹按压法按压肾反射区2~5分钟，以局部酸痛为宜。

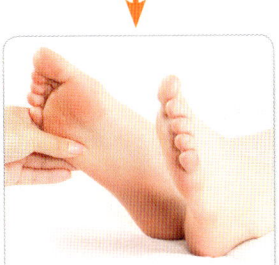

采用拇指指腹推压法推压肝反射区2~5分钟，以局部酸痛为宜。

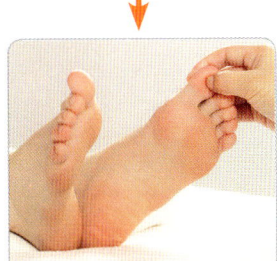

采用掐法掐按脑垂体反射区2~5分钟，以局部酸痛为宜。

血栓闭塞性脉管炎

血栓闭塞性脉管炎是一种慢性持续性、进行性的血管节段性炎症，是指血管炎症病变处形成血栓，导致血管腔闭塞的病症。病变主要累及于四肢远端的中、小动脉、静脉，以下肢病变最为常见，表现为患肢缺血、皮肤点片状、足趾麻木、有灼热及针刺样疼痛、小腿肌肉疼痛，严重者有肢端溃疡和坏死。

脚底按摩处方

按摩足部的脾反射区、肾反射区、心反射区、输尿管反射区（见189页）、膀胱反射区（见185页）可有效改善血栓闭塞性脉管炎。

重点反射区

● 脾反射区

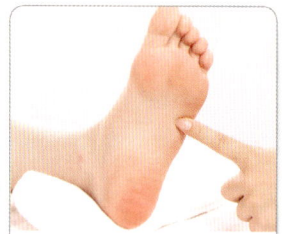

位于左足脚底第四、五跖骨之间，距心脏反射区下方约一横指处。

● 肾反射区

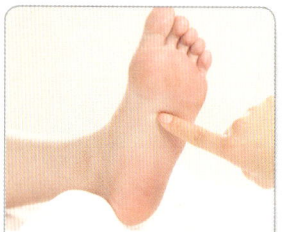

位于双足脚底部，第二跖骨与第三跖骨体之间，近跖骨底处，蜷足时中央凹陷处。

● 心反射区

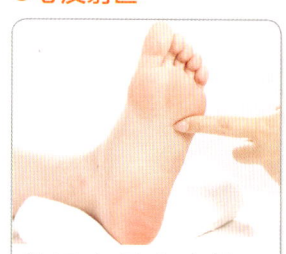

位于左足脚底第四跖骨与第五跖骨前段之间，在肺反射区后方。

按摩操作方法

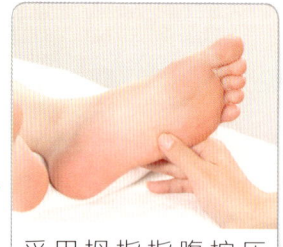

采用拇指指腹按压法按压脾反射区2~5分钟，以局部酸痛为宜。

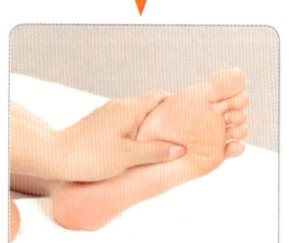

采用拇指指腹推压法推压肾反射区2~5分钟，以局部酸痛为宜。

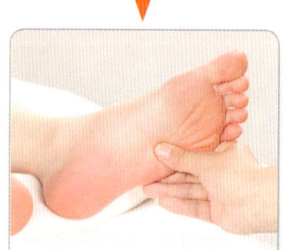

采用拇指指腹推压法推压心反射区2~5分钟，以局部酸痛为宜。

第十章

消化系统疾病足疗方

消化系统是人们吸收外来物质能量的一个通道,是人们后天必不可缺的一个系统。如果消化系统出现了问题,如出现一些消化不良、胃痉挛等,就会影响消化吸收,从而容易导致营养不良。当然,如果长期得不到改善,那情况只能会越来越糟。出现此系统方面的疾病,试试按摩脚底,意外的收获会让您无后顾之忧。本章将向您介绍一些消化系统疾病方面的按摩方法,早日帮您恢复健康,让您"后天无忧"。

呕吐

Outu

呕吐是临床常见病症，既可单独为患，亦可见于多种疾病，是机体的一种防御反射动作。可分为三个阶段，即恶心、干呕和呕吐，恶心常为呕吐的前驱症状，表现为上腹部出现特殊不适感，常伴有头晕、流涎。呕吐常有诱因，如饮食不节，情志不遂，寒暖失宜，以及闻及不良气味等因素，皆可诱发呕吐。

脚底按摩处方

按摩足部的胃反射区、肝反射区、肾反射区、腹腔神经丛反射区（见170页）、脾反射区（见166页）、胆囊反射区（见189页）可有效改善呕吐。

重点反射区

●胃反射区

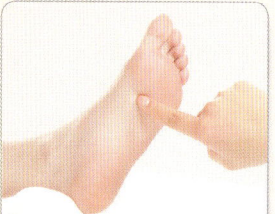

位于双足脚底第一跖骨中部，甲状腺反射区下约一横指宽。

●肝反射区

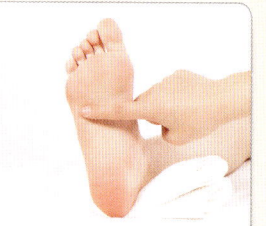

位于右足脚底第四跖骨与第五跖骨前段之间，在肺反射区的后方。

●肾反射区

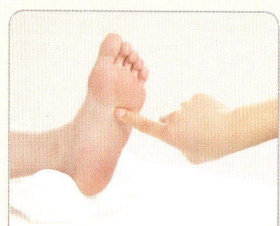

位于双足脚底部，第二跖骨与第三跖骨体之间，近跖骨底处，蜷足时中央凹陷处。

按摩操作方法

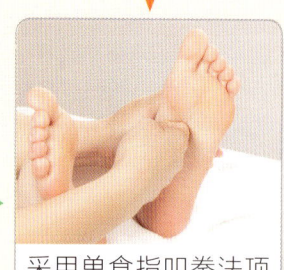

采用单食指叩拳法顶压胃反射区2~5分钟，以局部酸痛为宜。

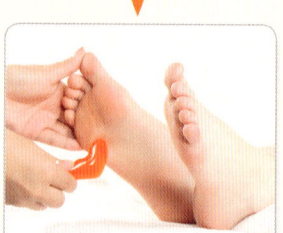

采用刮压法刮压肝反射区2~5分钟，以局部酸痛为宜。

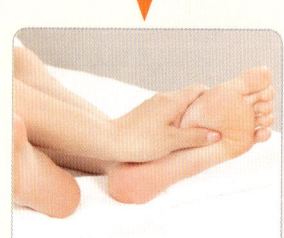

采用拇指指腹推压法推压肾反射区2~5分钟，以局部酸痛为宜。

第十章 消化系统疾病足疗方

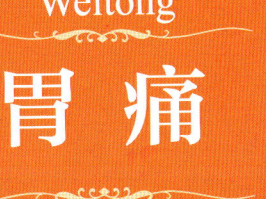

Weitong
胃 痛

胃痛是指上腹胃脘部近心窝处发生疼痛，是临床上一种很常见的病症。胃部是人体内重要的消化器官之一。实际上引起胃痛的疾病原因有很多，有一些还是非常严重的疾病，常见于急慢性胃炎，胃、十二指肠溃疡病，胃黏膜脱垂，胃下垂，胰腺炎，胆囊炎及胆石症等疾病。

脚底按摩处方

按摩足部的胃反射区、脾反射区、十二指肠反射区、颈项反射区（见210页）、肝反射区（见168页）、肾反射区（见168页）可有效改善贫血。

重点反射区

● 胃反射区

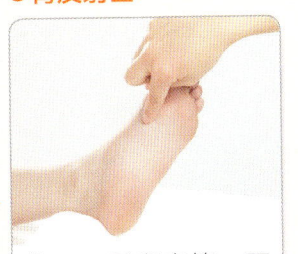

位于双足脚底第一跖骨中部，甲状腺反射区下约一横指宽。

● 脾反射区

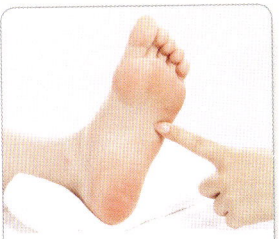

位于左足脚底第四、五跖骨之间，距心脏反射区下方约一横指处。

● 十二指肠反射区

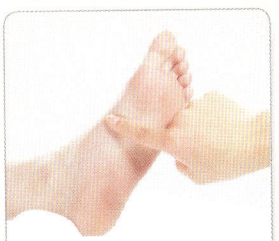

位于双足脚底第一跖骨底处，胰腺反射区的后外方。

按摩操作方法

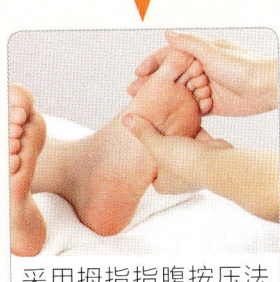

采用拇指指腹按压法按压胃反射区2~5分钟，以局部酸痛为宜。

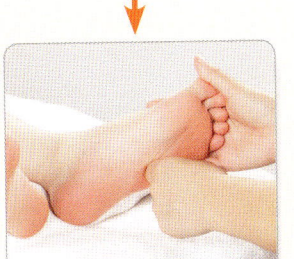

采用单食指叩拳法顶压脾反射区2~5分钟，以局部酸痛为宜。

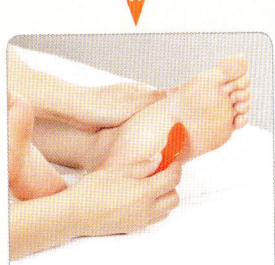

采用刮压法刮压十二指肠反射区2~5分钟，以局部酸痛为宜。

胃痉挛

Weijingluan

胃痉挛就是胃部肌肉抽搐，主要表现为上腹痛、呕吐等。胃痉挛是一种症状，不是疾病。出现胃痉挛时，主要是对症治疗，解痉止痛止呕。由胃本身引起的痉挛，患者感觉不到疼痛，而很可能是胆石症或其他疾病。胃痉挛与体质和饮食等因素有关，应注意调整饮食结构，多锻炼，提高机体的抵抗力。

脚底按摩处方

按摩足部的胃反射区、胰腺反射区、腹腔神经丛反射区、脾反射区（见172页）、肝反射区（见168页）、肾反射区（见168页）可有效改善胃痉挛。

重点反射区

● 胃反射区

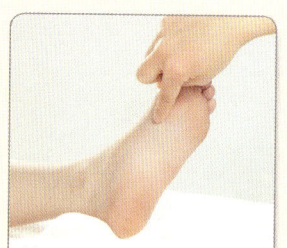

位于双足脚底第一跖骨中部，甲状腺反射区下约一横指宽。

● 胰腺反射区

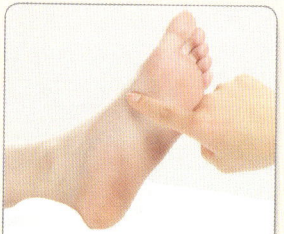

位于双足脚底第一跖骨体中下段胃反射区与十二指肠反射区之间靠内侧。

● 腹腔神经丛反射区

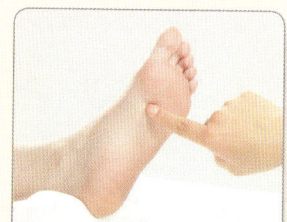

位于双足脚底第二至四跖骨体处，分布在肾反射区周围的椭圆区域。

按摩操作方法

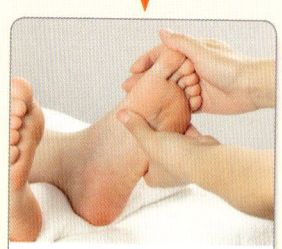

采用拇指指腹按压法按压胃反射区2~5分钟，以局部酸痛为宜。

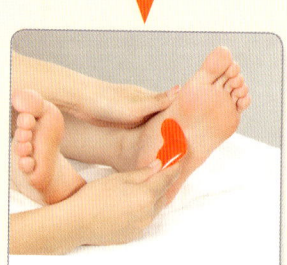

采用刮压法刮压胰腺反射区2~5分钟，以局部酸痛为宜。

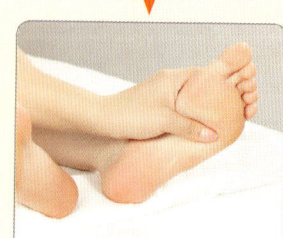

采用拇指指腹推压法推压腹腔神经丛反射区2~5分钟，以局部酸痛为宜。

第十章 消化系统疾病足疗方

反流性食管炎
Fanliuxingshiguanyan

反流性食管炎是由于胃、十二指肠内容物反流入食管引起的食管炎症性病变，食管黏膜的破损，即食管糜烂或食管溃疡和纤维化。主要症状有胸骨后及剑突下有烧灼感、烧灼痛、泛酸、呕吐和吞咽困难。中医认为本病属"胃脘痛"、"胸痛"、"呕吐"等范畴。

🌱 脚底按摩处方

按摩食管反射区、胃反射区、十二指肠反射区、肾反射区（见168页）、输尿管反射区（见189页）、膀胱反射区（见185页）可有效改善胃痉挛。

重点反射区

● 食管反射区

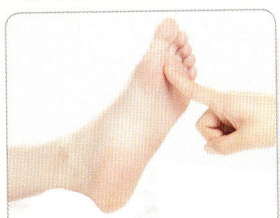

位于双足脚底第一跖骨内与趾骨关节上下方，下接胃反射区。

● 胃反射区

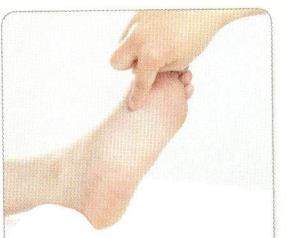

位于双足脚底第一跖骨中部，甲状腺反射区下约一横指宽。

● 十二指肠反射区

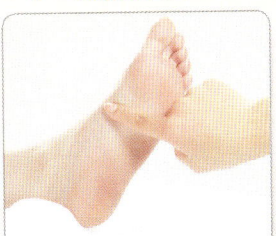

位于双足脚底第一跖骨底处，胰腺反射区的后外方。

按摩操作方法

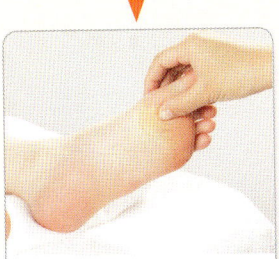

采用拇指指腹按压法按压食管反射区2～5分钟，以局部酸痛为宜。

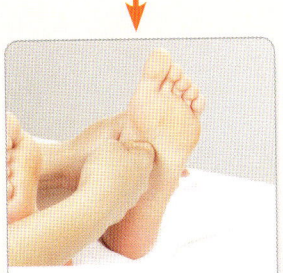

采用单食指叩拳法顶压胃反射区2～5分钟，以局部酸痛为宜。

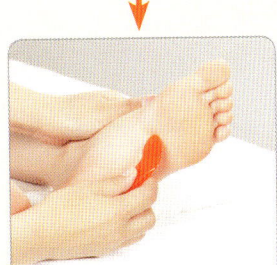

采用刮压法刮压十二指肠反射区2～5分钟，以局部酸痛为宜。

消化不良
Xiaohuabuliang

消化不良，是指由胃动力障碍引起的一种常见消化系统疾病。常见的消化不良有偶然的消化不良和慢性持续性消化不良。偶然的消化不良，一般是由于饮食不注意、暴饮暴食、饮酒过量、经常服用止痛药等原因引起；慢性持续性消化不良的病因有很多，主要包括精神因素、消化功能减退等。

脚底按摩处方

按摩脾反射区、胰腺反射区、小肠反射区、十二指肠反射区（见174页）、胃反射区（见168页）、横结肠反射区（见140页）可有效改善消化不良。

重点反射区

● 脾反射区

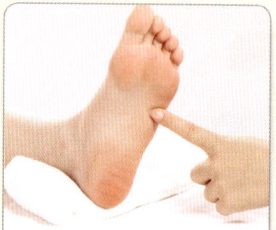

位于左足脚底第四、五跖骨之间，距心脏反射区下方约一横指处。

● 胰腺反射区

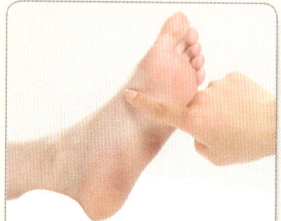

位于双足脚底第一跖骨体中下段胃反射区与十二指肠反射区之间靠内侧。

● 小肠反射区

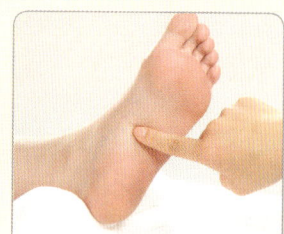

位于双足脚底中部凹入区域，被升结肠、横结肠、降结肠等反射区所包围。

按摩操作方法

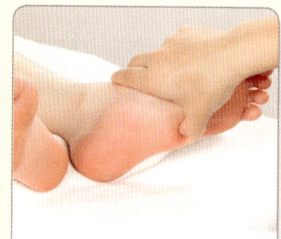

采用掐法掐按脾反射区2~5分钟，以局部酸痛为宜。

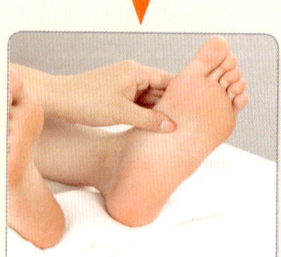

采用拇指指腹按压法按压胰腺反射区2~5分钟，以局部酸痛为宜。

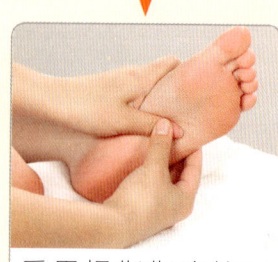

采用拇指指腹按压法按压小肠反射区2~5分钟，以局部酸痛为宜。

第十章 消化系统疾病足疗方

打嗝 Dage

打嗝,中医称之为呃逆,指气从胃中上逆,喉间频频作声,声音急而短促,是生理上常见的一种现象,由横膈膜痉挛收缩引起。呃逆的原因有多种,一般病情不重,可自行消退。中医辨证时可分为胃中寒冷、胃气上逆、气逆痰阻、脾胃阳虚、胃阴不足等症状。

🌿 脚底按摩处方

按摩足部的肺及支气管反射区、脾反射区、胃反射区、颈项反射区(见210页)、心反射区(见194页)、脑垂体反射区(见192页)可有效改善打嗝。

重点反射区

●肺及支气管反射区

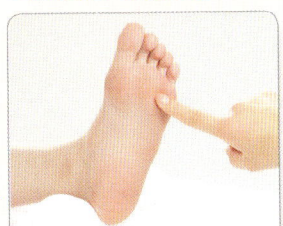

位于双足斜方肌反射区的近心端,自甲状腺反射区向外到肩反射区处约一横指宽。

●脾反射区

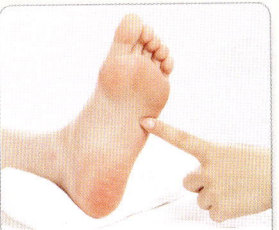

位于左足脚底第四、五跖骨之间,距心脏反射区下方约一横指处。

●胃反射区

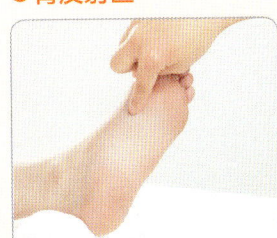

位于双足脚底第一跖骨中部,甲状腺反射区下约一横指宽。

按摩操作方法

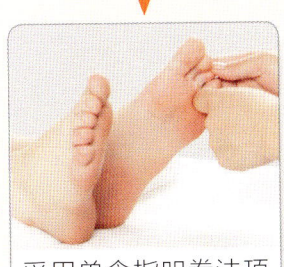

采用单食指叩拳法顶压肺及支气管反射区2~5分钟,以局部酸痛为宜。

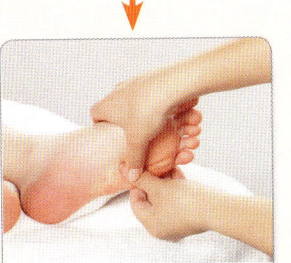

采用拇指指腹推压法推压脾反射区2~5分钟,以局部酸痛为宜。

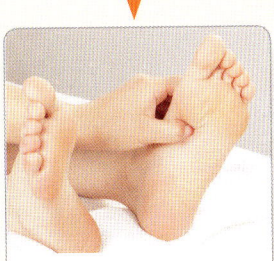

采用掐法掐按胃反射区2~5分钟,以局部酸痛为宜。

消化性溃疡
Xiaohuaxingkuiyang

消化性溃疡主要指发生在胃和十二指肠的慢性溃疡，以周期性发作、节律性上腹部疼痛为主要特征。本病绝大多数（95%以上）发病部位位于胃和十二指肠，故又称胃十二指肠溃疡。本病的总发病率占人口的5%～10%，十二指肠溃疡较胃溃疡多见，以青壮年多发，男多于女，儿童亦可发病。

脚底按摩处方

按摩胃反射区、十二指肠反射区、胰腺反射区、胆囊反射区（见189页）、输尿管反射区（见189页）、膀胱反射区（见185页）可有效改善消化性溃疡。

重点反射区

●胃反射区

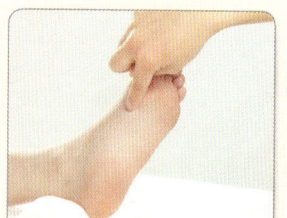

位于双足脚底第一跖骨中部，甲状腺反射区下约一横指宽。

●十二指肠反射区

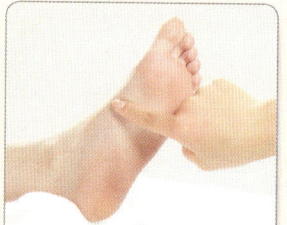

位于双足脚底第一跖骨底处，胰腺反射区的后外方。

●胰腺反射区

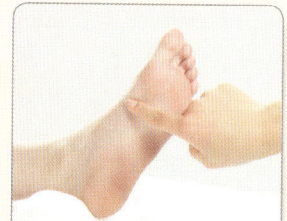

位于双足脚底第一跖骨体中下段胃反射区与十二指肠反射区之间靠内侧。

按摩操作方法

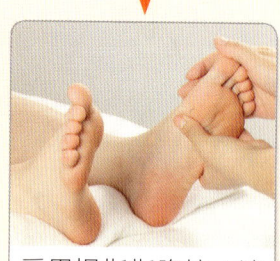

采用拇指指腹按压法按压胃反射区2～5分钟，以局部酸痛为宜。

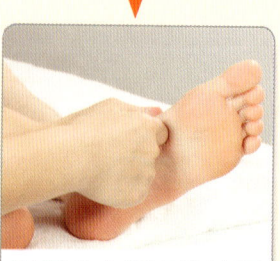

采用单食指叩拳法顶压十二指肠反射区2～5分钟，以局部酸痛为宜。

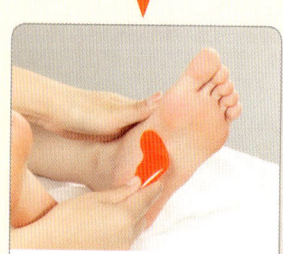

采用刮压法刮压胰腺反射区2～5分钟，以局部酸痛为宜。

第十章 消化系统疾病足疗方

腹胀，指的是一种主观上的感觉，感到腹部的一部分或全腹部胀满，它是一种常见的消化系统症状。当咽入胃内空气过多或因消化吸收功能不良时，胃肠道内产气过多，而肠道内的气体又不能排出体外，则可导致腹胀，主要表现为胀满、嗳气、腹痛、呕吐、腹部不适、食欲缺乏等。

Fuzhang 腹 胀

🍵 脚底按摩处方

按摩足部的腔神经丛反射区、肝反射区、脾反射区、十二指肠反射区（见178页）、小肠反射区（见172页）可有效改善腹胀。

重点反射区

● 腹腔神经丛反射区

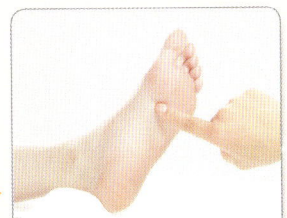

位于双足脚底第二至四跖骨体处，分布在肾反射区周围的椭圆区域。

● 肝反射区

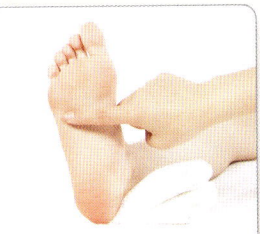

位于右足脚底第四跖骨与第五跖骨前段之间，在肺反射区的后方。

● 脾反射区

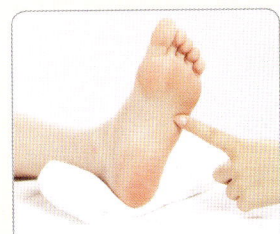

位于左足脚底第四、五跖骨之间，距心脏反射区下方约一横指处。

按摩操作方法

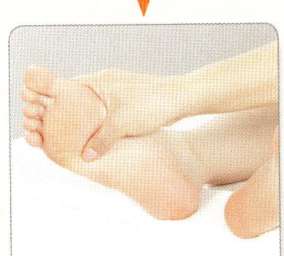

采用拇指指腹按压法按压腹腔神经丛反射区2～5分钟，以局部酸痛为宜。

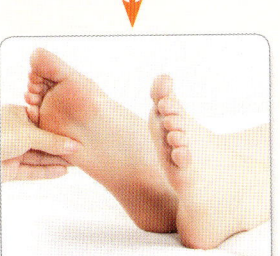

采用拇指指腹按压法按压肝反射区2～5分钟，以局部酸痛为宜。

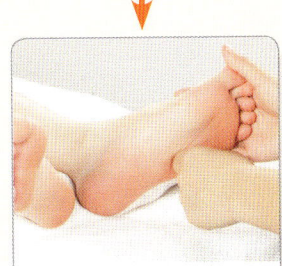

采用单食指叩拳法顶压脾反射区2～5分钟，以局部酸痛为宜。

腹泻
Fuxie

腹泻是大肠疾病最常见的一种症状，可见排便次数明显超过日常习惯的排便次数，粪质稀薄，水分增多。正常人群每天只需排便1次，且大便成型，颜色呈黄褐色。腹泻主要分为急性与慢性，急性腹泻发病时期为一至两个星期，但慢性腹泻发病时则在2个月以上，多由肛肠疾病所引起。

脚底按摩处方

按摩足部的升结肠反射区、小肠反射区、脾反射区、腹腔神经丛反射区（见216页）、肝反射区（见182页）可有效改善腹泻。

重点反射区

- **升结肠反射区**

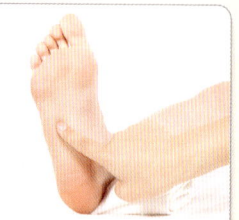

位于右足脚底从跟骨前缘，沿骰骨外侧至第五跖骨底部，在小肠反射区的外侧。

- **小肠反射区**

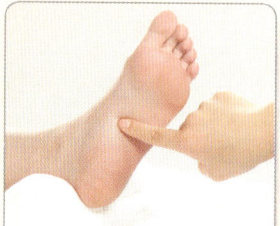

位于双足脚底中部凹入区域，被升结肠、横结肠、降结肠等反射区所包围。

- **脾反射区**

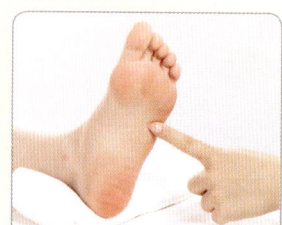

位于左足脚底第四、五跖骨之间，距心脏反射区下方约一横指处。

按摩操作方法

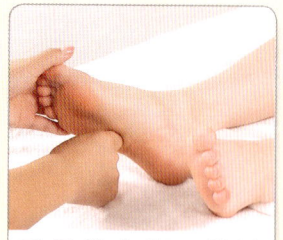

采用单食指叩拳法顶压升结肠反射区2～5分钟，以局部酸痛为宜。

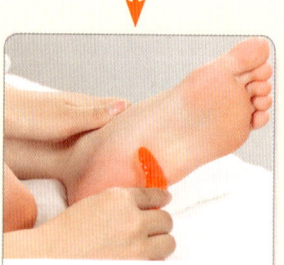

采用刮压法刮压小肠反射区2～5分钟，以局部酸痛为宜。

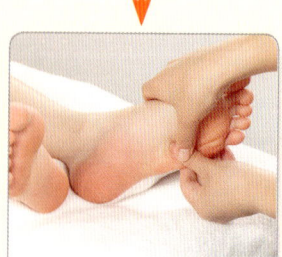

采用拇指指腹推压法推压脾反射区2～5分钟，以局部酸痛为宜。

急性肠炎

急性肠炎是消化系统疾病中较为常见的疾病。致病原因是肠道细菌、病毒感染或饮食不当（如进食了变质食物，食物中带有化学物质、寄生虫，食物过敏）等。临床表现为发热、腹痛、腹泻、腹胀，伴有不同程度的恶心呕吐，粪便为黄色水样便，四肢无力。严重者可导致身体脱水，甚至发生休克。

Jixingchangyan

脚底按摩处方

按摩足部的小肠反射区、胃反射区、里内庭穴、脾反射区（见183页）、肾反射区（见184页）、输尿管反射区（见189页）可有效改善急性肠炎。

重点反射区

● 小肠反射区

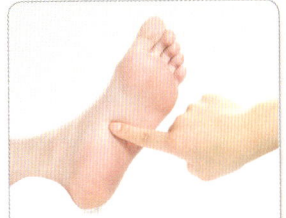

位于双足脚底中部凹入区域，被升结肠、横结肠、降结肠等反射区所包围。

● 胃反射区

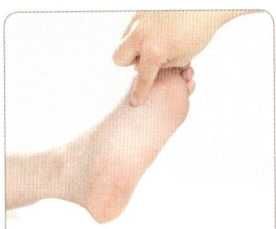

位于双足脚底第一跖跖骨中部，甲状腺反射区下约一横指宽。

● 里内庭穴

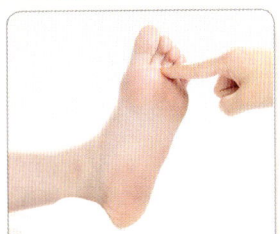

在脚底，第二、三跖趾关节前方凹陷中，与足背胃经内庭穴相对处。

按摩操作方法

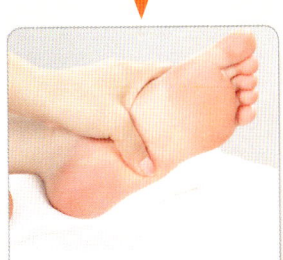

采用拇指指腹按压法按压小肠反射区2~5分钟，以局部酸痛为宜。

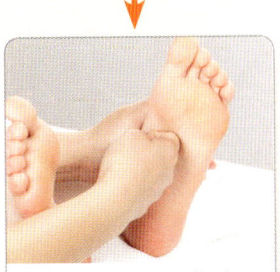

采用单食指叩拳法顶压胃反射区2~5分钟，以局部酸痛为宜。

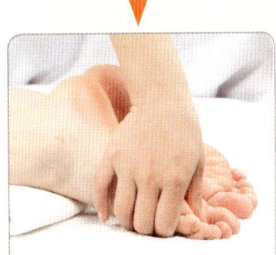

采用拇指指腹推压法推压里内庭穴2~5分钟，以出现酸痛感为宜。

便秘 Bianmi

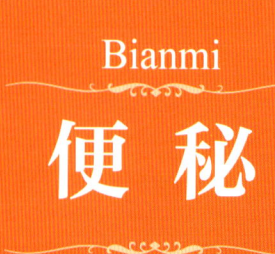

便秘并不是一种独立的疾病,而是由身体其他疾病所引起的消化系统常见症状。便秘主要表现是自然排便每周少于三次,以及粪便干燥、坚硬、不易排出等,并伴有腹胀、腹痛、反胃、便血等症状。便秘可分为器质性便秘和功能性便秘两种。器质性便秘主要由结肠病变、内分泌和代谢疾病等而引起。

脚底按摩处方

按摩肛门反射区、十二指肠反射区、乙状结肠及直肠反射区、小肠反射区（见177页）、脾反射区（见183页）、肝反射区（见175页）可改善便秘。

重点反射区

● 肛门反射区

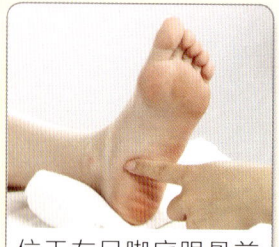

位于左足脚底跟骨前缘,乙状结肠及直肠反射区的末端。

● 十二指肠反射区

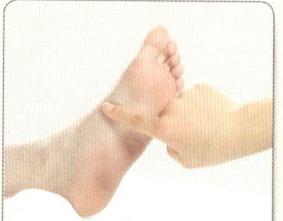

位于双足脚底第一跖骨底处,胰腺反射区的后外方。

● 乙状结肠及直肠区

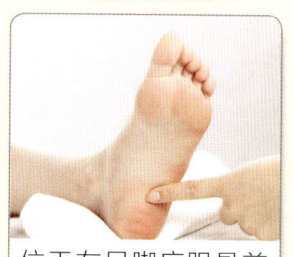

位于左足脚底跟骨前缘呈一横带状区。

按摩操作方法

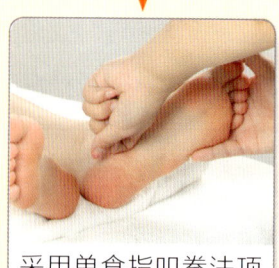

采用单食指叩拳法顶压肛门反射区2~5分钟,以局部酸痛为宜。

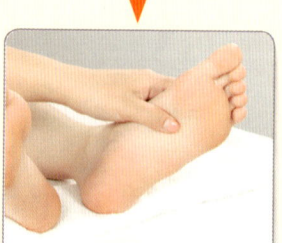

采用拇指指腹按压法按压十二指肠反射区2~5分钟,以局部酸痛为宜。

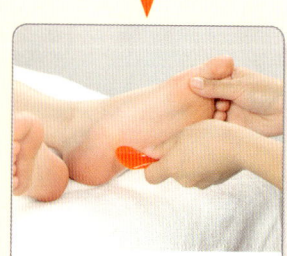

采用刮压法刮压乙状结肠及直肠反射区2~5分钟,以局部酸痛为宜。

第十章 消化系统疾病足疗方

痢疾 Liji

痢疾又称为肠辟、滞下，为急性肠道传染病之一，临床表现为腹痛、腹泻、里急后重、排脓血便，伴全身中毒等症状。一般起病急，以高热、腹泻、腹痛为主要症状，可发生惊厥、呕吐，多为疫毒痢。中医认为，此病由湿热之邪内伤脾胃，致脾失健运，胃失消导，更挟积滞、酝酿肠道而成。

🟢 脚底按摩处方

按摩乙状结肠及直肠反射区、升结肠反射区、小肠反射区、肝反射区（见175页）、脾反射区（见183页）、肾上腺反射区（见202页）可有效改善痢疾。

重点反射区

● 乙状结肠及直肠区

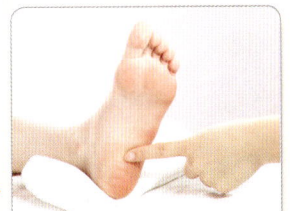

位于左足脚底跟骨前缘呈一横带状区。

● 升结肠反射区

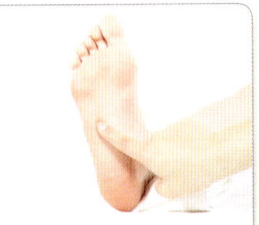

位于右足脚底从跟骨前缘，沿骰骨外侧至第五跖骨底部，在小肠反射区的外侧。

● 小肠反射区

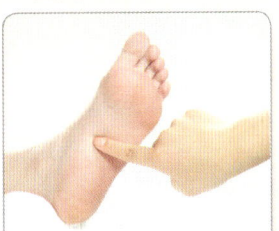

位于双足脚底中部凹入区域，被升结肠、横结肠、降结肠等反射区所包围。

按摩操作方法

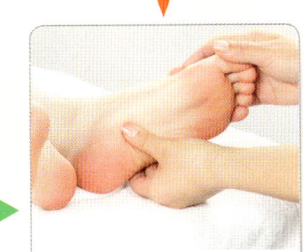

采用拇指指腹按压法按压乙状结肠及直肠反射区2~5分钟，以局部酸痛为宜。

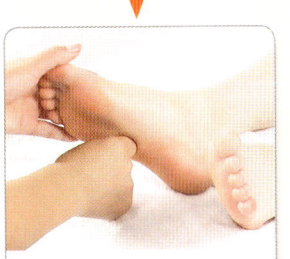

采用单食指叩拳法顶压升结肠反射区2~5分钟，以局部酸痛为宜。

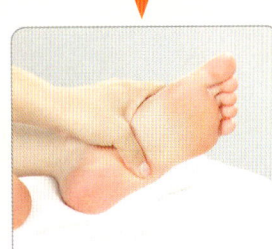

采用拇指指腹按压法按压小肠反射区2~5分钟，以局部酸痛为宜。

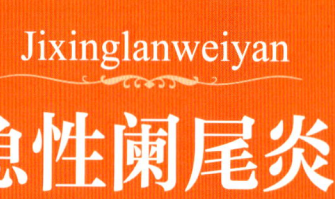

急性阑尾炎 Jixinglanweiyan

急性阑尾炎是外科常见病，居各种急腹症的首位，转移性右下腹痛及阑尾点压痛、反跳痛为其常见临床表现，但是急性阑尾炎的病情变化多端。其临床表现为持续伴阵发性加剧的右下腹痛、恶心、呕吐，多数病人白细胞和嗜中性粒细胞计数增高。右下腹阑尾区（麦氏点）压痛，则是该病重要体征。

🩺 脚底按摩处方

按摩足部的回盲瓣及阑尾反射区、升结肠反射区、小肠反射区、小肠反射区（见177页）、脾反射区（见183页）可有效改善急性阑尾炎。

重点反射区

● 回盲瓣及阑尾反射区

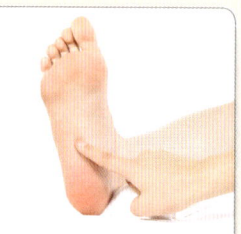

位于右足脚底跟骨前缘靠近外侧，与小肠及升结肠反射区连接。

● 升结肠反射区

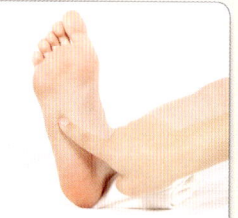

位于右足脚底从跟骨前缘，沿骰骨外侧至第五跖骨底部，在小肠反射区的外侧。

按摩操作方法

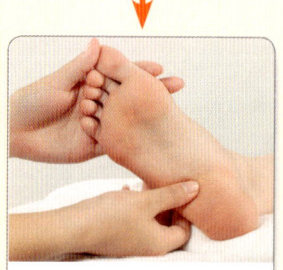

采用拇指指腹按压法按压盲肠及阑尾反射区2~5分钟，以局部酸痛为宜。

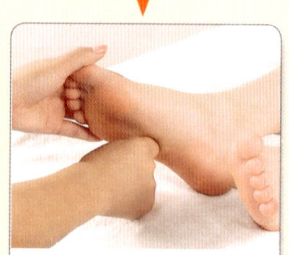

采用单食指叩拳法顶压升结肠反射区2~5分钟，以局部酸痛为宜。

健康提示

①腹痛在没有明确诊断之前不可随便用止痛药。因为止痛后掩盖了病情，容易延误诊断而造成严重后果。

②患急性阑尾炎后，如果家庭治疗无效应及时送医院。

③根据目前的医疗水平及技术条件，急性阑尾炎手术治疗效果较好。但因为即使保守治疗痊愈后也容易再次发作，所以急性阑尾炎在有条件的情况下，还是以手术治疗为主。

第十章 消化系统疾病足疗方

痔疮

Zhichuang

痔疮是肛门直肠底部及肛门黏膜的静脉丛发生曲张而形成的一个或多个柔软的静脉团的一种慢性疾病，可分为内痔、外痔、混合痔。痔疮症状主要包括瘙痒、便血、疼痛，而且容易引发贫血、妇科炎症、肛周长期湿疹等并发症。生活中要注意养成良好的生活习惯，尽量穿一些宽松舒适的内裤。

🦶 脚底按摩处方

按摩肛门反射区、乙状结肠及直肠反射区、十二指肠反射区、小肠反射区（见177页）、胃反射区（见187页）、肾反射区（见184页）可改善痔疾。

重点反射区

● 肛门反射区

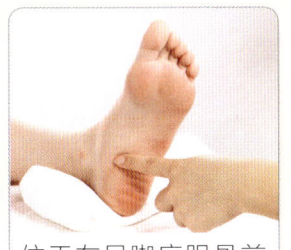

位于左足脚底跟骨前缘，乙状结肠及直肠反射区的末端。

● 乙状结肠及直肠

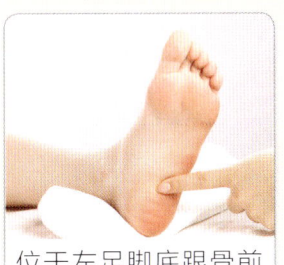

位于左足脚底跟骨前缘呈一横带状区。

● 十二指肠反射区

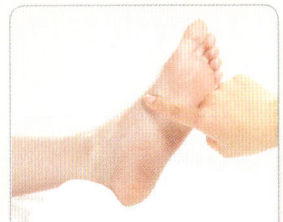

位于双足脚底第一跖骨底处，胰腺反射区的后外方。

按摩操作方法

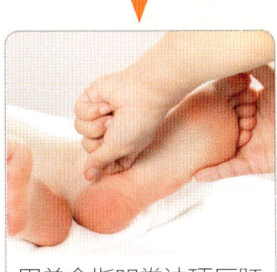

用单食指叩拳法顶压肛门反射区2~5分钟，以局部酸痛为宜。

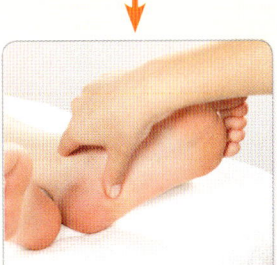

采用拇指指腹按压法按压乙状结肠及直肠反射区2~5分钟，以局部酸痛为宜。

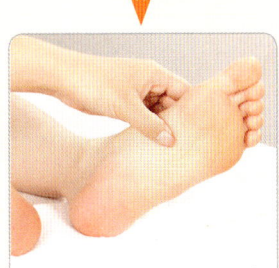

采用拇指指腹按压法按压按压十二指肠反射区2~5分钟，以局部酸痛为宜。

肝炎 Ganyan

肝炎是肝脏出现的炎症，肝炎致病的原因各异，最常见的是病毒造成的，此外还有自身免疫造成的。酗酒也可以导致肝炎。肝炎的早期症状及表现有食欲减退，消化功能差，进食后腹胀，没有饥饿感。厌吃油腻食物，如果进食便会引起恶心、呕吐，活动后易感疲倦。

脚底按摩处方

按摩足部的肝反射区、胆囊反射区、十二指肠反射区、胃反射区（见177页）可有效改善肝炎。

重点反射区

● 肝反射区

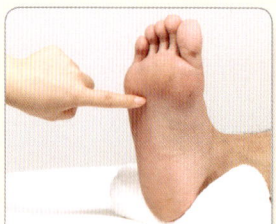

位于右足脚底第四跖骨与第五跖骨前段之间，在肺反射区的后方。

● 胆囊反射区

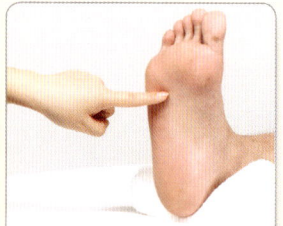

位于右足脚底第三、四跖骨中段之间，在肝反射区的内下方。

● 十二指肠反射区

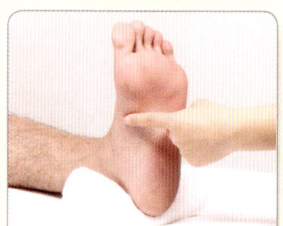

位于双足脚底第一跖骨底处，胰腺反射区的后外方。

按摩操作方法

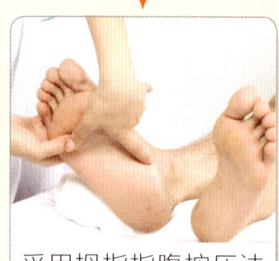

采用拇指指腹按压法按压肝反射区2～5分钟，以局部酸痛为宜。

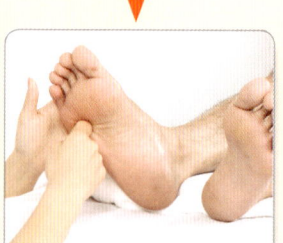

采用单食指叩拳法顶压胆囊反射区2～5分钟，以局部酸痛为宜。

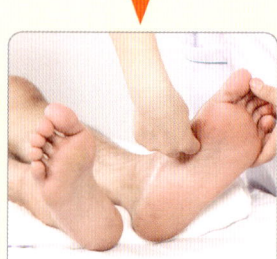

采用单食指叩拳法顶压十二指肠反射区2～5分钟，以局部酸痛为宜。

第十章 消化系统疾病足疗方

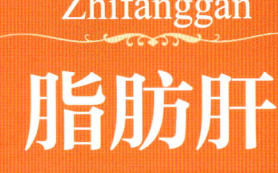
脂肪肝
Zhifanggan

脂肪肝，指由多种原因引起的肝细胞内脂肪堆积而导致的肝脏病变，多见于肥胖者、过量饮酒者、高脂饮食者以及糖尿病患者。轻度患者症状包括食欲不振、疲倦乏力、肝区胀满等感觉，重者病情凶猛。如果不及时治疗养护，常引发消化系统、心脑血管疾病，影响正常的视力，甚至导致肝硬化和肝癌。

🦶 脚底按摩处方

按摩足部的肝反射区、胆囊反射区、脾反射区、十二指肠反射区（见174页）、胃反射区（见177页）可有效改善脂肪肝。

重点反射区

● 肝反射区
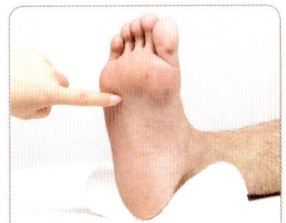
位于右足脚底第四跖骨与第五跖骨前段之间，在肺反射区的后方。

● 胆囊反射区
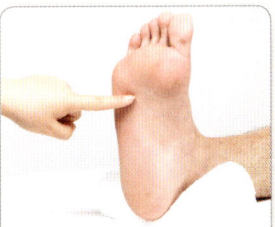
位于右足脚底第三、四跖骨中段之间，在肝反射区的内下方。

● 脾反射区
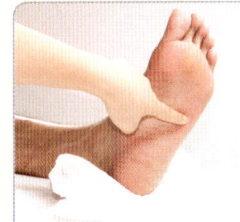
位于左足脚底第四、五跖骨之间，距心脏反射区下方约一横指处。

按摩操作方法

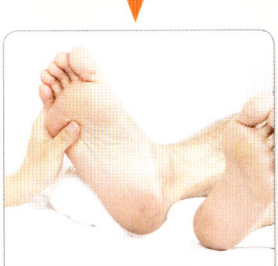
采用拇指指腹按压法按压肝反射区2~5分钟，以局部酸痛为宜。

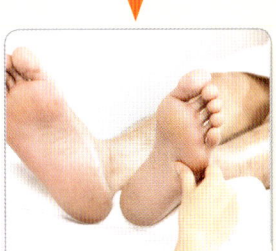
采用拇指指腹按压法按压胆囊反射区2~5分钟，以局部酸痛为宜。

采用拇指指腹按压法按压脾反射区2~5分钟，以局部酸痛为宜。

肝硬化
Ganyinghua

肝硬化是由一种或多种疾病长期形成的肝损害，肝脏细胞纤维化病变。主要致病因素有肝炎病毒、酗酒、胆汁淤积、寄生虫感染等引起肝脏硬化、萎缩，其部分症状与肝炎相似。肝硬化早期病人症状较轻，主要表现为食欲不振、全身无力、上腹部不适或隐痛等，其中食欲不振是出现最早的突出症状。

脚底按摩处方

按摩足部的肝反射区、脾反射区、肾反射区、胆囊反射区（见189页）、胃反射区（见177页）、输尿管反射区（见189页）可有效改善肝硬化。

重点反射区

● 肝反射区

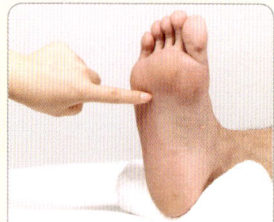

位于右足脚底第四跖骨与第五跖骨前段之间，在肺反射区的后方。

● 脾反射区

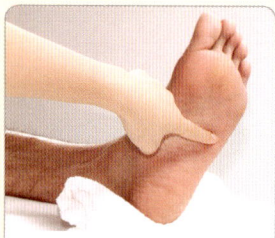

位于左足脚底第四、五跖骨之间，距心脏反射区下方约一横指处。

● 肾反射区

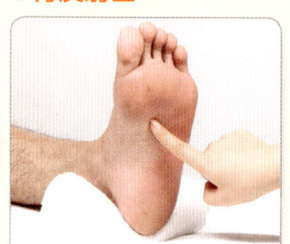

位于双足脚底部，第二跖骨与第三跖骨体之间，近跖骨底处，蜷足时中央凹陷处。

按摩操作方法

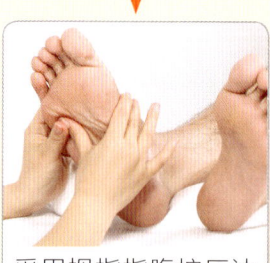

采用拇指指腹按压法按压肝反射区2~5分钟，以局部酸痛为宜。

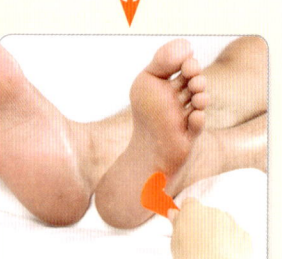

采用刮压法刮压脾反射区2~5分钟，以局部酸痛为宜。

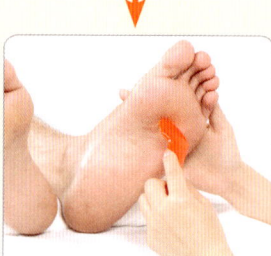

采用刮压法刮压肾反射区2~5分钟，以局部酸痛为宜。

第十章 消化系统疾病足疗方

胆结石 Danjieshi

胆结石是指发生在胆囊内的结石所引起的疾病，是一种常见病，随年龄增长，发病率也逐渐升高，且女性明显多于男性。随着生活水平的提高，饮食习惯的改变，卫生条件的改善，我国的胆石症已由以胆管的胆色素结石为主逐渐转变为以胆囊胆固醇结石为主。

脚底按摩处方

按摩足部的胆囊反射区、肝反射区、膀胱反射区、肾反射区（见186页）、输尿管反射区（见189页）可有效改善肝炎。

重点反射区

●胆囊反射区

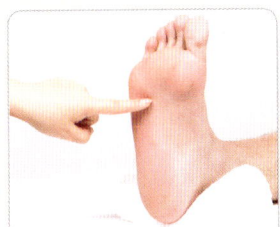

位于右足脚底第三、四跖骨中段之间，在肝反射区的内下方。

●肝反射区

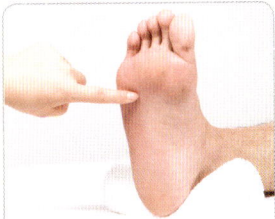

位于右足脚底第四跖骨与第五跖骨前段之间，在肺反射区的后方。

●膀胱反射区

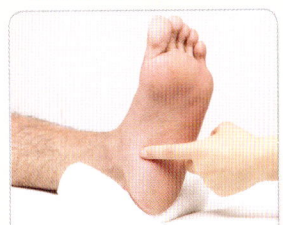

位于双足脚掌底面与脚掌内侧交界处，足跟前方。

按摩操作方法

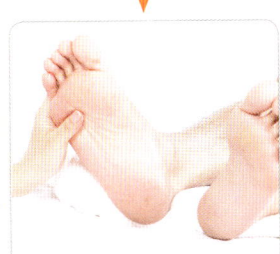

采用拇指指腹按压法按压胆囊反射区2～5分钟，以局部酸痛为宜。

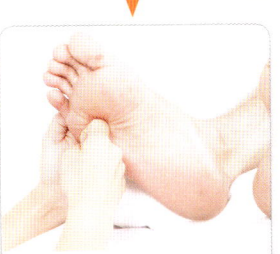

采用单食指叩拳法顶压肝反射区2～5分钟，以局部酸痛为宜。

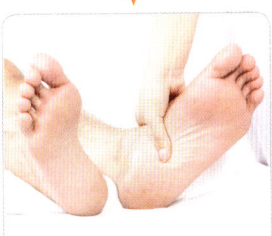

采用拇指指腹推压法推压膀胱反射区2～5分钟，以局部酸痛为宜。

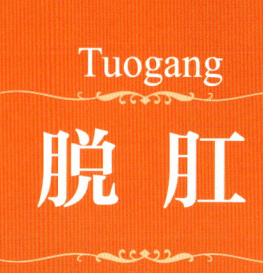

脱肛 Tuogang

脱肛又称直肠脱垂，是直肠黏膜或直肠壁全层脱出于肛门之外的病症。临床上可根据其脱垂程度分为部分脱垂和完全脱垂。本病常因年老体弱，产后或久病体虚，久痢久泄，或素患痔疾，便秘用力太过，以及小儿经常啼哭，慢性咳嗽等，致使直肠黏膜下层组织和肛门括约肌松弛无力而发病。

脚底按摩处方

按摩足部的肛门反射区、乙状结肠及直肠反射区、肾反射区、输尿管反射区（见189页）、膀胱反射区（见185页）可有效地缓解脱肛。

重点反射区

● 肛门反射区

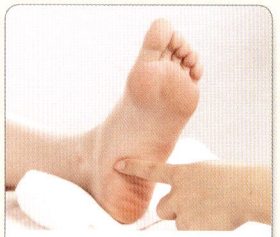

位于左足脚底跟骨前缘，乙状结肠及直肠反射区的末端。

● 乙状结肠及直肠区

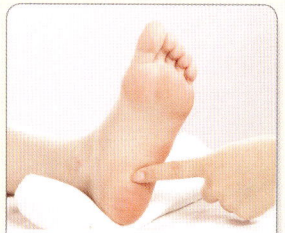

位于左足脚底跟骨前缘呈一横带状区。

● 肾反射区

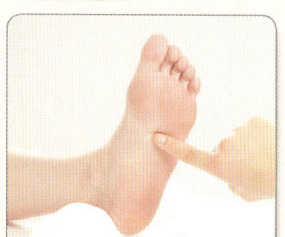

位于双足脚底部，第二跖骨与第三跖骨体之间，近跖骨底处，蜷足时中央凹陷处。

按摩操作方法

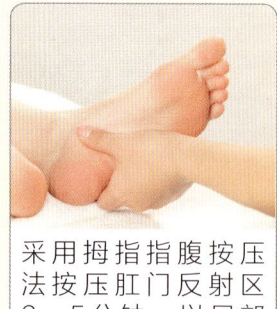

采用拇指指腹按压法按压肛门反射区2~5分钟，以局部酸痛为宜。

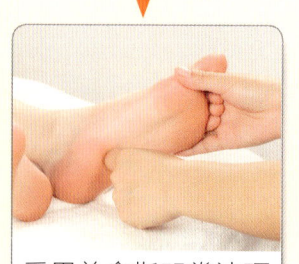

采用单食指叩拳法顶压乙状结肠及直肠反射区2~5分钟，以局部酸痛为宜。

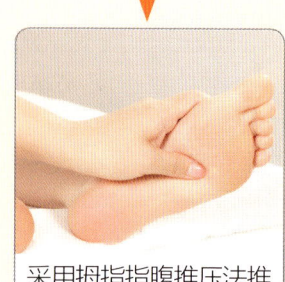

采用拇指指腹推压法推压肾反射区2~5分钟，以局部酸痛为宜。

第十章 消化系统疾病足疗方

肠易激综合征
Changyijizonghezheng

肠易激综合征是由胃肠道动力异常或肠道感染所引起的肠道功能紊乱性疾病，主要临床表现有心悸、腹痛、腹胀、腹泻或便秘、多汗、恶心、呕吐等，可持续反复发作，与脾、胃、肝、肾关系密切。精神过度紧张、饮食不当、寒冷等因素均可诱发其症状发作或加重。

脚底按摩处方

按摩足部的脾反射区、肝反射区（见185页）、胃反射区、肾反射区（见186页）、小肠反射区可有效地缓解肠易激综合征症状。

重点反射区

● 胃反射区

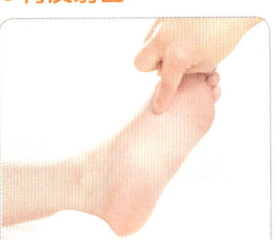

位于双足脚底第一跖骨中部，甲状腺反射区下约一横指宽。

● 脾反射区

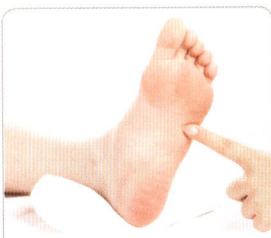

位于左足脚底第四、五跖骨之间，距心脏反射区下方约一横指处。

● 小肠反射区

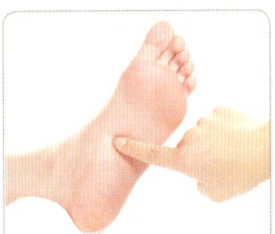

位于双足脚底中部凹入区域，被升结肠、横结肠、降结肠等反射区所包围。

按摩操作方法

采用刮压法刮压胃反射区2～5分钟，以局部酸痛为宜。

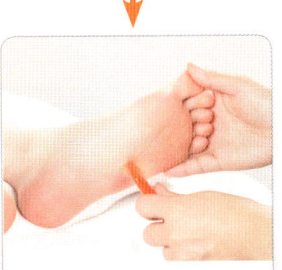

采用按摩棒点按脾反射区2～5分钟，以局部酸痛为宜。

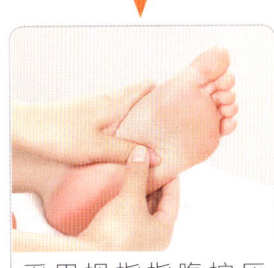

采用拇指指腹按压法按压小肠反射区2～5分钟，以局部酸痛为宜。

胃下垂 Weixiachui

胃下垂是由于膈肌悬力不足，支撑内脏器官韧带松弛，或腹内压降低，腹肌松弛，导致站立时胃大弯抵达盆腔，胃小弯弧线最低点降到髂嵴联线以下的一种现象。常伴有十二指肠球部位置的改变。正常人的胃在腹腔的左上方，直立时的最低点不应超过脐下2横指，其位置相对固定。

🥣 脚底按摩处方

按摩足部的胃反射区、脾反射区、肾反射区能有效地缓解胃下垂的相关症状。

重点反射区

● 胃反射区

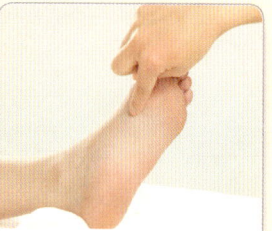

位于双足脚底第一跖跖骨中部，甲状腺反射区下约一横指宽。

● 脾反射区

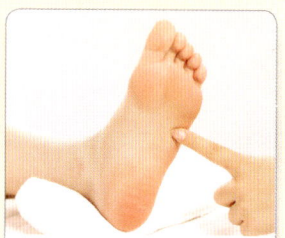

位于左足脚底第四、五跖骨之间，距心脏反射区下方约一横指处。

● 肾反射区

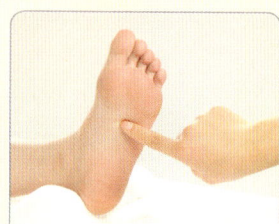

位于双足脚底部，第二跖骨与第三跖骨体之间，近跖骨底处，蜷足时中央凹陷处。

按摩操作方法

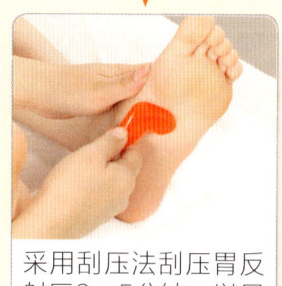

采用刮压法刮压胃反射区2~5分钟，以局部酸痛为宜。

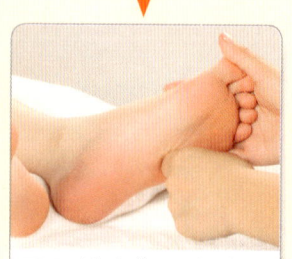

采用单食指叩拳法顶压脾反射区2~5分钟，以局部酸痛为宜。

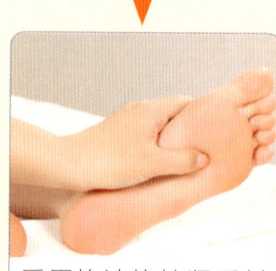

采用掐法掐按肾反射区2~5分钟，以局部酸痛为宜。

第十章 消化系统疾病足疗方

胆囊炎
Dannangyan

胆囊炎是较常见的疾病，发病率较高。根据其临床表现，又可分为急性的和慢性两种，常与胆石症合并存在。胆囊内结石突然梗阻或嵌顿胆囊管是导致急性胆囊炎的常见原因，胆囊管扭转、狭窄和胆道蛔虫或胆道肿瘤阻塞亦可引起急性胆囊炎。

脚底按摩处方

按摩足部的胆囊反射区、肝反射区、肾反射区（见188页）、输尿管反射区、膀胱反射区（见185页）能有效地缓解胆囊炎。

重点反射区

● 胆囊反射区

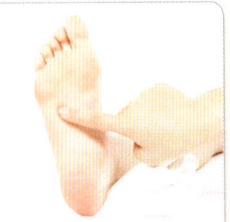

位于右足脚底第三、四跖骨中段之间，在肝反射区的内下方。

● 肝反射区

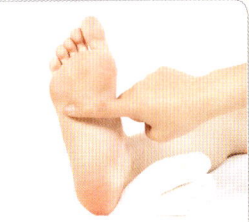

位于右足脚底第四跖骨与第五跖骨前段之间，在肺反射区的后方。

● 输尿管反射区

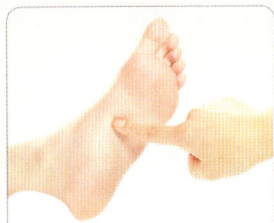

位于双脚底自肾脏反射区斜向内后方至足舟状骨内下方，呈弧形带状区域。

按摩操作方法

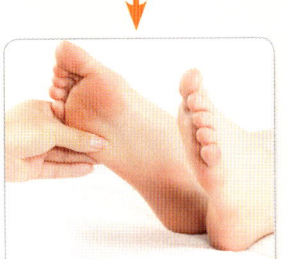

采用拇指指腹按压法按压胆囊反射区2~5分钟，以局部酸痛为宜。

采用拇指指腹按压法按压肝反射区2~5分钟，以局部酸痛为宜。

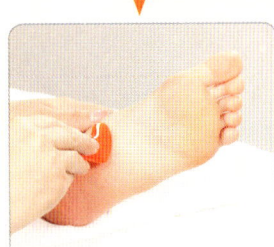

采用刮压法刮压输尿管反射区2~5分钟，以局部酸痛为宜。

酒精肝 Jiujinggan

酒精肝又称为酒精性肝病，是由于长期大量饮酒所致的肝脏疾病。初期通常表现为脂肪肝，进而可发展成酒精性肝炎、酒精性肝纤维化和酒精性肝硬化。严重酗酒时可诱发广泛肝细胞坏死甚或肝功能衰竭。本病在欧美等国多见，近年我国的发病率也有上升。

脚底按摩处方

按摩足部的肝反射区、脾反射区及胃反射区能有效地缓解酒精肝的相关病症。

重点反射区

● 肝反射区

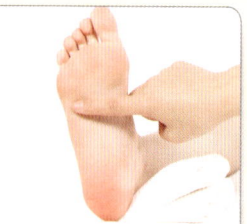

位于右足脚底第四跖骨与第五跖骨前段之间，在肺反射区的后方。

● 脾反射区

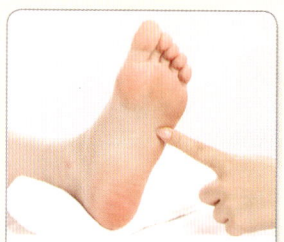

位于左足脚底第四、五跖骨之间，距心脏反射区下方约一横指处。

● 胃反射区

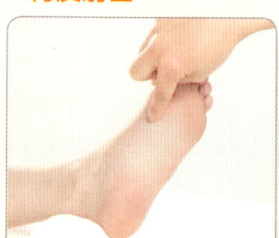

位于双足脚底第一跖骨中部，甲状腺反射区下约一横指宽。

按摩操作方法

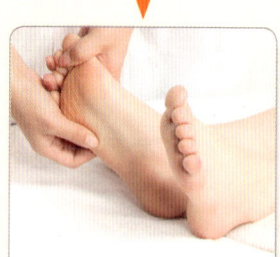

采用拇指指腹推压法推压肝反射区2~5分钟，以局部酸痛为宜。

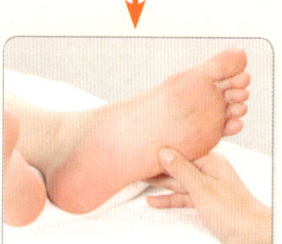

采用拇指指腹按压法按压脾反射区2~5分钟，以局部酸痛为宜。

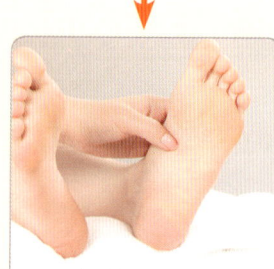

采用拇指指腹推压法推压胃反射区2~5分钟，以局部酸痛为宜。

第十一章

精神和神经系统疾病足疗方

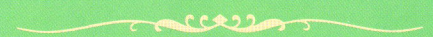

　　据目前统计结果显示，人们患上抑郁症和失眠症的比例在逐年上升。而调查则显示其大部分都来自精神和心理方面，如果不解决好这方面的问题，患者将难以摆脱该类病症的困扰。本章将向大家介绍一些患上此类病后的足部按摩方法，如果你此时正在为失眠、抑郁等精神和神经系统疾病而烦恼的话，那就赶紧来试试吧！

神经衰弱
Shenjingshuairuo

神经衰弱是指大脑由于长期情绪紧张及精神压力过大,从而使精神活动能力减弱的功能障碍性病症,其主要特征是易兴奋,脑力易疲劳,记忆力减退等,伴有各种躯体不适症状。本病如处理不当可迁延达数年。但经精神科或心理科医生积极、及时治疗,指导病人正确对待疾病,本病可达缓解或治愈。

🌿 脚底按摩处方

按摩足部的失眠点反射区、大脑反射区、脑垂体反射区及心反射区(见194页)能有效地改善神经衰弱。

重点反射区

● 失眠点反射区

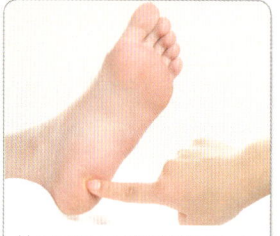

位于双足脚底跟骨中央的前方,生殖腺反射区上方。

● 大脑反射区

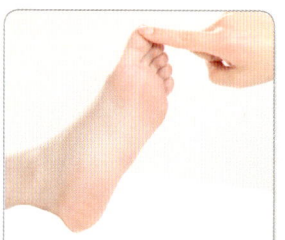

位于双脚拇趾趾腹全部。

● 脑垂体反射区

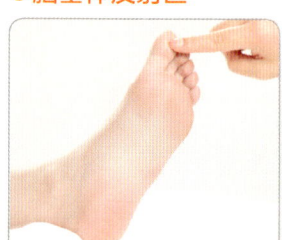

位于双拇趾趾腹中央隆起部位,在脑反射区深处。

按摩操作方法

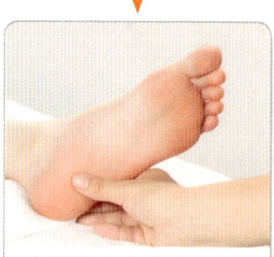

采用拇指指腹按压法按压失眠点反射区2~5分钟,以局部酸痛为宜。

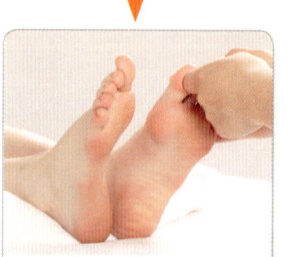

采用单食指叩拳法顶压大脑反射区2~5分钟,以局部酸痛为宜。

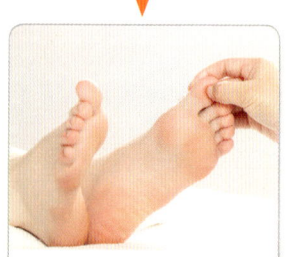

采用掐法掐按脑垂体反射区2~5分钟,以局部酸痛为宜。

第十一章 精神和神经系统疾病足疗方

眩 晕
Xuanyun

眩晕与头晕有所相似，但本质不同。眩晕分为周围性眩晕和中枢性眩晕。中枢性眩晕是由脑组织、脑神经疾病引起，如高血压、动脉硬化等脑血管疾病。周围性眩晕发作时多伴有耳聋、耳鸣、恶心、呕吐、出冷汗等植物神经系统症状。如不及时治疗容易引起脑血栓、脑卒中偏瘫，甚至猝死等情况。

脚底按摩处方

按摩足部的小脑及脑干反射区、大脑反射区、三叉神经反射区（见196页）、耳反射区及额窦反射区（见195页）能有效地改善眩晕。

重点反射区

● 小脑及脑干反射区

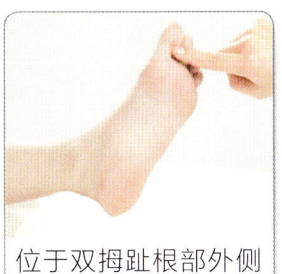

位于双拇趾根部外侧靠近第二节趾骨处。

● 大脑反射区

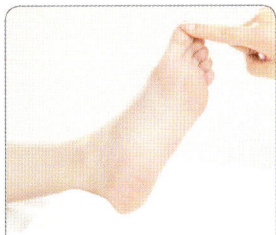

位于双脚拇趾趾腹全部。

● 耳反射区

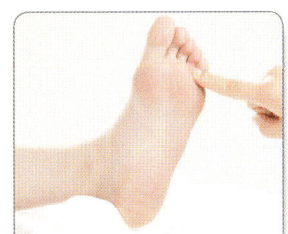

位于双足第四与第五趾中部和根部，包括脚底和足背。

按摩操作方法

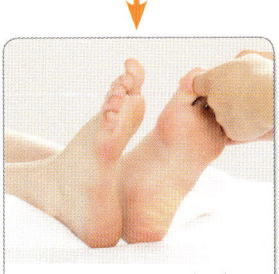

采用拇指指腹按压法按压小脑及脑干反射区2~5分钟，以局部酸痛为宜。

采用单食指叩拳法顶压大脑反射区2~5分钟，以局部酸痛为宜。

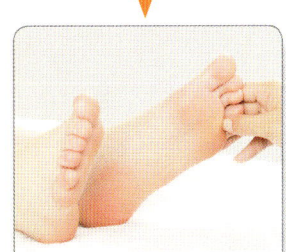

采用掐法掐按耳反射区2~5分钟，以局部酸痛为宜。

失眠

Shimian

失眠是指无法入睡或无法保持睡眠状态，即睡眠失常。失眠虽不属于危重疾病，但影响人们的日常生活。睡眠不足会导致健康不佳，生理节奏被打乱，继之引起人的疲劳感、全身不适、无精打采、反应迟缓、头痛、记忆力减退等症状。患有失眠抑郁症最直接的影响是精神方面的，严重者会导致精神分裂。

🌿 脚底按摩处方

按摩足部的失眠点反射区、大脑反射区、心反射区及涌泉穴（见236页）能有效地改善失眠。

重点反射区

● 失眠点反射区

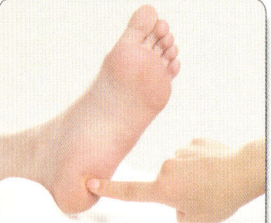

位于双足脚底跟骨中央的前方，生殖腺反射区上方。

● 大脑反射区

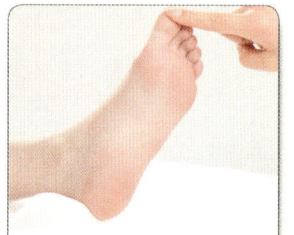

位于双脚拇趾趾腹全部。

● 心反射区

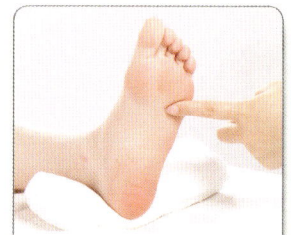

位于左足脚底第四跖骨与第五跖骨前段之间，在肺反射区后方。

按摩操作方法

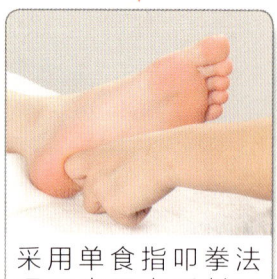

采用单食指叩拳法顶压失眠点反射区2～5分钟，以局部酸痛为宜。

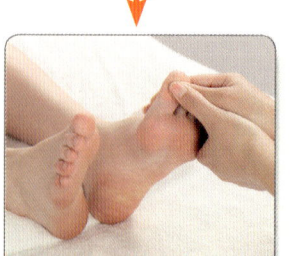

采用拇指指腹按压法按压大脑反射区2～5分钟，以局部酸痛为宜。

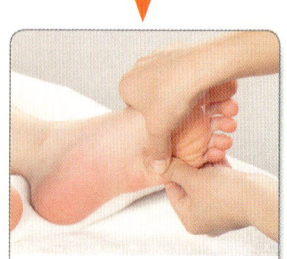

采用拇指指腹按压法按压心反射区2～5分钟，以局部酸痛为宜。

第十一章 精神和神经系统疾病足疗方

抑郁症

Yiyuzheng

抑郁症属于心理疾病。抑郁症的发病过程与心理、遗传、生活等诸多方面因素都有关联。以患者情绪消沉低落，思维迟缓，认知功能出现障碍以及言语动作减少、迟缓为典型症状，日久则出现自卑抑郁，悲观厌世症状，严重者会出现幻觉、妄想甚至有自杀的意念。对于抑郁症应及早治疗，防止复发。

脚底按摩处方

按摩足部的失眠点反射区、肝反射区（见199页）、大脑反射区及额窦反射区能有效地改善抑郁症。

重点反射区

● 失眠点反射区

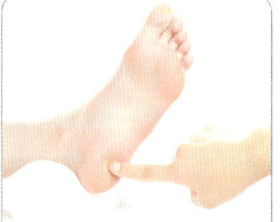

位于双足脚底跟骨中央的前方，生殖腺反射区上方。

● 大脑反射区

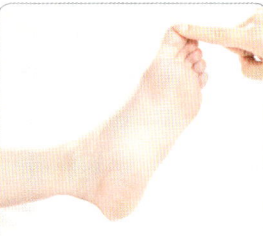

位于双脚拇趾趾腹全部。

● 额窦反射区

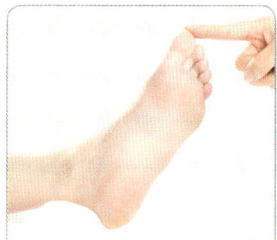

位于十个脚趾的趾端约1厘米范围内。

按摩操作方法

采用拇指指腹推压法推压失眠点反射区2~5分钟，以局部酸痛为宜。

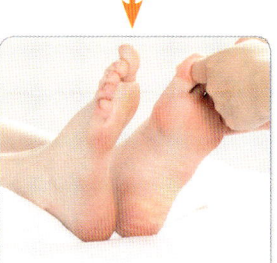

采用单食指叩拳法顶压大脑反射区2~5分钟，以局部酸痛为宜。

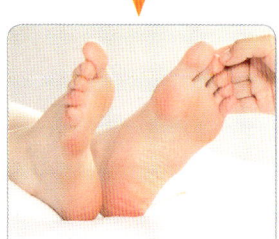

采用掐法掐按额窦反射区2~5分钟，以局部酸痛为宜。

三叉神经痛
Sanchashenjingtong

三叉神经痛是最常见的脑神经疾病，多发生于中老年人，右侧头面部多于左侧。主要特点是：骤发骤停，呈刀割样、烧灼样、顽固性、难以忍受的剧烈性疼痛。说话、洗脸、刷牙、微风拂面，甚至走路时都会导致阵发性剧烈疼痛。疼痛历时数秒或数分钟，疼痛呈周期性发作，发作间歇期同常人一样。

脚底按摩处方

按摩三叉神经反射区、大脑反射区、小脑及脑干反射区、眼反射区（见197页）、鼻反射区（见228页）及耳反射区（见193页）能改善三叉神经痛。

重点反射区

● 三叉神经反射区

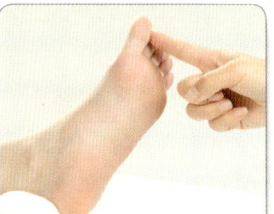

位于双足拇趾近第二趾的外侧约45度角。

● 大脑反射区

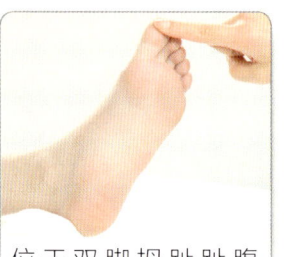

位于双脚拇趾趾腹全部。

● 小脑及脑干反射区

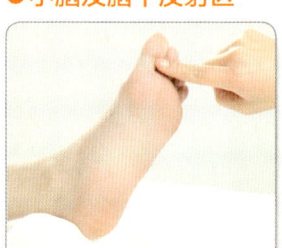

位于双拇趾根部外侧靠近第二节趾骨处。

按摩操作方法

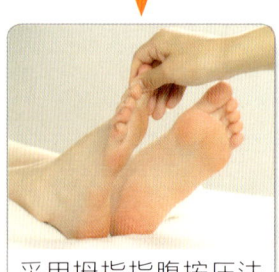

采用拇指指腹按压法按压三叉神经反射区2~5分钟，以局部酸痛为宜。

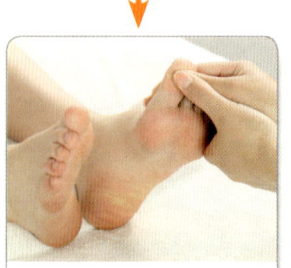

采用拇指指腹按压法按压大脑反射区2~5分钟，以局部酸痛为宜。

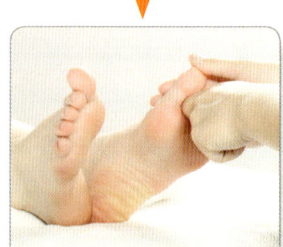

采用单食指叩拳法顶压小脑及脑干反射区2~5分钟，以局部酸痛为宜。

第十一章 精神和神经系统疾病足疗方

面神经麻痹
Mianshenjingmabi

面神经麻痹也叫面瘫。临床主要表现为患侧面部肌瘫痪，眼裂大，眼睑不能闭合，流泪，鼻唇沟变平坦，口角下垂，流涎，不能皱额蹙眉，额纹消失，鼓腮漏气，示齿困难，部分病人耳或乳突部有疼痛感。中医认为本病多因风寒之邪侵袭面部经络，致使经络阻滞、营卫失调、气血不和、经脉失养所致。

脚底按摩处方

按摩足部的眼反射区、口腔及舌反射区、大脑反射区（见196页）和小脑及脑干反射区能有效地改善面神经麻痹。

重点反射区

● 眼反射区

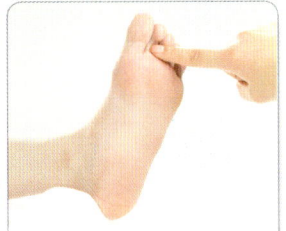

位于双足第二趾和三趾中部与根部，包括脚底和足背。

● 口腔及舌反射区

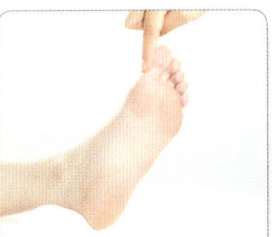

位于双足拇趾第一节底部内缘，靠在第一关节下方，在血压点反射区的内侧。

● 小脑及脑干反射区

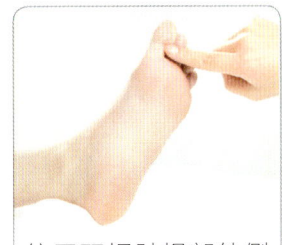

位于双拇趾根部外侧靠近第二节趾骨处。

按摩操作方法

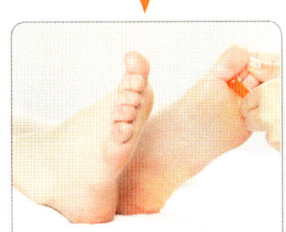

用按摩棒点按眼反射区2~5分钟，以局部酸痛为宜。

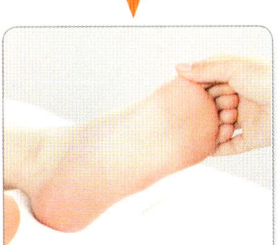

采用拇指指腹按压法按压口腔、舌反射区2~5分钟，以局部酸痛为宜。

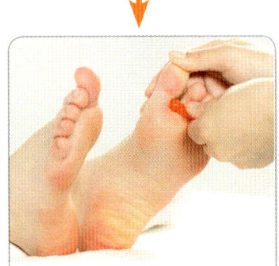

用按摩棒点按小脑及脑干反射区2~5分钟，以局部酸痛为宜。

面肌痉挛

Mianjijingluan

面肌痉挛又称面肌抽搐，表现为一侧面部肌肉不自主地抽搐。抽搐呈阵发性且不规则，程度不等，可因疲倦、长期精神紧张、精神压力及自主运动等因素而加重。通常局限于眼睑部或颊部、口角，严重者可涉及整个侧面部。本病多在中年后发生，常见于女性。

🥣 脚底按摩处方

按摩足部的眼反射区、口腔及舌反射区、耳反射区、大脑反射区（见196页）和小脑及脑干反射区（见197页）能有效地改善面肌痉挛。

重点反射区

● 眼反射区

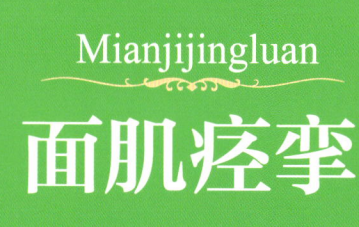

位于双足第二趾和三趾中部与根部，包括脚底和足背两处。

● 耳反射

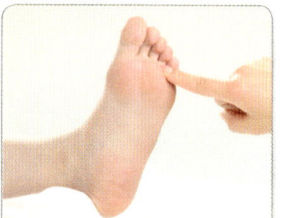

位于双足第四趾与第五趾中部和根部，包括脚底和足背。

● 口腔及舌反射区

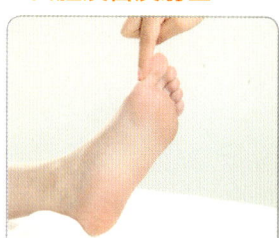

位于双足拇趾第一节底部内缘，靠在第一关节下方，在血压点反射区的内侧。

按摩操作方法

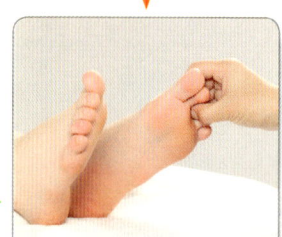

采用掐法掐按眼反射区2~5分钟，以局部酸痛为宜。

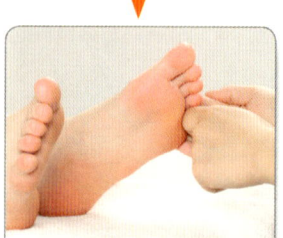

采用单食指叩拳法顶压耳反射区2~5分钟，以局部酸痛为宜。

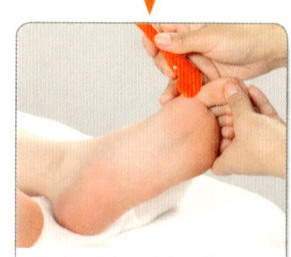

采用刮压法刮压口腔、舌反射区2~5分钟，以局部酸痛为宜。

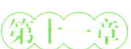第十一章 精神和神经系统疾病足疗方

肋间神经痛

Leijianshenjingtong

肋间神经痛是指一根或数根肋间神经分布区域发生经常性疼痛。有时是被呼吸动作所激发，咳嗽、打喷嚏时疼痛加重。疼痛剧烈时可放射至同侧的肩部或背部，有时呈带状分布。带状疱疹性肋间神经痛，通常在相应肋间可见疱疹，疼痛可出现在疱疹出现之前，消退之后仍可存在相当长的时间。

脚底按摩处方

按摩足部的肝反射区、脾反射区、肺及支气管反射区（见207页）及心反射区能有效地改善肋间神经痛。

重点反射区

● 肝反射区

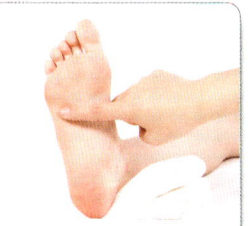

位于右足脚底第四跖骨与第五跖骨前段之间，在肺反射区的后方。

● 脾反射区

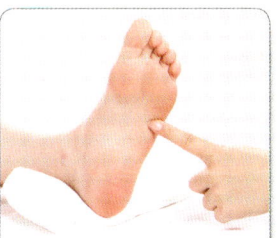

位于左足脚底第四、五跖骨之间，距心脏反射区下方约一横指处。

● 心反射区

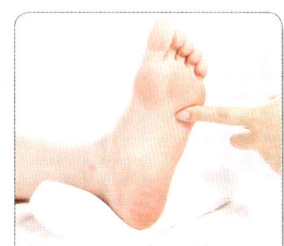

位于左足脚底第四跖骨与第五跖骨前段之间，在肺反射区后方。

按摩操作方法

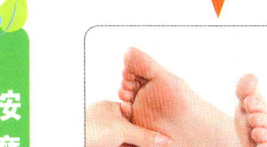

采用拇指指腹按压法按压肝反射区2~5分钟，以局部酸痛为宜。

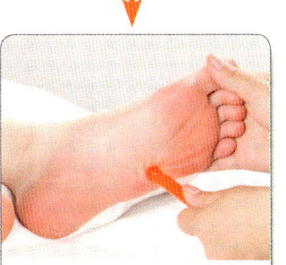

用按摩棒点按脾反射区2~5分钟，以局部酸痛为宜。

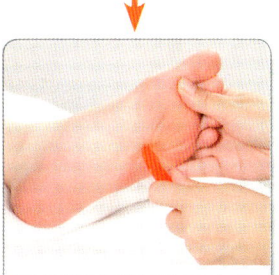

采用刮压法刮压心反射区2~5分钟，以局部酸痛为宜。

癫痫

Dianxian

癫痫俗称"羊癫风",是大脑神经元突发性异常放电导致出现短暂的大脑功能障碍的一种慢性疾病。以突然昏仆、口吐涎沫、两目上视、四肢抽搐,或口中如有猪羊叫声等为临床特征,可表现为自主神经、意识及精神障碍。中医认为本病多由大惊大恐造成气机逆乱,或由劳累过度造成脏腑失调所致。

脚底按摩处方

按摩足部的甲状旁腺反射区、甲状腺反射区、肝反射区及脾反射区(见205页)能有效地改善癫痫。

重点反射区

●甲状旁腺反射区

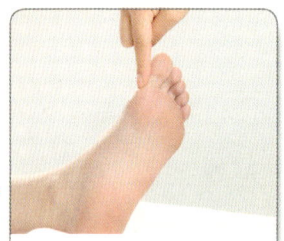

位于双足第一跖趾关节内侧前方的凹陷处。

●甲状腺反射区

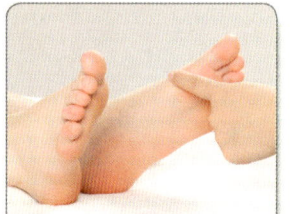

位于双足脚底第一与第二跖骨之间前半部,横跨第一跖骨中部,呈"L"形带状。

●肝反射区

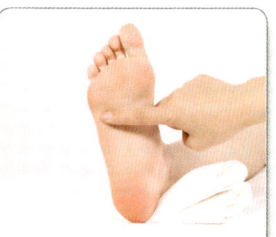

位于右足脚底第四跖骨与第五跖骨前段之间,在肺反射区的后方。

按摩操作方法

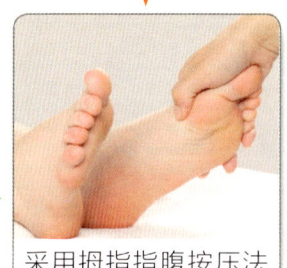

采用拇指指腹按压法按压甲状旁腺反射区2~5分钟,以局部酸痛为宜。

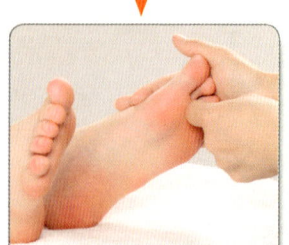

采用单食指叩拳法顶压甲状腺反射区2~5分钟,以局部酸痛为宜。

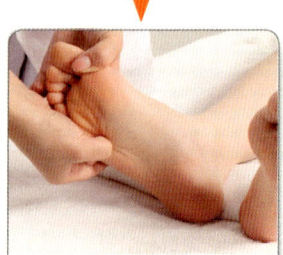

采用掐法掐按肝反射区2~5分钟,以局部酸痛为宜。

第十二章

内分泌及循环系统疾病足疗方

由于生活节奏加快，再加上经常加班加点，人体的生物钟很容易被打乱。如此一来就很容易出现内分泌紊乱、循环系统变差或循环不畅等情况。如女性发生内分泌紊乱时，月事就容易被打乱，而且还会使女性的更年期提前到来，如果长期如此而得不到有效的治疗就很容易造成相关疾病，比如糖尿病、肥胖症等的发生。所以有规律的生活是避免此类现象发生的关键。如果出现了相关症状那又怎么办呢？本章将向大家介绍一些此类疾病的足部按摩方法，让您轻松摆脱此类疾病的困扰。

糖尿病 Tangniaobing

糖尿病是由于血中胰岛素相对不足，导致血糖过高、出现糖尿，进而引起脂肪和蛋白质代谢紊乱的常见的内分泌代谢性疾病。临床上可出现多尿、烦渴、多饮、多食、消瘦等表现，持续高血糖与长期代谢紊乱等症状可导致眼、肾、心血管系统及神经系统的损害及其功能障碍或衰竭。

脚底按摩处方

按摩足部的肾上腺反射区、胰腺反射区、胃反射区（见190页）、十二指肠反射区（见182页）及脑垂体反射区能有效地改善糖尿病的相关症状。

重点反射区

肾上腺反射区

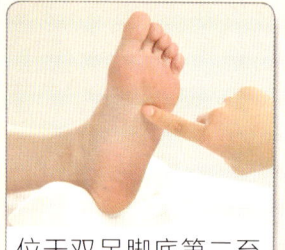

位于双足脚底第二至四跖骨体处，分布在肾反射区周围的椭圆区域。

脑垂体反射区

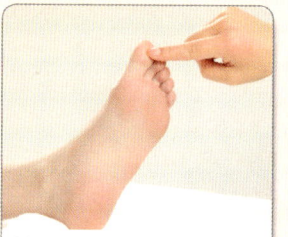

位于双拇趾趾腹中央隆起部位，在脑反射区深处。

胰腺反射区

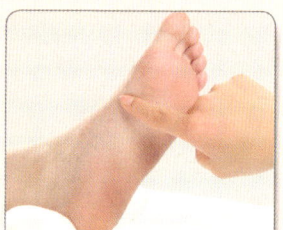

位于双足脚底第一跖骨体中下段胃反射区与十二指肠反射区之间靠内侧。

按摩操作方法

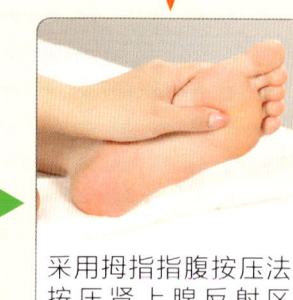

采用拇指指腹按压法按压肾上腺反射区2～5分钟，以局部酸痛为宜。

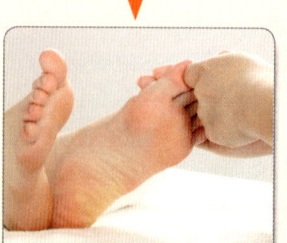

采用单食指叩拳法顶压脑垂体反射区2～5分钟，以局部酸痛为宜。

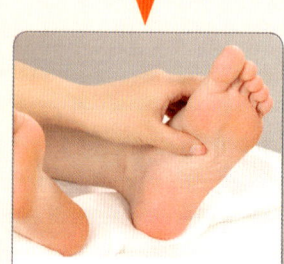

采用拇指指腹推压法推压胰腺反射区2～5分钟，以局部酸痛为宜。

第十二章 内分泌及循环系统疾病足疗方

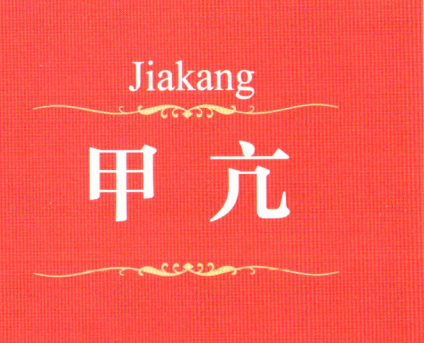

Jiakang
甲亢

甲亢也叫甲状腺功能亢进，俗称"大脖子病"。由于甲状腺激素分泌增多，造成身体功能各系统的兴奋和代谢亢进。主要临床表现为：多食、消瘦、畏热、好动、多汗、失眠、激动、易怒等高代谢征候群，由于神经和循环系统的兴奋，出现不同程度的甲状腺肿大和眼突、手颤等特征。

🥣 脚底按摩处方

按摩足部的大脑反射区（见196页）、脑垂体反射区、甲状腺反射区、甲状旁腺反射区及肝反射区（见200页）能有效地改善甲亢。

重点反射区

● 甲状腺反射区

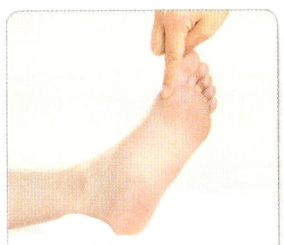

位于双足脚底第一与第二跖骨之间前半部，横跨第一跖骨中部，呈"L"形带状。

● 甲状旁腺反射区

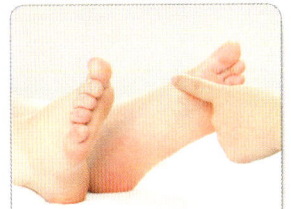

位于双足第一跖趾关节内侧前方的凹陷处。

● 脑垂体反射区

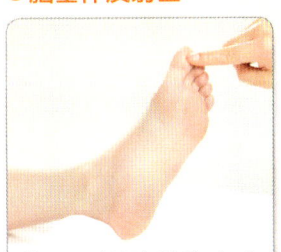

位于双拇趾趾腹中央隆起部位，在脑反射区深处。

按摩操作方法

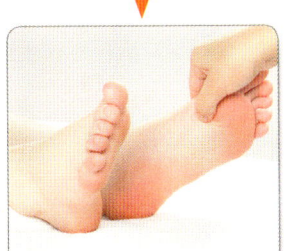

采用拇指指腹按压法按压甲状腺反射区2~5分钟，以局部酸痛为宜。

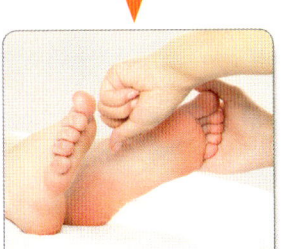

采用单食指叩拳法顶压甲状旁腺反射区2~5分钟，以局部酸痛为宜。

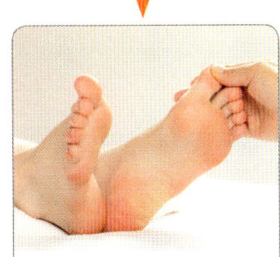

采用拇指指腹按压法按压脑垂体反射区2~5分钟，以局部酸痛为宜。

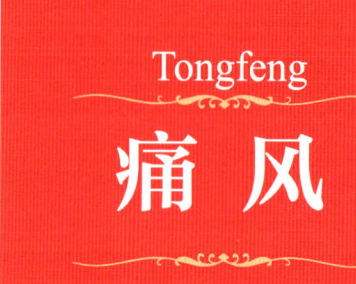

痛风 Tongfeng

痛风又称"高尿酸血症"，是由于人体体内嘌呤物质新陈代谢发生紊乱，导致尿酸产生过多或排出减少所引起的疾病，属于关节炎的一种。尿酸过高，尿酸盐结晶沉积在关节、软骨和肾脏中，病变常侵犯关节、肾脏等组织引起反复发作性炎性疾病，如急性关节炎、痛风、尿路结石、肾绞痛等病症。

脚底按摩处方

按摩足部的肾反射区、肾上腺反射区（见202页）、输尿管反射区及膀胱反射区能有效地改善痛风。

重点反射区

● 肾反射区

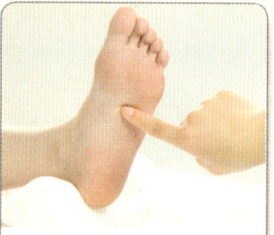

位于双足脚底部，第二跖骨与第三跖骨体之间，近跖骨底处，蜷足时中央凹陷处。

● 输尿管反射区

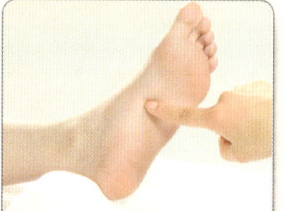

位于双脚底自肾脏反射区斜向内后方至足舟状骨内下方，呈弧形带状区域。

● 膀胱反射区

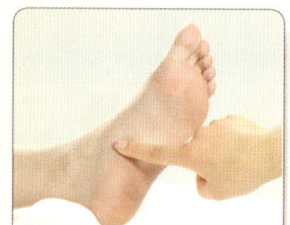

位于双足脚掌底面与脚掌内侧交界处，足跟前方。

按摩操作方法

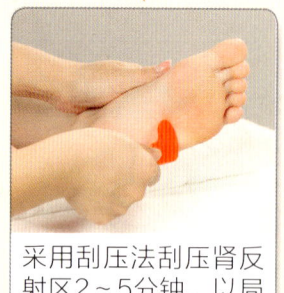

采用刮压法刮压肾反射区2～5分钟，以局部酸痛为宜。

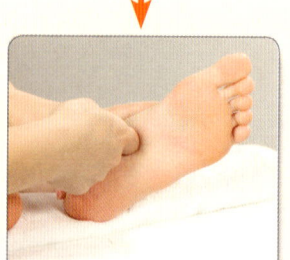

采用单食指叩拳法顶压输尿管反射区2～5分钟，以局部酸痛为宜。

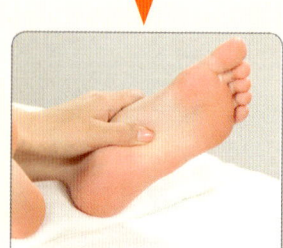

采用拇指指腹按压法按压膀胱反射区2～5分钟，以局部酸痛为宜。

第十二章 内分泌及循环系统疾病足疗方

肥胖症 Feipangzheng

肥胖是指一定程度的明显超重与脂肪层过厚，是体内脂肪尤其是三酰甘油积聚过多而导致的一种状态。肥胖严重者容易引起血压高、心血管病、肝脏病变、肿瘤、睡眠呼吸暂停等一系列的问题。本症状是由于食物摄入过多或机体代谢改变而导致体内脂肪积聚过多，造成体重过度增长。

脚底按摩处方

按摩足部的肝反射区、脾反射区、甲状腺反射区（见203页）、胰腺反射区（见202页）及脑垂体反射区能有效地改善肥胖症。

重点反射区

● 肝反射区

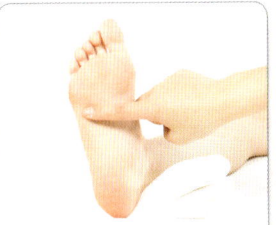

位于右足脚底第四跖骨与第五跖骨前段之间，在肺反射区的后方。

● 脾反射区

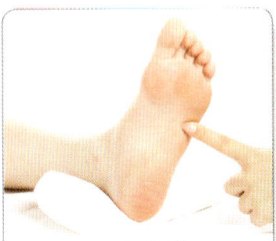

位于左足脚底第四、五跖骨之间，距心脏反射区下方约一横指处。

● 脑垂体反射区

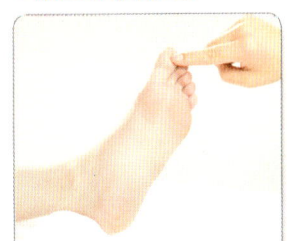

位于双拇趾趾腹中央隆起部位，在脑反射区深处。

按摩操作方法

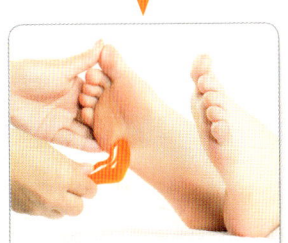

采用刮压法刮压肝反射区2~5分钟，以局部酸痛为宜。

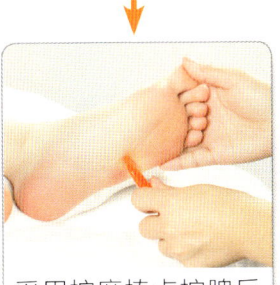

采用按摩棒点按脾反射区2~5分钟，以局部酸痛为宜。

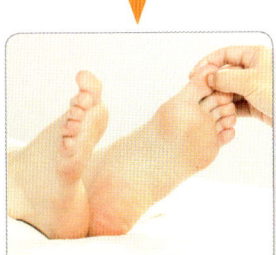

采用掐法掐按脑垂体反射区2~5分钟，以局部酸痛为宜。

水肿 Shuizhong

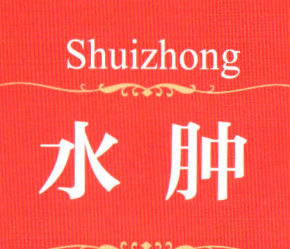

水肿是指血管外的组织间隙中有过多的体液积聚,为临床常见症状之一。水肿是全身出现气化功能障碍的一种表现,与肺、脾、肾、三焦各脏腑密切相关。依据症状表现不同而分为阳水、阴水二类,常见于肾炎、肺心病、肝硬化、营养障碍及内分泌失调等疾病。

🌿 脚底按摩处方

按摩足部的肾反射区、肾上腺反射区(见202页)、膀胱反射区、输尿管反射区及心反射区(见199页)能有效地改善水肿。

重点反射区

● 肾反射区

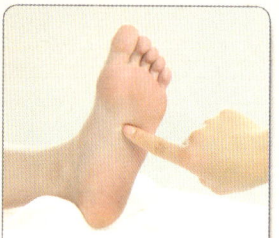

位于双足脚底部,第二跖骨与第三跖骨体之间,近跖骨底处,蜷足时中央凹陷处。

● 输尿管反射区

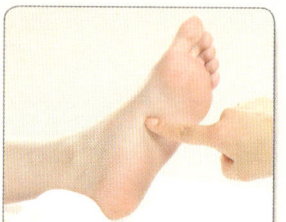

位于双脚底自肾脏反射区斜向内后方至足舟状骨内下方,呈弧形带状区域。

● 膀胱反射区

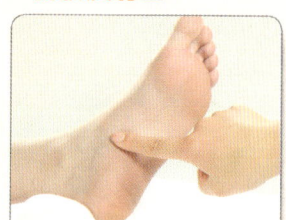

位于双足脚掌底面与脚掌内侧交界处,足跟前方。

按摩操作方法

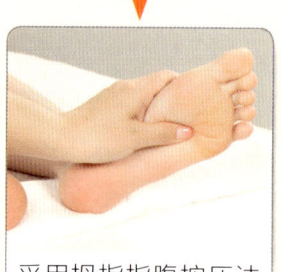

采用拇指指腹按压法按压肾反射区2~5分钟,以局部酸痛为宜。

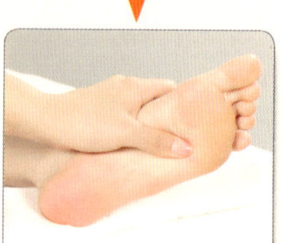

采用拇指指腹推压法推压输尿管反射区2~5分钟,以局部酸痛为宜。

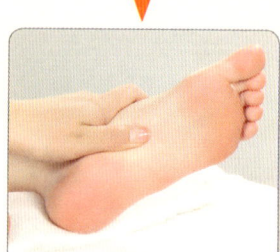

采用拇指指腹推压法推压膀胱反射区2~5分钟,以局部酸痛为宜。

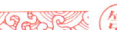 第十二章 内分泌及循环系统疾病足疗方

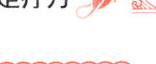

中 暑
Zhongshu

中暑指长时间在高温和热辐射的作用下，机体出现以体温调节障碍，水、电解质代谢紊乱及神经系统与循环系统障碍为主要表现的急性疾病。主要症状有头痛、头晕、口渴、多汗、发热、恶心、呕吐、胸闷、四肢无力发酸、脉搏细速、血压下降，重症者有头痛剧烈、昏厥、昏迷、痉挛等症状。

🥣 脚底按摩处方

按摩足部的脑垂体反射区、肾上腺反射区、肺及支气管反射区及大脑反射区（见196页）能有效地改善中暑。

重点反射区

● 脑垂体反射区

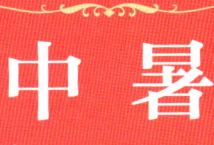

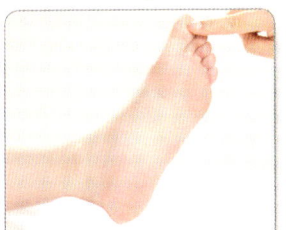

位于双拇趾趾腹中央隆起部位，在脑反射区深处。

● 肾上腺反射区

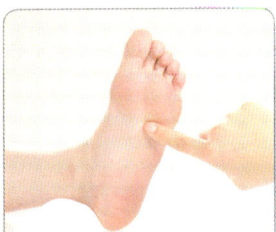

位于双足脚底部，第二、三跖骨体之间，距离跖骨头近心端一拇指宽处。

● 肺及支气管反射区

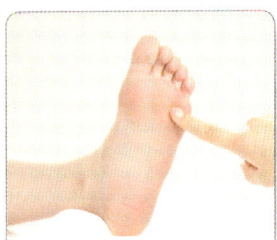

位于双足斜方肌反射区的近心端，自甲状腺反射区向外到肩反射区处约一横指宽。

按摩操作方法

采用单食指叩拳法顶压脑垂体反射区2~5分钟，以局部酸痛为宜。

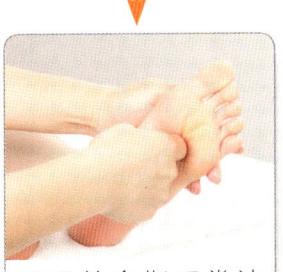

采用单食指叩拳法顶压肾上腺反射区2~5分钟，以局部酸痛为宜。

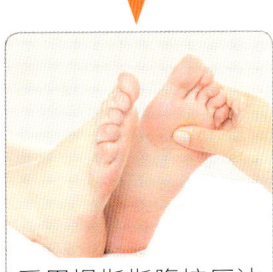

采用拇指指腹按压法按压肺及支气管反射区2~5分钟，以局部酸痛为宜。

休克 Xiuke

休克是指由于机体出现各种严重致病因素引起的急性循环血量不足，导致的以神经与急性循环障碍失调为主的临床综合征。这些致病因素包括大出血、创伤、中毒、烧伤、窒息、感染、过敏、心脏泵功能衰竭等。休克早期症状是在原发症状体征为主的情况下出现轻度兴奋征象。

脚底按摩处方

按摩足部的心反射区、肾反射区及肾上腺反射区能有效地缓解休克的症状。

重点反射区

● 心反射区

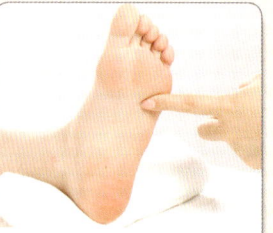

位于左足脚底第四跖骨与第五跖骨前段之间，在肺反射区后方。

● 肾反射区

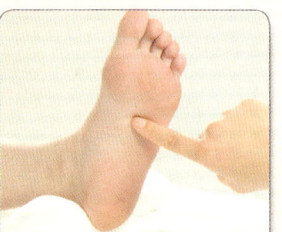

位于双足脚底部，第二跖骨与第三跖骨体之间，近跖骨底处，蜷足时中央凹陷处。

● 肾上腺反射区

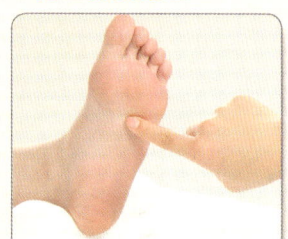

位于双足脚底部，第二、三跖骨体之间，距离跖骨头近心端一拇指宽处。

按摩操作方法

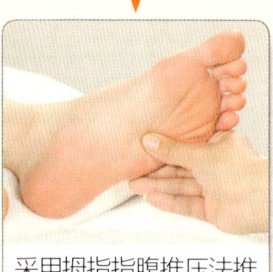

采用拇指指腹推压法推压心反射区2~5分钟，以局部酸痛为宜。

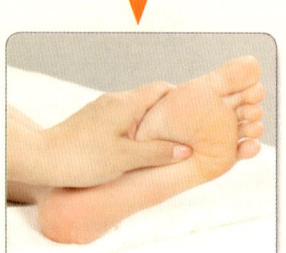

采用拇指指腹按压法按压肾反射区2~5分钟，以局部酸痛为宜。

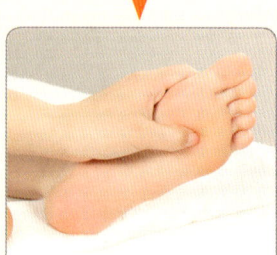

采用掐法掐按肾上腺反射区2~5分钟，以局部酸痛为宜。

第十三章

骨关节疼痛足疗方

长时间劳作或久坐不动都容易导致肩颈和腰背部疼痛。中医认为"通则不痛，痛则不通"，很显然导致该类疾病发生的主要原因是气血不痛，如肩周炎、膝关节炎、落枕等均与此有关。本章将向您列举一些腰酸背痛的病症以及按摩的方法，让您"揉揉按按"脱离疾病束缚。

颈椎病 Jingzhuibing

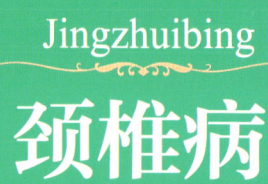

颈椎病多因颈椎骨、椎间盘及其周围纤维结构损害，致使颈椎间隙变窄，关节囊松弛，内平衡失调所致。主要临床表现为头、颈、肩、臂、上胸背疼痛或麻木、酸沉、放射性痛、头晕、无力，上肢及手感觉明显减退，部分患者有明显的肌肉萎缩。中医认为本病多因督脉受损，经络闭阻，或气血不足所致。

脚底按摩处方

按摩足部的颈项反射区、斜方肌反射区、颈椎反射区及大脑反射区（见196页）能有效地改善颈椎病。

重点反射区

●颈项反射区

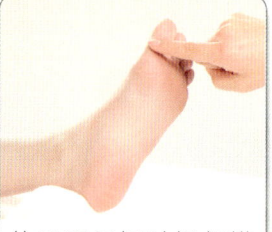

位于双足拇趾根部横纹处。

●斜方肌反射区

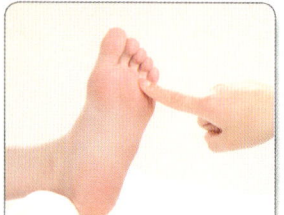

位于双脚底眼、耳反射区的近心端，呈一横指宽的带状区。

●颈椎反射区

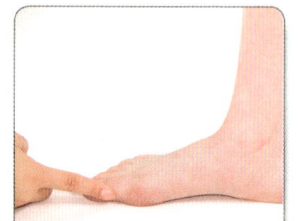

位于双足拇趾根部内侧横纹尽头。

按摩操作方法

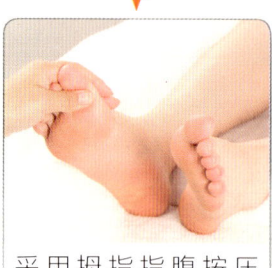

采用拇指指腹按压法按压颈项反射区2~5分钟，以局部酸痛为宜。

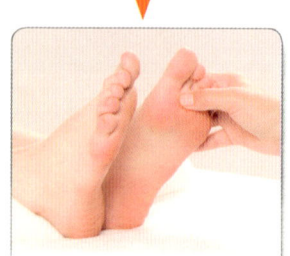

采用拇指指腹按压法按压斜方肌反射区2~5分钟，以局部酸痛为宜。

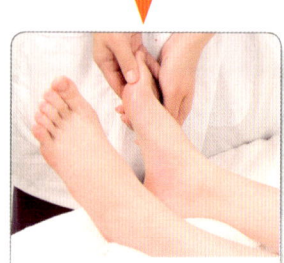

采用拇指指腹按压法按压颈椎反射区2~5分钟，以局部酸痛为宜。

第十三章 骨关节疼痛足疗方

落枕 Laozhen

落枕多因睡卧时体位不当，造成颈部肌肉损伤，或颈部感受风寒，或外伤，致使经络不通，气血凝滞，筋脉拘急而成。临床主要表现为颈项部强直酸痛不适，不能转动自如，并向一侧歪斜，甚则疼痛牵引患侧肩背及上肢。中医治疗落枕的方法很多，推拿、针灸、热敷等均有良好的效果，尤以推拿法为佳。

🌿 脚底按摩处方

按摩足部的颈椎反射区、颈项反射区及斜方肌反射区能有效地改善落枕。

重点反射区

● 颈椎反射区
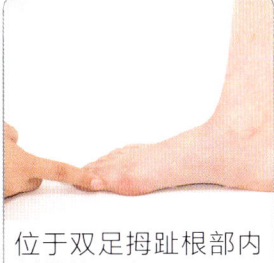
位于双足拇趾根部内侧横纹尽头。

● 颈项反射区
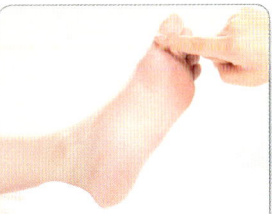
位于双足拇趾根部横纹处。

● 斜方肌反射区
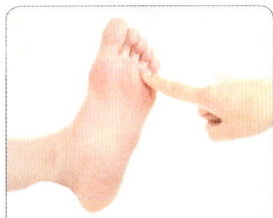
位于双脚底眼、耳反射区的近心端，呈一横指宽的带状区。

按摩操作方法

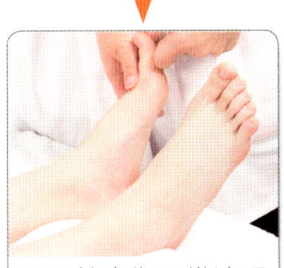
采用单食指叩拳法顶压颈椎反射区2~5分钟，以局部酸痛为宜。

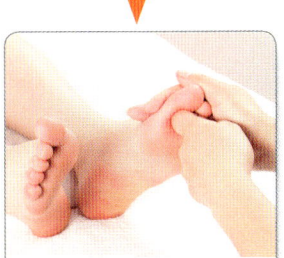
采用单食指叩拳法顶压颈项反射区2~5分钟，以局部酸痛为宜。

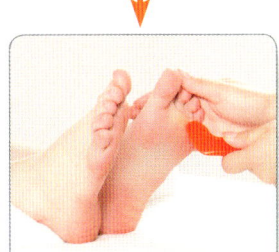
采用刮压法刮压斜方肌反射区2~5分钟，以局部酸痛为宜。

肩周炎 Jianzhouyan

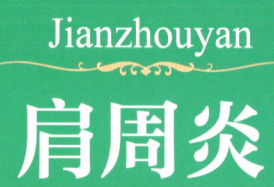

肩周炎是肩部关节囊和关节周围软组织的一种退行性、炎症性慢性疾患。主要临床表现为患肢肩关节疼痛，昼轻夜重，活动受限，日久肩关节肌肉可出现废用性萎缩。中医认为本病多由气血不足，营卫不固，风、寒、湿之邪侵袭肩部经络，致使筋脉收引，气血运行不畅而成。

脚底按摩处方

按摩足部的颈椎反射区、斜方肌反射区及手反射区能有效地改善肩周炎。

重点反射区

● 颈椎反射区
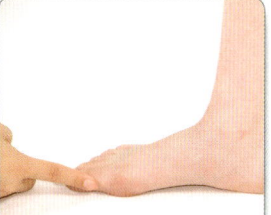
位于双足拇趾根部内侧横纹尽头。

● 斜方肌反射区
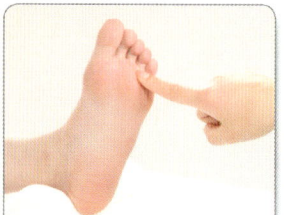
位于双脚底眼、耳反射区的近心端，呈一横指宽的带状区。

● 手反射区
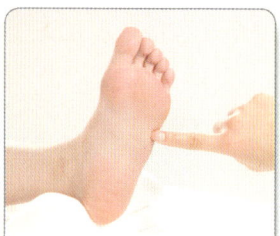
位于双足脚底外缘腋窝反射区的下方，第五跖骨外侧的带状形区域。

按摩操作方法

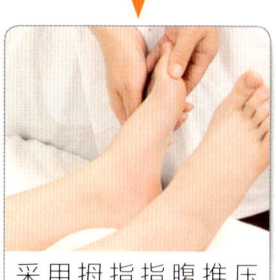
采用拇指指腹推压法推压颈椎反射区2～5分钟，以局部酸痛为宜。

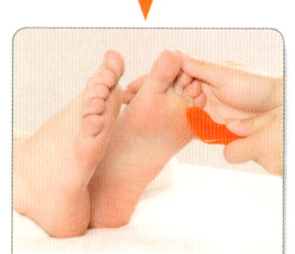
采用刮压法刮压斜方肌反射区2～5分钟，以局部酸痛为宜。

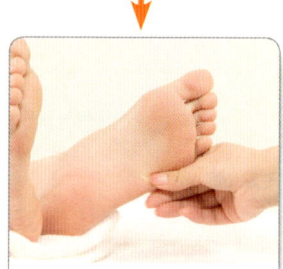
采用拇指指腹按压法按压手反射区2～5分钟，以局部酸痛为宜。

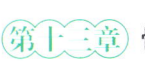

第十三章 骨关节疼痛足疗方

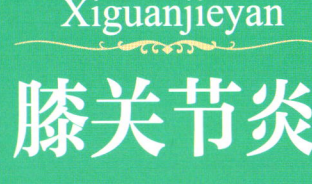

Xiguanjieyan

膝关节炎

膝关节炎是最常见的关节炎，是软骨退行性病变和关节边缘骨赘的慢性进行性退化性疾病。以软骨磨损为其主要因素，好发于体重偏重者和中老年人。在发病的前期，没有明显的症状。继之，其主要症状为膝关节深部疼痛、压痛，关节僵硬僵直、麻木、伸屈不利，无法正常活动，关节肿胀等。

🌿 脚底按摩处方

按摩足部的股部反射区、脾反射区、肾反射区（见208页）、输尿管反射区及膀胱反射区（见206页）能有效地改善膝关节炎。

重点反射区

●股部反射区

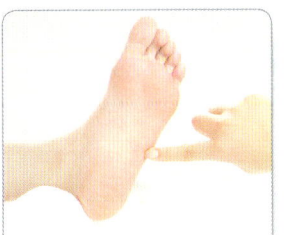

位于双足脚底外缘结节，后连臀部反射区，上接骸骨与第五跖骨连接处的区域。

●脾反射区

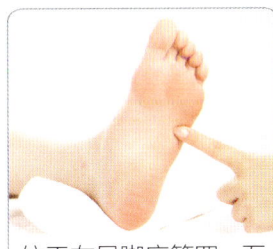

位于左足脚底第四、五跖骨之间，距心脏反射区下方约一横指处。

●输尿管反射区

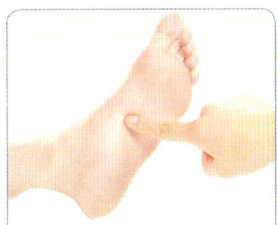

位于双脚底自肾脏反射区斜向内后方至足舟状骨内下方，呈弧形带状区域。

按摩操作方法

采用拇指指腹按压法按压股部反射区2～5分钟，以局部酸痛为宜。

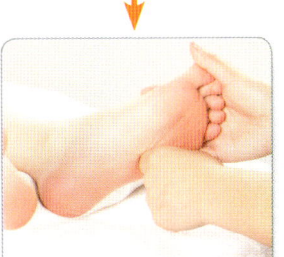

采用单食指叩拳法顶压脾反射区2～5分钟，以局部酸痛为宜。

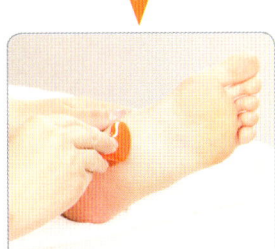

采用刮压法刮压输尿管反射区2～5分钟，以局部酸痛为宜。

脚踝疼痛

Jiaohuaitengtong

脚踝疼痛是由于不适当的运动稍微超出了脚踝的承受力，造成脚踝软组织损伤，使它出现了一定的疼痛症状。严重者可造成脚踝滑膜炎、创伤性关节炎等疾病，早期疼痛可以用毛巾包裹冰块敷在踝部进行冰敷。患者日常生活中不宜扛重物，过度劳累，受寒冷刺激，要注意患肢的保暖，适当地活动。

脚底按摩处方

按摩足部的股部反射区、脾反射区及内尾骨反射区能有效地改善脚踝疼痛的症状。

重点反射区

● 股部反射区

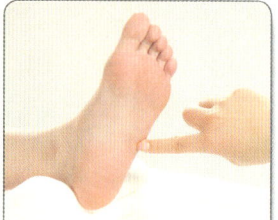

位于双足脚底外缘结节，后连臀部反射区，上接骰骨与第五跖骨连接处的区域。

● 脾反射区

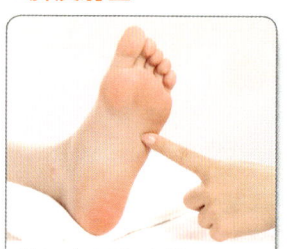

位于左足脚底第四、五跖骨之间，距心脏反射区下方约一横指处。

● 内尾骨反射区

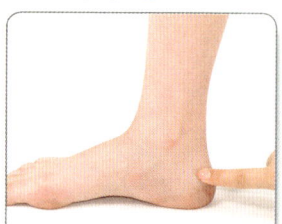

位于双足跟内侧，沿跟骨结节、后内侧呈"L"形区域。

按摩操作方法

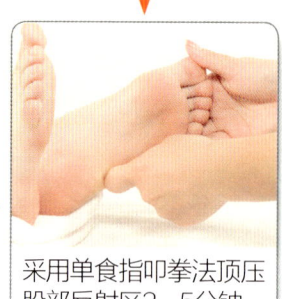

采用单食指叩拳法顶压股部反射区2~5分钟，以局部酸痛为宜。

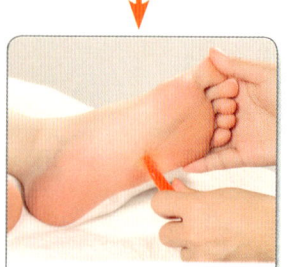

用按摩棒点按脾反射区2~5分钟，以局部酸痛为宜。

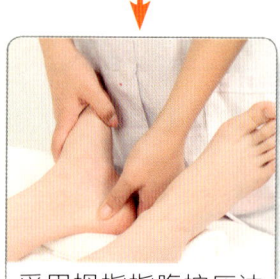

采用拇指指腹按压法按压内尾骨反射区2~5分钟，以局部酸痛为宜。

第十二章 骨关节疼痛足疗方

Xiaotuichoujin
小腿抽筋

腿抽筋又称肌肉痉挛，是肌肉自发性的强直性收缩现象。小腿肌肉痉挛最为常见，是由于腓肠肌痉挛所引起，发作时会有酸胀或剧烈的疼痛。外界环境的寒冷刺激、出汗过多、疲劳过度、睡眠不足、睡眠姿势不好都会引起小腿肌肉痉挛。预防腿脚抽筋要注意保暖，调整好睡眠姿势，经常锻炼，适当补钙。

🌿 脚底按摩处方

按摩足部的甲状腺反射区、肾反射区、输尿管反射区及膀胱反射区（见206页）能有效地改善小腿抽筋。

重点反射区

● 甲状腺反射区

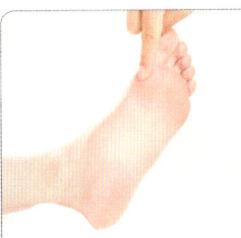

位于双足脚底第一与第二跖骨之间前半部，横跨第一跖骨中部，呈"L"形带状。

● 肾反射区

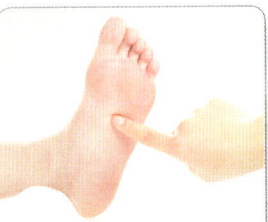

位于双足脚底部，第二跖骨与第三跖骨体之间，近跖骨底处，蜷足时中央凹陷处。

● 输尿管反射区

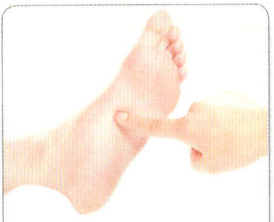

位于双脚底自肾脏反射区斜向内后方至足舟状骨内下方，呈弧形带状区域。

按摩操作方法

采用按摩棒点按甲状腺反射区2~5分钟，以局部酸痛为宜。

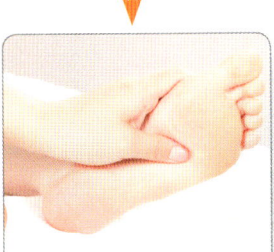

采用拇指指腹推压法推压肾反射区2~5分钟，以局部酸痛为宜。

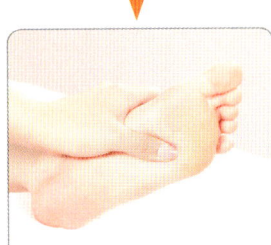

采用拇指指腹推压法推压输尿管反射区2~5分钟，以局部酸痛为宜。

急性腰扭伤

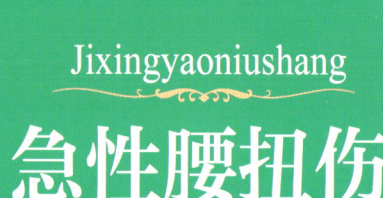

Jixingyaoniushang

急性腰扭伤是由于腰部的肌肉、筋膜、韧带等部分软组织突然受到外力的作用过度牵拉所引起的急性损伤,主要原因有肢体姿势不正确、动作不协调、用力过猛、活动时无准备、活动范围大等。临床表现有:伤后立即出现剧烈疼痛,腰部无力,疼痛为持续性的,严重者可造成关节突骨折和隐性脊椎裂等疾病。

🌿 脚底按摩处方

按摩足部的股部反射区、腹腔神经丛反射区、臀部反射区及颈椎反射区(见212页)能有效地改善急性腰扭伤。

重点反射区

● 股部反射区

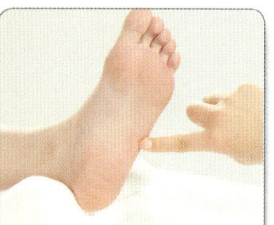

位于双足脚底外缘结节,后连臀部反射区,上接骰骨与第五跖骨连接处的区域。

● 腹腔神经丛反射区

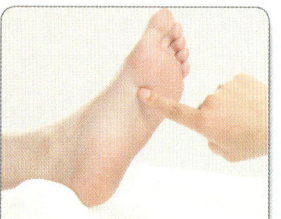

位于双足脚底第二至四跖骨体处,分布在肾反射区周围的椭圆区域。

● 臀部反射区

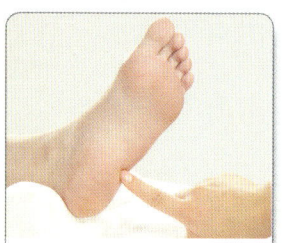

位于双足脚底跟骨结节外缘区域,连接股部反射区。

按摩操作方法

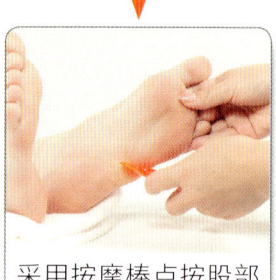

采用按摩棒点按股部反射区2~5分钟,以局部酸痛为宜。

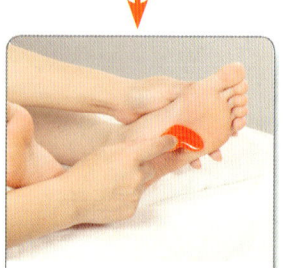

采用刮压法刮压腹腔神经丛反射区2~5分钟,以局部酸痛为宜。

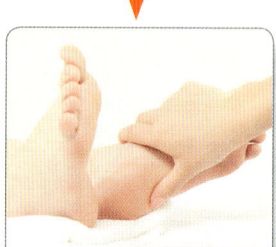

采用拇指指腹按压法按压臀部反射区2~5分钟,以局部酸痛为宜。

第十三章 骨关节疼痛足疗方

网球肘
Wangqiuzhou

网球肘又称肱骨外上髁炎，是指手肘外侧肌腱疼痛发炎，多见于泥瓦工、钳工、木工、网球运动员等从事单纯臂力收缩运动工作的人群。本病发病慢，主要临床表现有肘关节外侧部疼痛、手臂无力、酸胀不适，如握物、拧毛巾等时疼痛会加重，休息时无明显症状。部分患者在阴雨天疼痛加重。

脚底按摩处方

按摩足部的手反射区、颈项反射区、肾反射区及输尿管反射区（见215页）能有效地改善网球肘。

重点反射区

● 手反射区
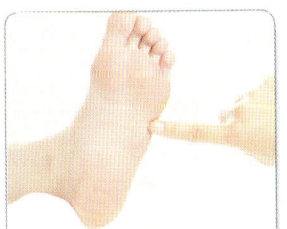
位于双足脚底外缘腋窝反射区的下方，第五跖骨外侧的带状形区域。

● 颈项反射区
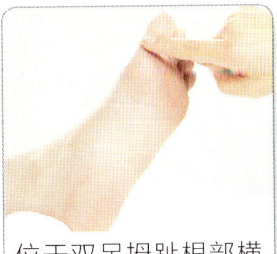
位于双足拇趾根部横纹处。

● 肾反射区
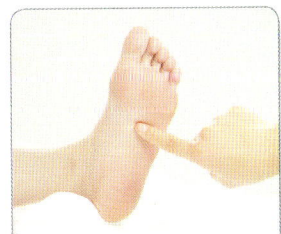
位于双足脚底部，第二跖骨与第三跖骨体之间，近跖骨底处，蜷足时中央凹陷处。

按摩操作方法

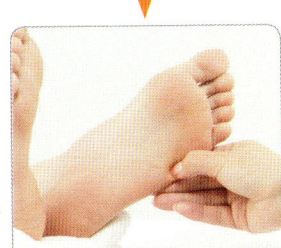
采用掐法掐按压手反射区2~5分钟，以局部酸痛为宜。

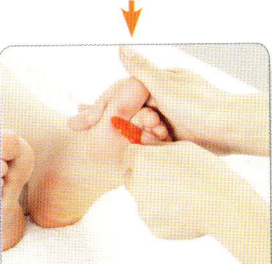
采用刮压法刮压颈项反射区2~5分钟，以局部酸痛为宜。

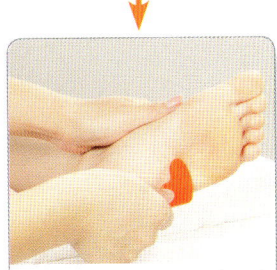
采用刮压法刮压肾反射区2~5分钟，以局部酸痛为宜。

鼠标手 Shubiaoshou

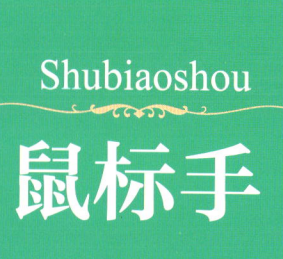

鼠标手是指人体的正中神经、和进入手部的血管，在腕管处受到压迫所产生的症状，导致腕部、手掌面、手指出现麻、痛、无力，腕部肌肉或关节麻痹、肿胀、呈刺痛或烧灼样痛、痉挛，严重者会出现肩部或颈部的不适，手腕、前臂疲劳酸胀，导致手部肌肉萎缩、瘫痪，出现这种情况要及时就医。

🌿 脚底按摩处方

按摩足部的手反射区、肾反射区及肾上腺反射区能有效地改善鼠标手的相关症状。

重点反射区

● 手反射区

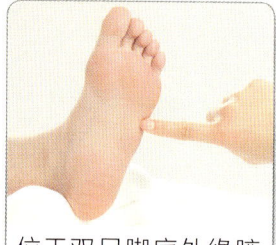

位于双足脚底外缘腋窝反射区的下方，第五跖骨外侧的带状形区域。

● 肾反射区

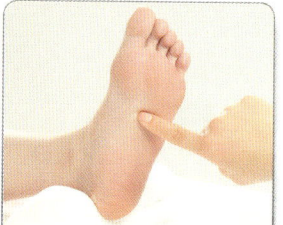

位于双足脚底部，第二跖骨与第三跖骨体之间，近跖骨底处，蜷足时中央凹陷处。

● 肾上腺反射区

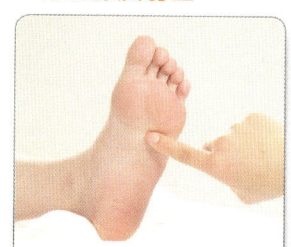

位于双足脚底部，第二、三跖骨体之间，距离跖骨头近心端一拇指宽处。

按摩操作方法

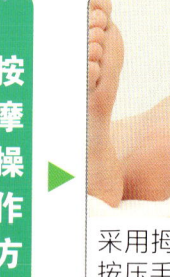

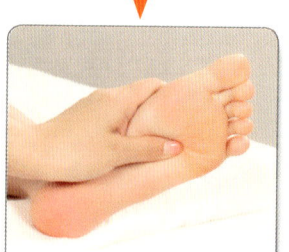

采用拇指指腹按压法按压手反射区2～5分钟，以局部酸痛为宜。

采用拇指指腹按压法按压肾反射区2～5分钟，以局部酸痛为宜。

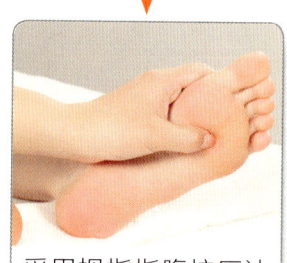

采用拇指指腹按压法按压肾上腺反射区2～5分钟，以局部酸痛为宜。

第十三章 骨关节疼痛足疗方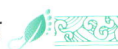

坐骨神经痛

Zhuogushenjingtong

坐骨神经痛指坐骨神经病变，沿坐骨神经通路即腰、臀部、大腿后、小腿后外侧和足外侧发生的疼痛症状群，呈烧灼样或刀刺样疼痛，夜间痛感加重。典型表现为一侧腰部、臀部疼痛，并向大腿后侧、小腿后外侧延展。咳嗽、活动下肢、弯腰时加重。日久患侧下肢会出现肌肉萎缩，或出现跛行。

🌿 脚底按摩处方

按摩足部的坐骨神经反射区、股部反射区、臀部反射区及内尾骨反射区（见214页）能有效地改善坐骨神经痛。

重点反射区

● 坐骨神经反射区

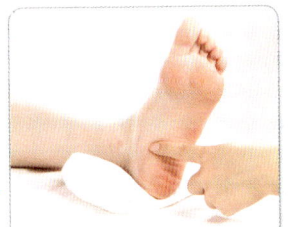

位于双足底跟骨的内侧缘向后侧缘延伸而形成的半月形区域。

● 股部反射区

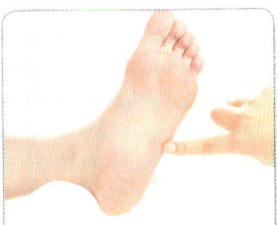

位于双足脚底外缘结节，后连臀部反射区，上接骶骨与第五跖骨连接处的区域。

● 臀部反射区

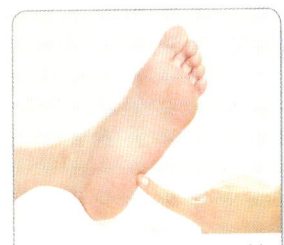

位于双足脚底跟骨结节外缘区域，连接股部反射区。

按摩操作方法

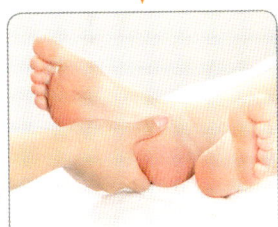

采用拇指指腹按压法按压坐骨神经反射区2~5分钟，以局部酸痛为宜。

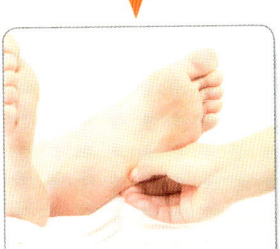

采用掐法掐按股部反射区2~5分钟，以局部酸痛为宜。

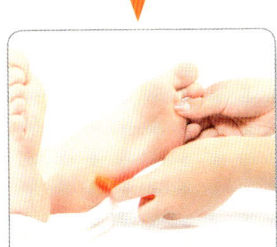

采用按摩棒点按臀部反射区2~5分钟，以局部酸痛为宜。

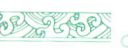

腱鞘炎

Jianqiaoyan

腱鞘是肌腱的滑液鞘，具有固定、保护和润滑肌腱，使其免受摩擦或压迫的作用。若肌腱长期在此过度摩擦，即可发生肌腱和腱鞘的损伤性炎症，引起肿胀，称为腱鞘炎。它产生的主要问题就是活动不便，或活动起来感觉吃力和疼痛，若不加以治疗会带来永久的活动不便。

脚底按摩处方

按摩足部的手反射区、肾上腺反射区及脾反射区能有效地改善腱鞘炎。

重点反射区

● 手反射区

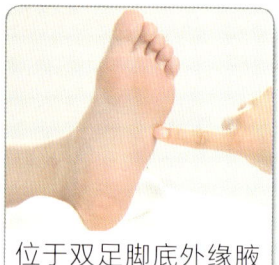

位于双足脚底外缘腋窝反射区的下方，第五跖骨外侧的带状形区域。

● 肾上腺反射区

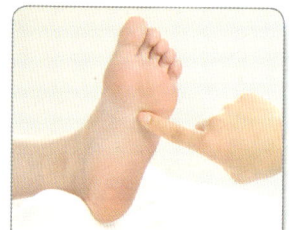

位于双足脚底部，第二、三跖骨体之间，距离跖骨头近心端一拇指宽处。

● 脾反射区

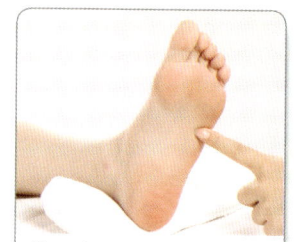

位于左足脚底第四、五跖骨之间，距心脏反射区下方约一横指处。

按摩操作方法

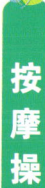

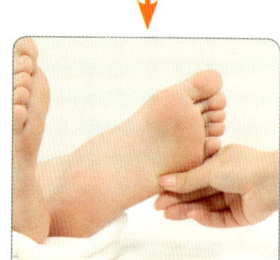

采用拇指指腹按压法按压手反射区2~5分钟，以局部酸痛为宜。

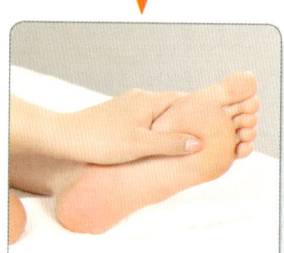

采用拇指指腹推压法推压肾上腺反射区2~5分钟，以局部酸痛为宜。

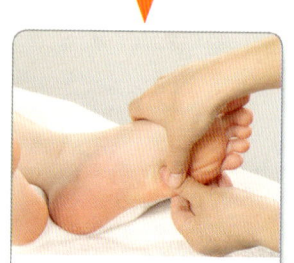

采用拇指指腹按法按压脾反射区2~5分钟，以局部酸痛为宜。

第十四章

皮肤病足疗方

皮肤病不是"大病",在人们看来问题都不大,但是也确实让人很难受,着实让人觉得讨厌,要么让人痒得无法入眠、坐立不安,要么则让人"无颜面"面对自己的家人和朋友,实在是让人很难为情。本章将向大家介绍一些皮肤病的足部按摩方法,如果你了解了这方面的知识,什么皮肤病、瘙痒症等都能轻松应对。

皮肤瘙痒
Pifushaoyang

瘙痒是一种仅有皮肤瘙痒而无原发性皮肤损害的皮肤病症状。根据皮肤瘙痒的范围及部位,一般可分为全身性和局限性两大类。全身性瘙痒症常为许多全身性疾病的伴发或首发症状,如尿毒症、胆汁性肝硬化、甲状腺功能亢进或减退等。局限性瘙痒症的病因有时与全身性瘙痒相同,如糖尿病。

脚底按摩处方

按摩足部的脑垂体反射区、肝反射区(见205页)、肺及支气管反射区、小脑及脑干反射区(见197页)及肾上腺反射区能有效地改善皮肤瘙痒。

重点反射区

● 脑垂体反射区

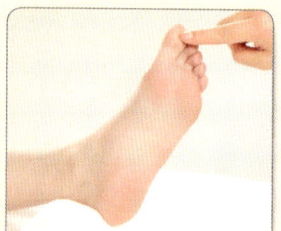

位于双拇趾趾腹中央隆起部位,在脑反射区深处。

● 肺及支气管反射区

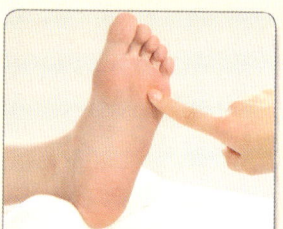

位于双足斜方肌反射区近心端,自甲状腺反射区向外到肩反射区约一横指宽带状区。

● 肾上腺反射区

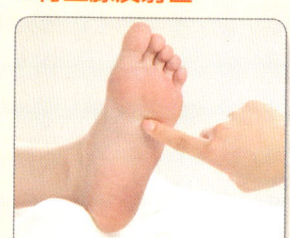

位于双脚底部,第二、三跖骨体之间,距离跖骨头近心端一拇指宽,肾反射区前端。

按摩操作方法

采用拇指指腹按压法按压脑垂体反射区2~5分钟,以局部酸痛为宜。

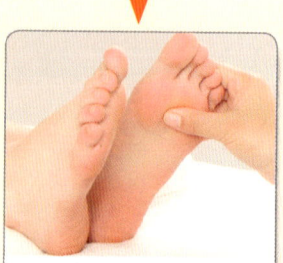

采用拇指指腹按压法按压肺及支气管反射区2~5分钟,以局部酸痛为宜。

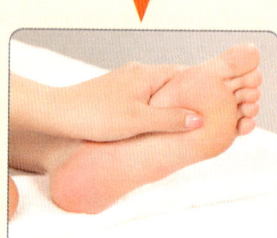

采用拇指指腹推压法推压肾上腺反射区2~5分钟,以局部酸痛为宜。

第十四章 皮肤病足疗方

Baidianfeng
白癜风

白癜风是一种色素代谢失调皮肤病。本病临床表现为皮肤出现大小不等的圆形或不整形白斑，呈乳白色，表面光滑，边缘清楚，周围色素较深，斑内毛发亦可变白，皮损处不痛不痒，可以单发，亦可泛发。其中，青壮年群体发病率较高，常发于背部、上肢、面部、项部及生殖器等周围。

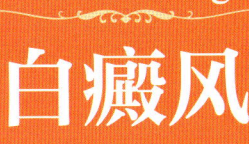

🦶 脚底按摩处方

按摩足部的脑垂体反射区、肺及支气管反射区、脾反射区、肝反射区（见205页）及胆囊反射区（见189页）能有效地改善白癜风。

重点反射区

● 脑垂体反射区

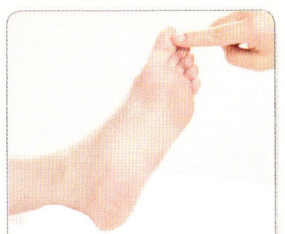

位于双拇趾趾腹中央隆起部位，在脑反射区深处。

● 肺及支气管反射区

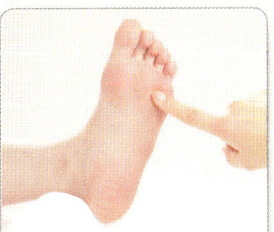

位于双足斜方肌反射区近心端，自甲状腺反射区向外到肩反射区约一横指宽带状区。

● 脾反射区

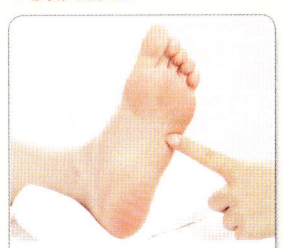

位于左足脚底第四、五跖骨之间，距心脏反射区下方约一横指处。

按摩操作方法

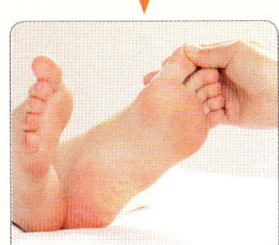

采用拇指指腹按压法按压脑垂体反射区2~5分钟，以局部酸痛为宜。

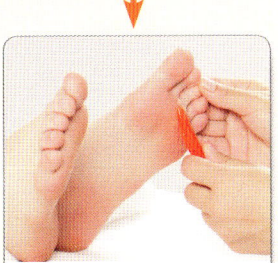

采用刮压法刮压肺及支气管反射区2~5分钟，以局部酸痛为宜。

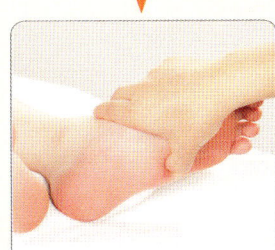

采用掐法掐按脾反射区2~5分钟，以局部酸痛为宜。

牛皮癣 Niupixuan

牛皮癣也叫银屑病，是一种常见的慢性皮肤病。其特征是出现大小不等的丘疹，好发于头皮、四肢及背部，也可侵犯指甲和黏膜。初起为红色丘疹，扩大后形成大小不等的斑片，上面有银白色鳞屑，此病也许与病毒和链球菌感染、遗传、脂肪代谢障碍以及内分泌腺或胸腺功能障碍有关。

🍀 脚底按摩处方

按摩足部的肺及支气管反射区、脾反射区、肝反射区、肾反射区（见218页）及肾上腺反射区（见222页）能有效地改善牛皮癣。

重点反射区

● 肺及支气管反射区

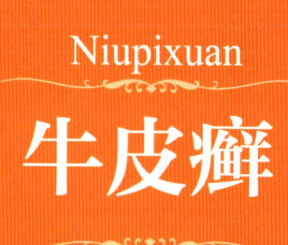

位于双足斜方肌反射区近心端，自甲状腺反射区向外到肩反射区约一横指宽带状区。

● 脾反射区

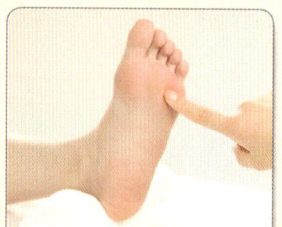

位于左足脚底第四、五跖骨之间，距心脏反射区下方约一横指处。

● 肝反射区

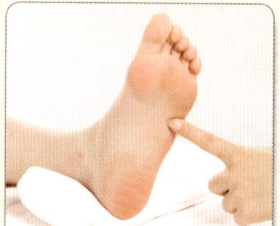

位于右足脚底第四跖骨与第五跖骨前段之间，肺反射区的后方。

按摩操作方法

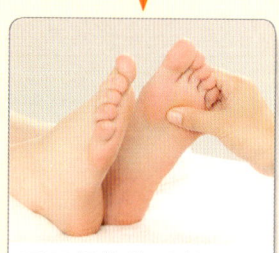

采用拇指指腹按压法按压肺及支气管反射区2~5分钟，以局部酸痛为宜。

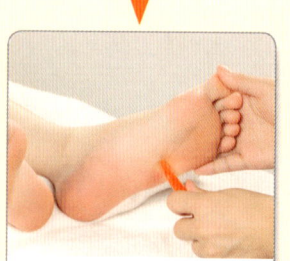

采用按摩棒点按脾反射区2~5分钟，以局部酸痛为宜。

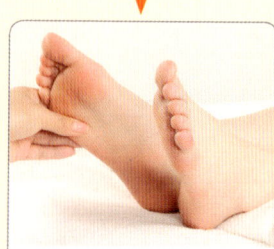

采用拇指指腹按压法按压肝反射区2~5分钟，以局部酸痛为宜。

神经性皮炎

Shenjingxingpiyan

神经性皮炎是一种慢性皮肤神经官能症，也称为慢性单纯性苔藓。其致病原因目前尚不十分清楚，一般认为与神经功能紊乱或过敏等有关。本病好发于身体摩擦部位，临床上以病变局部奇痒，搔抓后呈丘疹状，日久皮肤形成苔藓化，皮纹变深，皮肤局部肥厚、干燥为特征。

脚底按摩处方

按摩足部的大脑反射区、脑垂体反射区、肾反射区、输尿管反射区（见215页）及膀胱反射区（见206页）能有效地改善神经性皮炎。

重点反射区

● 肾反射区

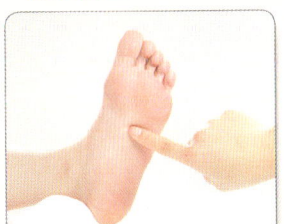

位于双足脚底部，第二跖骨与第三跖骨体之间，近跖骨底处，蜷足时中央凹陷处。

● 大脑反射区

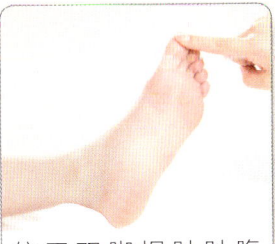

位于双脚拇趾趾腹全部。

● 脑垂体反射区

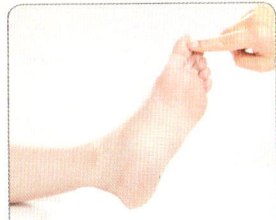

位于双拇趾趾腹中央隆起部位，在脑反射区深处。

按摩操作方法

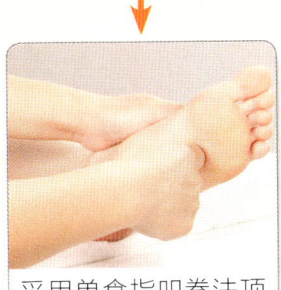

采用单食指叩拳法顶压肾反射区2~5分钟，以局部酸痛为宜。

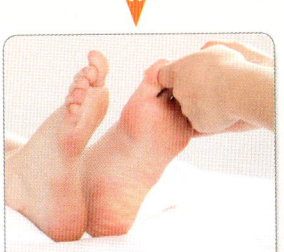

采用单食指叩拳法顶压大脑反射区2~5分钟，以局部酸痛为宜。

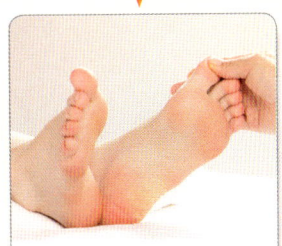

采用拇指指腹按压法按压脑垂体反射区2~5分钟，以局部酸痛为宜。

Dingchuang 疔疮

疔疮好发于颜面、四肢、背部，主要原因是由于皮肤不洁、饮食不当所引起，初起时像一粟米样疮头，形状小，坚硬如钉，日久，内硬结增大，疼痛加剧，形似蜂窝状，红肿范围多在9厘米以上，多发于项背部肌肉丰厚之处，严重者出现眩晕、呕吐、昏迷等并发症，此时发病迅速，危险性较大，必须及时就医。

脚底按摩处方

按摩足部的肺及支气管反射区、肝反射区、脾反射区及胃反射区（见190页）能有效地改善疔疮。

重点反射区

● 肺及支气管反射区

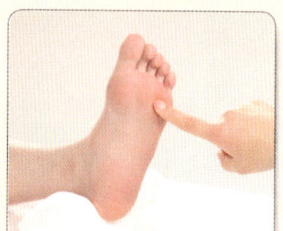

位于双足斜方肌反射区近心端，自甲状腺反射区向外到肩反射区约一横指宽带状区。

● 肝反射区

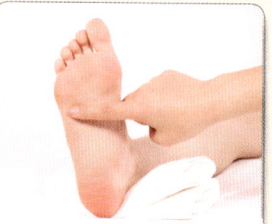

位于右足脚底第四跖骨与第五跖骨前段之间，肺反射区的后方。

● 脾反射区

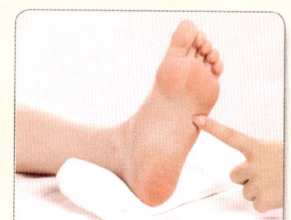

位于左足脚底第四、五跖骨之间，距心脏反射区下方约一横指处。

按摩操作方法

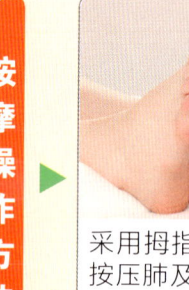

采用拇指指腹按压法按压肺及支气管反射区2～5分钟，以局部酸痛为宜。

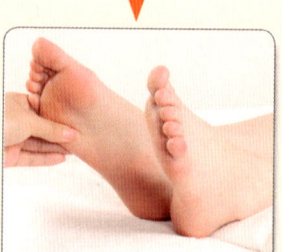

采用拇指指腹按压法按压肝反射区2～5分钟，以局部酸痛为宜。

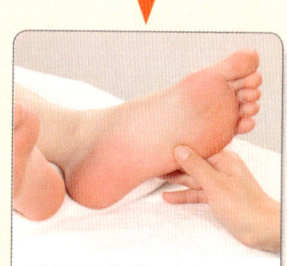

采用拇指指腹按压法按压脾反射区2～5分钟，以局部酸痛为宜。

第十四章 皮肤病足疗方

脂溢性皮炎
Zhiyixingpiyan

脂溢性皮炎又称脂溢性湿疹，是发生在皮脂腺丰富部位的一种慢性丘疹鳞屑性炎症性皮肤病。本病多见于成人和新生儿，好发于头面、躯干等皮脂腺丰富区。目前该病的病因尚不完全清楚。有学者认为其发病可能与皮脂溢出、微生物、神经递质异常、物理气候因素、营养缺乏以及药物等的作用有关。

脚底按摩处方

按摩足部的肺及支气管反射区、大脑反射区、肾上腺反射区、脾反射区（见226页）及肾反射区（见225页）能有效地改善脂溢性皮炎。

重点反射区

● 肺及支气管反射区

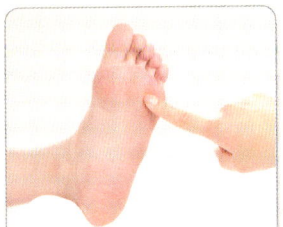

位于双足斜方肌反射区近心端，自甲状腺反射区向外到肩反射区约一横指宽带状区。

● 大脑反射区

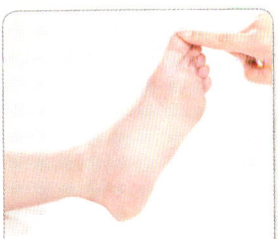

位于双脚拇趾趾腹全部。

● 肾上腺反射区

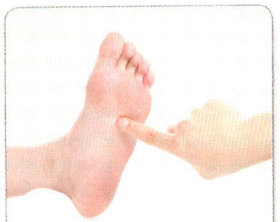

位于双脚底部，第二、三跖骨体之间，距离跖骨头近心端一拇指宽，肾反射区前端。

按摩操作方法

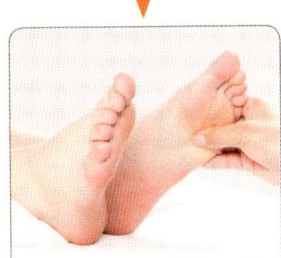

采用拇指指腹推压法推压肺及支气管反射区2～5分钟，以局部酸痛为宜。

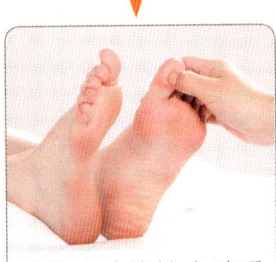

采用掐法掐按大脑反射区2～5分钟，以局部酸痛为宜。

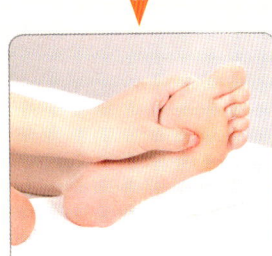

采用拇指指腹按压法按压肾上腺反射区2～5分钟，以局部酸痛为宜。

酒糟鼻
Jiuzaobi

酒糟鼻又称玫瑰痤疮，是一种主要发生于面部中央的红斑和毛细血管扩张的慢性炎症性皮肤病。本病多见于30～50岁中年人，女性较为多见。目前其病因尚不十分清楚。有学者认为可能是在皮脂溢出的基础上，由于体内外各种有害因子的作用，使患部血管舒缩神经功能失调，毛细血管长期扩张所致。

🌿 脚底按摩处方

按摩足部的肺及支气管反射区、鼻反射区、肾上腺反射区及乙状结肠及直肠反射区（见186页）能有效地改善酒糟鼻。

重点反射区

● 肺及支气管反射区

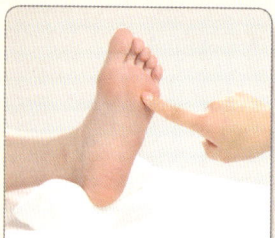

位于双足斜方肌反射区近心端，自甲状腺反射区向外到肩反射区约一横指宽带状区。

● 鼻反射区

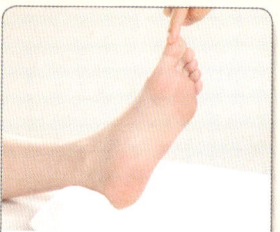

位于双脚拇趾趾腹内侧延伸到拇趾趾甲的根部，第一趾间关节前。

● 肾上腺反射区

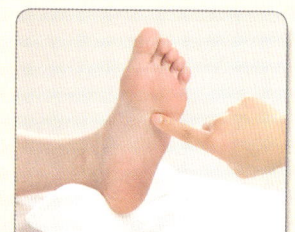

位于双脚底部，第二、三跖骨体之间，距离跖骨头近心端一拇指宽，肾反射区前端。

按摩操作方法

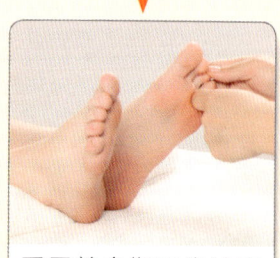

采用单食指叩拳法顶压肺及支气管反射区2～5分钟，以局部酸痛为宜。

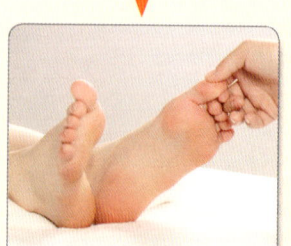

采用拇指指腹按压法按压鼻反射区2～5分钟，以局部酸痛为宜。

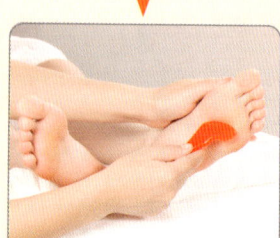

采用刮压法刮压肾上腺反射区2～5分钟，以局部酸痛为宜。

第十四章 皮肤病足疗方

带状疱疹
Daizhuanpaozhen

带状疱疹是由水痘——带状疱疹病毒所引起的皮肤病，以沿单侧周围神经分布的簇集性小水疱为特征，常伴有明显的神经痛。发病前阶段，常有低热、乏力症状，将发疹部位有疼痛、烧灼感症状，持续1～3天，三叉神经带状疱疹可出现牙痛。本病春秋季的发病率较高，发病率随年龄增大而呈显著上升趋势。

脚底按摩处方

按摩足部的肺及支气管反射区、肾反射区及肾上腺反射区能有效地改善带状疱疹。

重点反射区

● 肺及支气管反射区

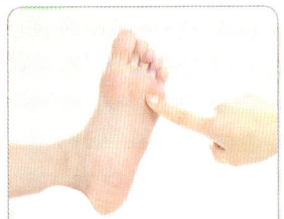

位于双足斜方肌反射区近心端，自甲状腺反射区向外到肩反射区约一横指宽带状区。

● 肾反射区

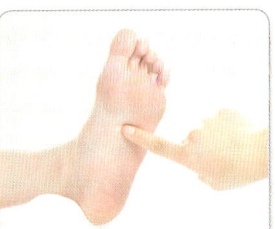

位于双足脚底部，第二跖骨与第三跖骨体之间，近跖骨底处，蜷足时中央凹陷处。

● 肾上腺反射区

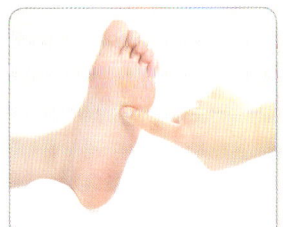

位于双脚底部，第二、三跖骨体之间，距离跖骨头近心端一拇指宽，肾反射区前端。

按摩操作方法

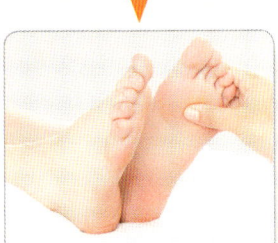

采用拇指指腹按压法按压肺及支气管反射区2～5分钟，以局部酸痛为宜。

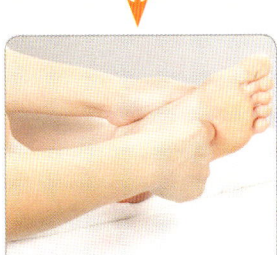

采用单食指叩拳法顶压肾反射区2～5分钟，以局部酸痛为宜。

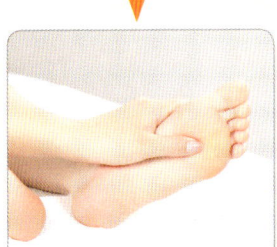

采用拇指指腹推压法推压肾上腺反射区2～5分钟，以局部酸痛为宜。

黄褐斑 Huangheban

黄褐斑也称为肝斑，为面部的黄褐色色素沉着所致的皮肤病。常对称分布于颧颊部，也可累及眶周、前额、上唇和鼻部。多见于女性，血中雌激素水平过高是主要原因，其发病还与妊娠、长期口服避孕药、月经紊乱有关。也见于一些女性生殖系统疾患、结核、癌症、慢性乙醇中毒、肝病等患者，此外，日晒、劳累也可诱发。

脚底按摩处方

按摩足部的大脑反射区（见227页）、小脑及脑干反射区、脑垂体反射区及肝反射区能有效地改善黄褐斑。

重点反射区

● 脑垂体反射区

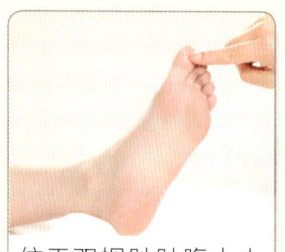

位于双拇趾趾腹中央隆起部位，在脑反射区深处。

● 小脑及脑干反射区

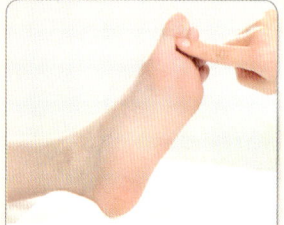

位于双拇趾根部外侧靠近第二节趾骨。

● 肝反射区

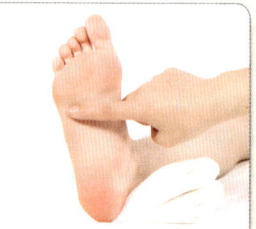

位于右足脚底第四跖骨与第五跖骨前段之间，肺反射区的后方。

按摩操作方法

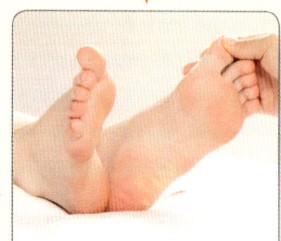

采用拇指指腹按压法按压脑垂体反射区2～5分钟，以局部酸痛为宜。

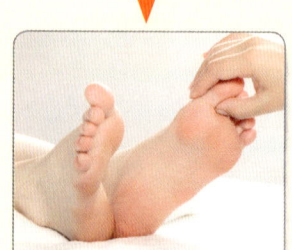

采用拇指指腹按压法按压小脑及脑干反射区2～5分钟，以局部酸痛为宜。

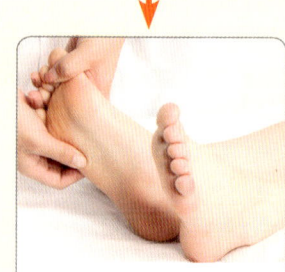

采用拇指指腹推压法推压肝反射区2～5分钟，以局部酸痛为宜。

第十五章

中老年疾病足疗方

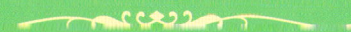

　　中老年是人体功能由旺盛向衰老方向步入的一个必经阶段，当然就很容易出现一些特有的疾病。其实中老年病并不可怕，只要按照医生的指导，养成科学合理的生活习惯，再加之正确的足部保健按摩方法，就能有效控制、减轻或缓解中老年病的发生。本章将向您介绍几种中老年常见疾病的足部按摩方法，帮助您早日摆脱疾病的困扰。

动脉硬化

Dongmaiyinghua

动脉硬化是动脉的一种非炎症性病变，可使动脉管壁增厚、变硬，继而失去弹性、管腔狭窄。动脉硬化是随着年龄增长而出现的血管疾病，通常是在青少年时期发生，至中老年时期加重、发病，并成为老年人死亡的主要原因之一。导致该类症状发生的主要病因有高血压、高血脂、糖尿病以及肥胖等。

脚底按摩处方

按摩足部的肾上腺反射区、心反射区、大脑反射区、颈椎反射区（见212页）及颈项反射区（见217页）能有效地改善动脉硬化。

重点反射区

● 肾上腺反射区

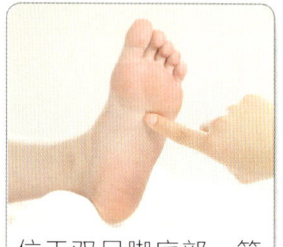

位于双足脚底部，第二、三跖骨体间，距离跖骨头近心端一拇指宽处，肾反射区前端。

● 心反射区

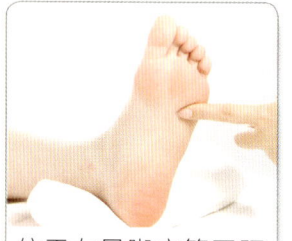

位于左足脚底第四跖骨与第五跖骨前段之间，在肺反射区后方。

● 大脑反射区

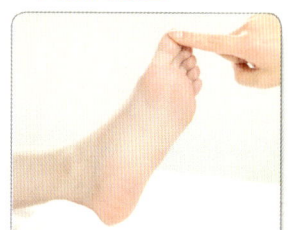

位于双脚拇趾趾腹全部。

按摩操作方法

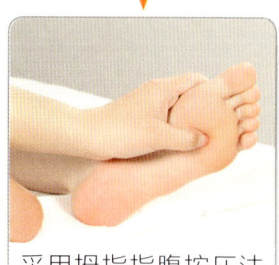

采用拇指指腹按压法按压肾上腺反射区2~5分钟，以局部酸痛为宜。

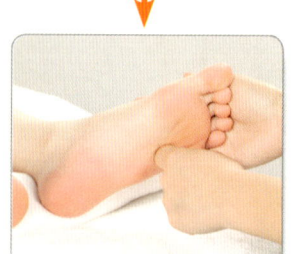

采用单食指叩拳法顶压心反射区2~5分钟，以局部酸痛为宜。

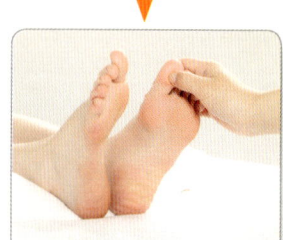

采用掐法掐按大脑反射区2~5分钟，以局部酸痛为宜。

心绞痛 Xinjiaotong

心绞痛是冠状动脉供血不足，心肌急剧、暂时缺血与缺氧所引起的以发作性胸痛或胸部不适为主要表现的临床综合征。特点为前胸阵发性、压榨性疼痛，可伴有其他症状，疼痛主要位于胸骨后部，可放射至心前区与左上肢，劳动或情绪激动时易导致该病发生。

脚底按摩处方

按摩足部的肾上腺反射区、脑垂体反射区、心反射区、脾反射区（见226页）及肝反射区（见230页）能有效地缓解心绞痛。

重点反射区

● 肾上腺反射区

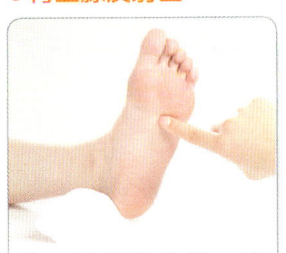

位于双足脚底部，第二、三跖骨体间，距跖骨头近心端一拇指宽处，肾反射区前端。

● 心反射区

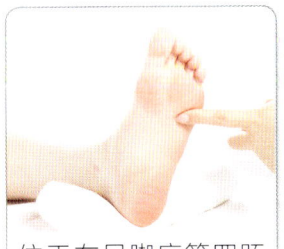

位于左足脚底第四跖骨与第五跖骨前段之间，在肺反射区后方。

● 脑垂体反射区

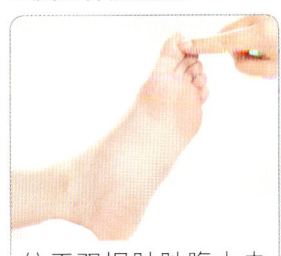

位于双拇趾趾腹中央隆起部位，在脑反射区深处。

按摩操作方法

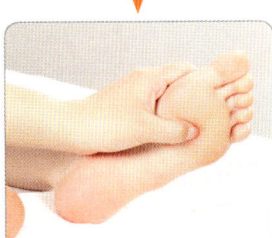

采用拇指指腹按压法按压肾上腺反射区2~5分钟，以局部酸痛为宜。

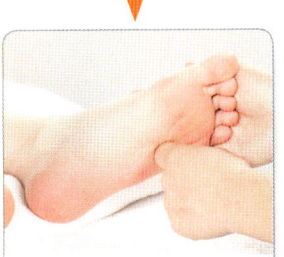

采用单食指叩拳法顶压心反射区2~5分钟，以局部酸痛为宜。

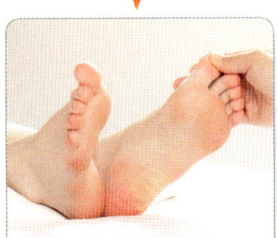

采用拇指指腹按压法按压脑垂体反射区2~5分钟，以局部酸痛为宜。

骨质增生
Guzhizengsheng

骨质增生为增生性骨关节病，是由于关节退行性变，以致关节软骨被破坏而引起的慢性关节病。根据病因不同可分为原发和继发两种。原发性骨质增生多为随着人体老化，骨关节逐渐发生退行性变化引起，继发性骨质增生则多由外伤、手术或其他明显因素而导致的软骨破坏，或关节结构改变所引起。

脚底按摩处方

按摩足部的颈项反射区、颈椎反射区、肾反射区、输尿管反射区（见215页）及膀胱反射区（见206页）能有效地改善骨质增生。

重点反射区

● 颈项反射区

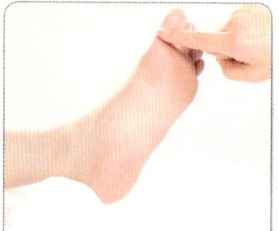

位于双足拇趾根部横纹处。

● 颈椎反射区

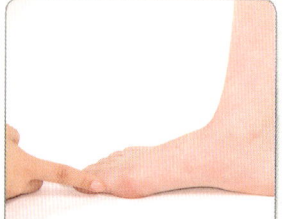

位于双足拇趾根部内侧横纹尽头。

● 肾反射区

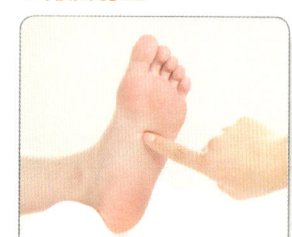

位于双足脚底部，第二跖骨与第三跖骨体之间，近跖骨底处，蜷足时中央凹陷处。

按摩操作方法

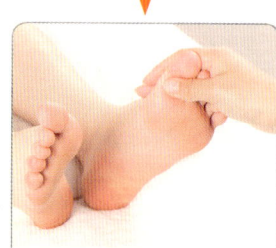

采用拇指指腹按压法按压颈项反射区2~5分钟，以局部酸痛为宜。

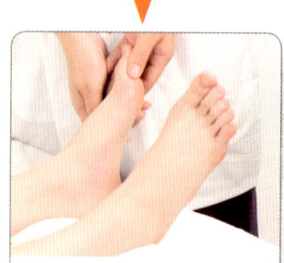

采用拇指指腹按压法按压颈椎反射区2~5分钟，以局部酸痛为宜。

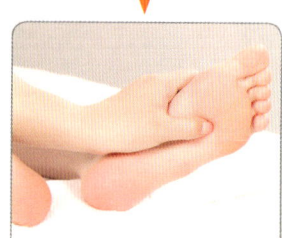

采用掐法掐按肾反射区2~5分钟，以局部酸痛为宜。

第十五章 中老年疾病足疗方

精神障碍
Jingshenzhangai

精神障碍是指大脑功能活动发生紊乱，导致认知、情感、行为和意志等精神活动不同程度障碍的总称。常见的有情感性精神障碍、脑器质性精神障碍等。据目前统计，导致该类症状发生的主要原因有遗传、中枢神经感染及外伤等。

脚底按摩处方

按摩足部的大脑反射区、脑垂体反射区及肾反射区能有效地改善精神障碍的相关症状。

重点反射区

● 大脑反射区

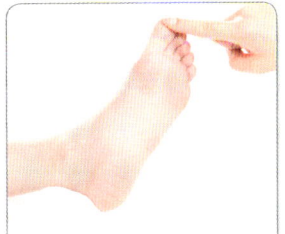

位于双脚拇趾趾腹全部。

● 脑垂体反射区

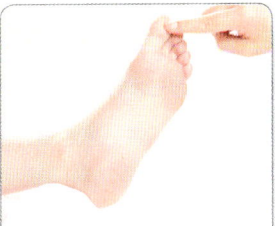

位于双拇趾趾腹中央隆起部位，在脑反射区深处。

● 肾反射区

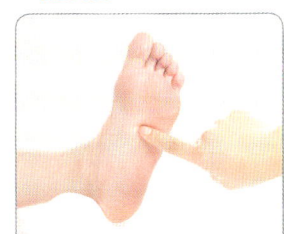

位于双足脚底部，第二跖骨与第三跖骨体之间，近跖骨底处，蜷足时中央凹陷处。

按摩操作方法

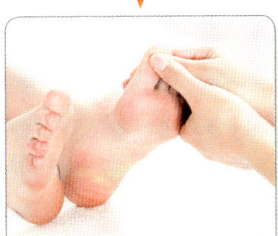

采用拇指指腹按压法按压大脑反射区2～5分钟，以局部酸痛为宜。

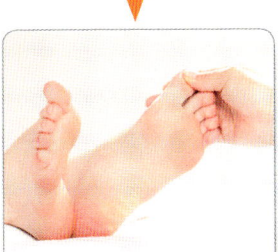

采用拇指指腹按压法按压脑垂体反射区2～5分钟，以局部酸痛为宜。

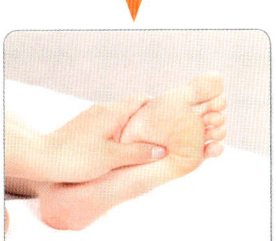

采用拇指指腹按压法按压肾反射区2～5分钟，以局部酸痛为宜。

老花眼
Laohuayan

老花眼是一种生理现象而不是病理状态，也不属于屈光不正，是人们步入中老年后必然出现的视觉问题。随着年龄增长，眼调节能力逐渐下降从而引起患者视近困难以致在近距离工作中，必须在其静态屈光矫正之外另加凸透镜才能有清晰的近视力。老视眼的发生和发展与年龄直接相关，大多出现在45岁以后。

脚底按摩处方

按摩足部的眼反射区、肝反射区、肾反射区（见235页）及涌泉穴能有效地缓解老花眼。

重点反射区

● 眼反射区

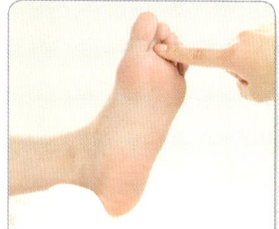

位于双足第二趾和三趾中部与根部，包括脚底和足背。

● 肝反射区

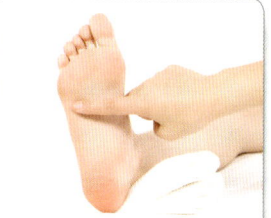

位于右足脚底第四跖骨与第五跖骨前段之间，在肺反射区后方。

● 涌泉穴

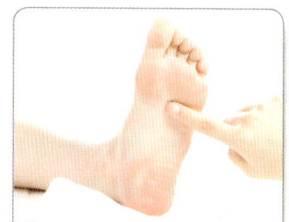

在脚底部，约当脚底二、三趾趾缝纹头端与足跟连线的前1/3与后2/3交点上。

按摩操作方法

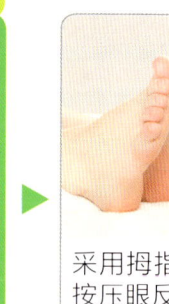

采用拇指指腹按压法按压眼反射区2~5分钟，以局部酸痛为宜。

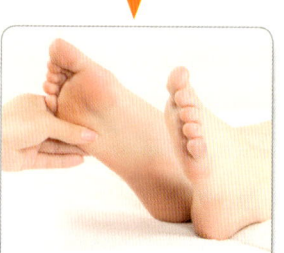

采用拇指指腹按压法按压肝反射区2~5分钟，以局部酸痛为宜。

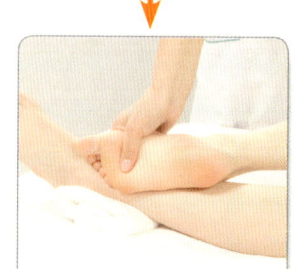

采用拇指指腹按压法按压涌泉穴2~5分钟，以出现酸痛感为宜。

第十五章 中老年疾病足疗方

青光眼
Qingguangyan

青光眼是指眼内压间断或持续升高的一种眼病，持续的高眼压可以给眼球各部分组织和视功能带来损害，如不及时治疗，视野可以全部丧失而至失明。青光眼是导致人类失明的三大致盲眼病之一，总人群发病率为1%，45岁以后为2%。

脚底按摩处方

按摩足部的眼反射区、肝反射区、心反射区、肾反射区（见235页）及输尿管反射区（见215页）能有效地改善青光眼。

重点反射区

●眼反射区
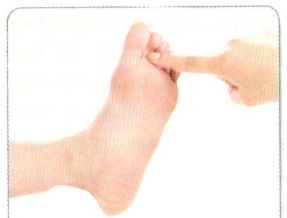
位于双足第二趾和三趾中部与根部，包括脚底和足背。

●肝反射区
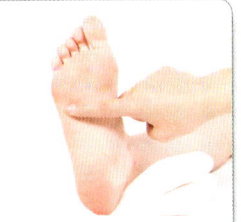
位于右足脚底第四跖骨与第五跖骨前段之间，在肺反射区后方。

●心反射区
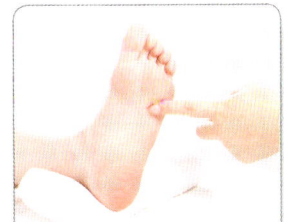
位于左足脚底第四跖骨与第五跖骨前段之间，在肺反射区后方。

按摩操作方法

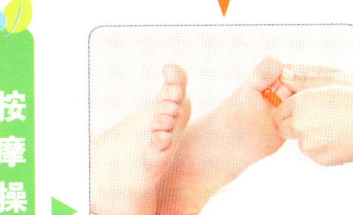
用按摩棒按压眼反射区2~5分钟，以局部酸痛为宜。

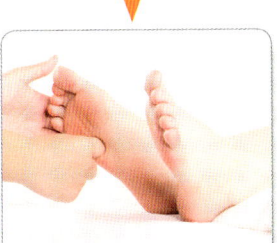
采用单食指叩拳法顶压肝反射区2~5分钟，以局部酸痛为宜。

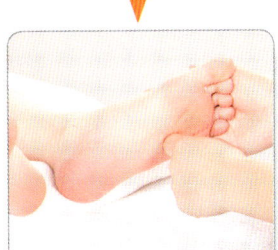
采用单食指叩拳法顶压心反射区2~5分钟，以局部酸痛为宜。

老年痴呆

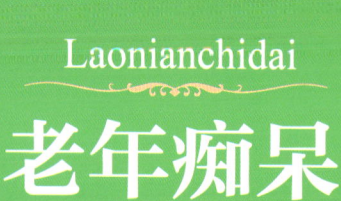

Laonianchidai

老年性痴呆是一种进行性发展的中枢神经系统变性病，临床表现为渐进性记忆障碍、认知功能障碍、失语、抑郁、日常生活能力进行性减退、大小便失禁，并有各种神经精神症状和行为障碍。发病较为缓慢，逐渐进展，多见于70岁以上的老年人。运用中医按摩疗法也有较好的治疗效果。

脚底按摩处方

按摩足部的大脑反射区、小脑及脑干反射区、脑垂体反射区及肾反射区（见235页）能有效地缓解老年痴呆。

重点反射区

● 大脑反射区

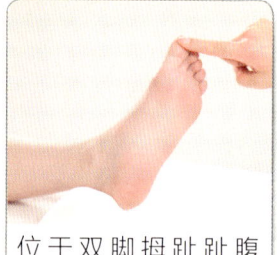

位于双脚拇趾趾腹全部。

● 小脑及脑干反射区

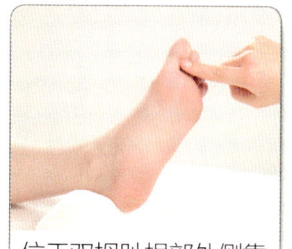

位于双拇趾根部外侧靠近第二节趾骨处。

● 脑垂体反射区

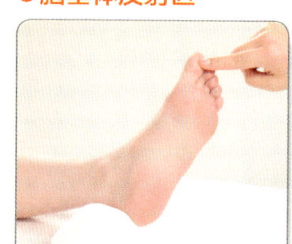

位于双拇趾趾腹中央隆起部位，在脑反射区深处。

按摩操作方法

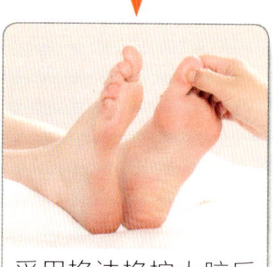

采用掐法掐按大脑反射区2~5分钟，以局部酸痛为宜。

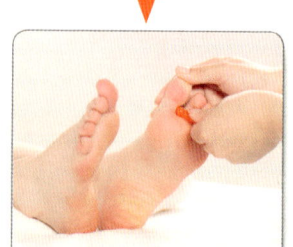

用按摩棒点按小脑及脑干反射区2~5分钟，以局部酸痛为宜。

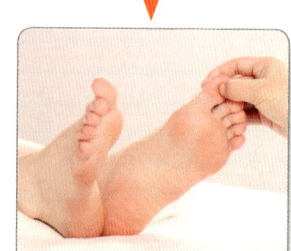

采用掐法掐按脑垂体反射区2~5分钟，以局部酸痛为宜。

类风湿性关节炎

Leifengshixingguanjieyan

类风湿性关节炎是一种病因不明的以炎性滑膜炎为主的系统性疾病。其特征是手、足小关节的多关节、对称性、侵袭性关节炎症，经常伴有关节外器官受累及血清类风湿因子阳性，严重的可以导致关节畸形以及功能丧失。

脚底按摩处方

按摩足部的肾反射区、肾上腺反射区（见233页）、甲状旁腺反射区（见203页）、手反射区及股部反射区能有效地改善类风湿性关节炎。

重点反射区

●肾上腺反射区

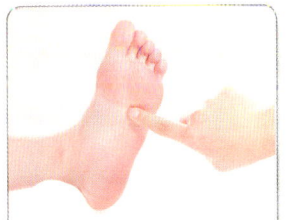

位于双足脚底部，第二、三跖骨体间，距离跖骨头近心端一拇指宽处，肾反射区前端。

●手反射区

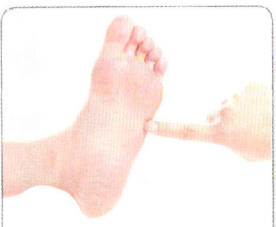

位于双足脚底外缘腋窝反射区的下方，第五跖骨外侧的带状形区域。

●股部反射区

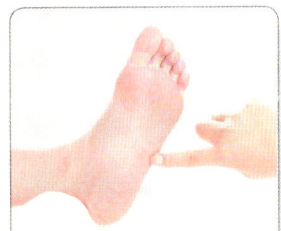

位于双足脚底外缘结节，后连臀部反射区，上接骰骨与第五跖骨连接处的带状区域。

按摩操作方法

采用拇指指腹按压法按压肾上腺反射区2~5分钟，以局部酸痛为宜。

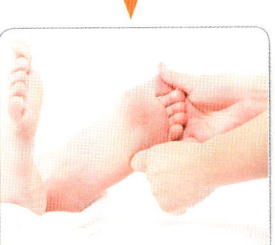

采用单食指叩拳法顶压手反射区2~5分钟，以局部酸痛为宜。

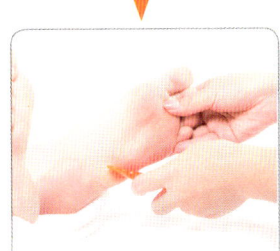

采用按摩棒点按股部反射区2~5分钟，以局部酸痛为宜。

白内障

Baineizhang

白内障是首位致盲性眼病，白内障的流行情况各地区没有差异，中医中又称"青盲"。一般来说，随着年龄的增长，白内障的发病率逐渐提高。典型的白内障的临床表现是渐进性视力下降，由于晶状体的密度变化，还可能伴有近视度数加深、单眼复视等症状。一般不伴有眼红眼痛，治疗本病的主要手段为手术治疗。

🌱 脚底按摩处方

按摩足部的甲状旁腺反射区、眼反射区及肝反射区能有效地改善白内障。

重点反射区

● 甲状旁腺反射区

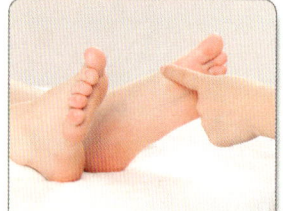

位于双足第一跖趾关节内侧前方的凹陷处。

● 眼反射区

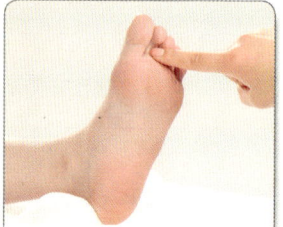

位于双足第二趾和三趾中部与根部，包括脚底和足背。

● 肝反射区

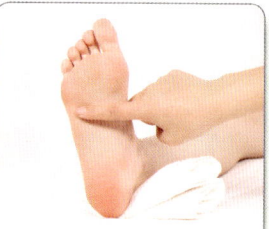

位于右足脚底第四跖骨与第五跖骨前段之间，在肺反射区后方。

按摩操作方法

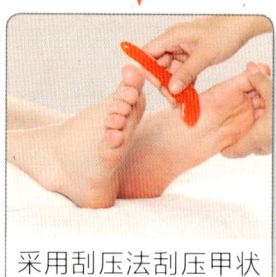

采用刮压法刮压甲状旁腺反射区2～5分钟，以局部酸痛为宜。

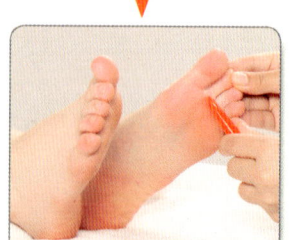

用按摩棒按压眼反射区2～5分钟，以局部酸痛为宜。

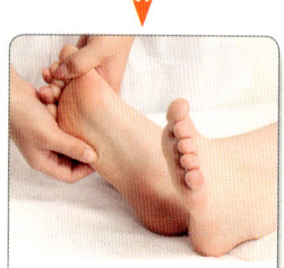

采用拇指指腹推压法推压肝反射区2～5分钟，以局部酸痛为宜。